Ruediger Dahlke - Margit Dahlke

Spiel-Filmtherapie

Was Filme über Krankheit und Heilung verraten

edition einblick

1. Auflage
Umschlaggestaltung, Illustration: Roland Vorlaufer
Lektorat, Korrektorat: Christina Eck
Satz: Christin Brockmann
Verlag: Edition Einblick, Gamlitz
Druck: Alföldi Nyomda Zrt., Debrecen
ISBN: 978-3-200-08053-9

Widmung

Unserer Tochter Naomi, die unsere Liebe zu Spielfilmen teilt, und uns neben sehen auch schauen gelehrt hat…

Danksagung

Wir danken unseren PatientInnen, die diese Therapie-Vorschläge in Lichtbildern über vier Jahrzehnte erfolgreich ausprobiert haben.

Wie im ersten Band gilt unser Dank wieder den Freunden, die auch dieses zweite Buch im Eigenverlag mit zur Welt brachten. Für das Lektorat den deutschen Freunden Christina Eck und für Anregungen, Korrekturen und Layout Christin Brockmann, den österreichischen Freunden Roland Vorlaufer für Cover und Gestaltung, Natascha für Korrekturen und Claudi für Ideen, den ungarischen Freunden Krisztina und Gabor für die Produktion.

Für jedes Buch wird wieder ein Baum von Green Ethiopia gepflanzt.

Inhalt

Einleitung und Rückblick

Jeder Gedanke ein Danke - an unsere LeserInnen!

Der Erfolg von *Hollywood-Therapie - was Spielfilme über unsere Seele verraten* hat uns zu dieser Fortsetzung beflügelt. Mit Hilfe unserer treuen LeserInnen haben wir - ohne Verlag und nur in Zusammenarbeit mit Freunden - schon drei Auflagen geschafft - jedes Jahr eine. Im ersten Band, der 135 der besten uns bekannten Filme mit ihren Deutungen enthält, ließen sich bei weitem nicht alle unbedingt sehenswerten Filme unterbringen, obwohl er fast 500 Seiten umfasst. Wir mussten alle Filme zu Krankheitsbildern und Lebenskrisen und ihre Deutungen auf Fortsetzungen verschieben, darunter viele unserer Lieblingsfilme. Und auch jetzt zeichnet sich wieder ab, dass alle Filme zu *Lebenskrisen als Entwicklungschancen* auf einen 3. Band warten müssen, wenn dieser 2. das nahelegen sollte.

Spielfilme (ver)ordnen

Bei den Deutungen von Krankheitsbilder-Filmen lag der eigentliche Ursprung der sich abzeichnenden Buchreihe. Statt Pharmaka der Schulmedizin habe ich immer lieber solche der Naturheilkunde empfohlen, am liebsten aber Methoden, die in Eigenregie heilen, wie die Krankheitsbilder-Deutung von *Krankheit als Symbol*, aber auch *Bewusst Fasten* und gesunde pflanzlich-vollwertige *Peacefood*-Ernährung, Barfußgehen und Waldbaden, Kneippen und genügend Wasser aus reifen Quellen trinken. Und besonders gern habe ich Filme verschrieben, nach Beratungen und erst Recht nach Psychotherapien.

Früher habe ich gern Romane wie „Auf Messers Schneide“ von Somerset Maugham empfohlen, um den Effekt von Beratungen zu vertiefen und zu verlängern. Der erwähnte hat mein eigenes Leben entscheidend beeinflusst. Als die Roman-Verfilmung mit Bill Murray in der Hauptrolle herauskam, merkten wir, wie sie noch viel bessere Effekte erzielte, nicht, weil besser als der Roman, sondern weil Menschen der Moderne - der zunehmenden Lebensgeschwindigkeit entsprechend - anderthalb Stunden für Filme eher aufbringen als Tage oder gar Wochen für Romane.

Da Filme mittlerweile so sehr zum Alltag gehören, man kaum noch dafür ins Kino muss, sind sie ideal geeignet, Betroffene abzuholen, wo sie sind, nämlich stunden- und abendelang vor Fernsehern und Computer-Bildschirmen. Hier begegnet uns das Gesetz der Polarität in seinen Licht- und Schattenseiten: Einerseits belegt eine Studie, dass mit jeder Stunde regelmäßigen Fernsehens die Alzheimer-Wahrscheinlichkeit um 34 % steigt (der in Deutschland durchschnittliche Fernseh-Konsum von dreieinhalb Stunden pro Tag macht statistisch gesehen dieses Krankheitsbild, dem wir uns auch filmisch nähern werden, fast unausweichlich), andererseits kann ein guter die Seele erhebender Film den Abend retten und darüber hinaus langfristig über alle Abende sogar das ganze Leben. Zumal, wenn wir für Qualität statt Quantität sorgen, ihn nicht von Werbung zerstückeln und kommentarlos über uns ergehen lassen, sondern ihn zu Entwicklung und sogar Heilung nutzen.

Selbst in sehr verfahrenen Situationen bietet sich hier noch eine große Chance, und wir konnten schon früher und erst recht nach Erscheinen von *Hollywood-Therapie* miterleben, wie sich über gelungene Abende auch die Nacht und damit der ganze archetypisch weibliche Teil des Tages und so viel Leben zurück gewinnen lässt.

Von Feier- und Filmabenden aus das Leben retten

Hier liegt inzwischen der oft entscheidende Ansatzpunkt für tiefgehende, nachhaltige Therapie und Selbstheilung. Denn, wo immer sich Vater Staat hin entwickelt, wie übergriffig er unser Leben auch kontrolliert und uns in unserer Freiheit be- und einschränkt, die Abende können wir immer vor ihm retten. Natürlich zielt auch das öffentlich-(un)rechtliche Fernsehen auf Einflussnahme und Kontrolle, aber der können wir uns abends am einfachsten und leichtesten entziehen, indem wir nicht konsumieren, was man uns vorsetzt, sondern selbst entscheiden, was wir uns, unserem Geist und unserer Seele bieten - gerade wenn wir uns nicht mehr alles bieten lassen wollen.

Inzwischen haben viele statt eines Berufes nur noch einen Job und fühlen sich darin unausgefüllt und unzufrieden. Angeblich leiden über 80 % der Angestellten in den drei deutschsprachigen Ländern an dieser Situation, viele haben innerlich gekündigt und schleppen sich widerwillig zur Arbeit, nicht, weil ihr Beruf ihre Seele befriedigt, sondern weil sie das Geld brauchen. Sie haben Vor - und Nachmittag verloren und brechen am Abend vor dem Fernseher zusammen.

Die Hoffnung auf ein spannendes Fußball-Match, einen guten Film, wird meist enttäuscht. Aber die letzten Helden dieser Erde geben nicht auf und suchen mittels Herumzappen weiter, wodurch sie das Dilemma noch verstärken. Mehrheitlich weiter in männlicher Hand befindliche Fernbedienungen verschärfen das Drama. Denn die früheren Herren der Schöpfung schießen in altbewährter Manier beidhändig und aus der Hüfte wie in den Zeiten, als ihre Welt noch in Ordnung war und sie unangefochten die erste Geige spielten. Zu unser aller Glück ist dieses einseitige Spiel ausgespielt und zu unser aller Pech die Zukunft des Planeten dadurch fast verspielt. Am Fernseh-Abend sind aus den Colts Fernbedienungen geworden und die zerschießen - brutal und zugleich verzweifelt suchend oder zappend - den Abend, wobei der ursprüngliche Feierabend zunehmend auf der Strecke bleibt.

Insofern raten wir schon gleich hier in der Einleitung am Abend das Abenteuer der Gleichberechtigung, dem neuen Trend folgend, mindestens beim Einschießen auf den richtigen Film zu wagen. „Er" darf einen Tag Krieg und Action suchen, „Sie" sich am nächsten für Frieden und Liebe entscheiden und dann einen ganzen Film über dabei bleiben. Dieser Ausgleich zur Abwechslung tut insgesamt dem Frieden und sogar der Entwicklung auf Körper, Geist und Seele gut.

Im Moment sind wir mehrheitlich weit von Feierabenden entfernt und bahnen die Nacht - körperlich noch verschärft durch Geknabber minderwertiger Snacks beim Fernsehen - miserabel an, sodass wir uns am Morgen entsprechend fühlen. Wenn aber der ganze Tag mit seinen 24 Stunden und miserablem Abschluss daneben geht, fühlen wir uns notgedrungen auch entsprechend neben der Spur. Da aber nach dem drittwichtigsten der *Schicksalsgesetze* schon alles im Anfang liegt, und das Ende diesen anbahnt, ist das eine schlechte Ausgangsposition für ein glückliches Leben.

So wie aber ein herunterziehender und herabsetzender Abend - das Wort *Unter*haltung verrät es - mit dem nächsten Morgen auch jeden Neuanfang belastet, lässt sich das umkehren: Wundervolle Abende mit einem erhebenden Spielfilm können die Nacht und ihre Träume beflügeln und jeden Morgen bereichern und damit langfristig auch Lila, das kosmische Spiel des Lebens.

Wo es gelingt, an Abenden die Seele mit erfüllenden, individuell passenden Filmen der Heilung zu bereichern, die sie aufbauen und durch die Deutungen mit vielen neuen Ebenen in Verbindung bringen, ist berechtigte Hoffnung fürs Leben angesagt. So wird aus dem üblichen Tagesabschluss-Frust tatsächlich wieder Feierabend. Wo das über Wochen gelingt, werden die Auswirkungen der abendlichen Film-Abenteuer die Seelen-Bilder-

Welten der Träume immer weiter befruchten und dem Bewusstsein wieder näher bringen. Ist aber mit Abend und Nacht der ganze weibliche Pol unseres 24 Stunden-Tages frustbefreit und gerettet, ist es Zeit weiterzugehen.

Ganzheitliche Therapie reicht natürlich über Filme hinaus...

Alles Leben ist Rhythmus formulierte Rudolf Steiner, *alles Leben ist Tanz* Ram Dass, *panta rhei* - alles fließt, wusste schon Jahrtausende vorher der Vorsokratiker Heraklit. Und jede(r) darf seinen eigenen Rhythmus finden. Trotzdem seien hier einige Hinweise erlaubt, die der Seele aus behindernden Gewohnheiten heraushelfen mögen.

Vielleicht ist es nach einer langen Kette erfüllender Filmabende möglich, die abendlichen Knabbereien einzustellen und vielleicht sogar ein Wochenende zum Einstieg in den Umstieg zum *Kurzzeitfasten* zu nutzen, wozu Spielfilme ebenfalls positivverspielte Beiträge leisten können.

Wer nach einem schönen Spielfilm am Freitag-Abend am Samstag nach genüsslichem Ausschlafen erwacht, könnte einfach den Vormittag im Bett bleiben, um sich (Ent-)Spannendes zu gönnen, wozu immer er Lust hat. Ein weiterer Film wäre durchaus eine Option im Sinn einer Matinée. Besonders eigenen sich für solche Situation Serien, die einen in ihren Bann ziehen, wie ***Highlander*** mit Sean Connery und Christopher Lambert oder ***Outlander***, die spannende Reinkarnations-Geschichte über das Schicksal der schottischen Clans. Solche Fortsetzungs-Serien, vielleicht auch ***Downton Abbey*** für Fans englischer Adelsgeschichten, oder aber die unendlich lange und ergiebige ***Game of Thrones***-Serie haben den Vorteil, über die vermittelte Spannung den Vormittag leicht und mit Erlebnis- statt mit Essenshunger zu füllen.

Wo Krankheitsbilder dieser positiven Entwicklung im Wege stehen, kommen die Filme dieses Bandes ins Spiel und zu Hilfe, können Hintergründe beleuchten, Sackgassen entlarven und oft auch (Aus-)Wege weisen.

Am Mittag ließe sich ein spätes Frühstück im Sinne von Breakfast = Fastenbrechen genießen oder auch ein Brunch, die Mischung aus breakfast und lunch. Am frühen Abend wäre Zeit für ein genussvolles Abendessen und den anschließenden Abend-Spiel-Film. Damit würde sich dieser erste *Kurzzeitfasten*-Tag ideal abrunden und zu einem Erfolg für Körper und Seele, vom Geist ganz zu schweigen.

Derselbe Ablauf ließe sich am Sonntag wiederholen, wo vielleicht schon die gespannt erwartete Film-Serie durch den Vormittag trägt. Zwei solche Vormittage bringen auch schon eine gehörige Portion Regeneration ins Spiel des Lebens, wie sie eigentlich zum Wochenende gehört, wenn wir auf unsere innere Stimme hörten. Nun sind wir schon - was die Seele angeht - fast nebenbei von Filmbildern satt und gut erholt im *Kurzzeitfasten*-Modus von 6 Stunden Essen und 18 Stunden fasten gelandet. Der ist - studiengesichert - unglaublich gesund und spart über ein Leben gerechnet viel Zeit und Geld, weil täglich eine Mahlzeit wegfällt ohne wirklich zu fehlen. Hier gilt ganz entschieden: weniger ist mehr.

Wer darauf eingestiegen ist, darf Montagmorgen mindestens eine halbe Stunde länger schlafen und nun schon gewohnt nüchtern - und Frühstücksfrei - in die Woche starten. Der Organismus hat am Wochenende bereits - und ganz nebenbei und von spannenden Filmen gut begleitet - Fettstoffwechsel im ketogenen Sinn gelernt. Dabei funktionieren laut Studien des US-Neurologen Dr. David Perlmutter sowohl Hirn als auch Herz um 25 % besser.

Werden aus einer Woche viele, lässt sich neben dem Wann noch das Was, Wie und Wie viel des Essens in Richtung wachsender Gesundheit wandeln. 93 % der essend aufgenommenen

Gifte erspart sich - wissenschaftlich nachgewiesen - wer Tierprotein weglässt. Auch diesen Schritt können Filme anbahnen und erleichtern. Frauen empfehle ich hier ***Hope for all*** von Nina Messinger und Männern ***Game Changer*** vom Titanic- und Avatar-Regisseur, James Cameron, einem überzeugten Pflanzenesser.

Mit pflanzlich-vollwertiger Kost und ab und zu Essenspausen im Sinne von Fasten können wir unser Leben enorm erleichtern, verlängern und vor Krankheitsbildern wie Herzproblemen und Krebs weitgehend bewahren.

Gut gewählte und dosierte Spielfilme können über den Abend dem Leben neben robuster Gesundheit etwas Bezauberndes und Verspieltes geben und über die Rückeroberung des Feierabends etwas Feierliches.

Wie kommen wir dazu, Euch Filme (vor) zu (ver) schreiben?

Wir beide, meine erste Frau Margit und ich, haben die obigen Vorschläge mit ungezählten Filmen selbst ausprobiert und es fiel uns leicht, weil wir seit Jahrzehnten Filme lieben und sammeln. Sie wählt die allermeisten aus und ich beschreibe und deute sie und übernehme die Schreibarbeit. Das empfinde ich aber kaum als Arbeit, da ich gern schreibe und arbeite und mich abends mit Filmen belohne, die ich an den folgenden Morgen deute. Margit ergänzt und vertieft das später, was sie auf ihrer weiteren Filmsuche inspiriert. So ist unser Freundes- und Bekannten-Kreis seit Jahrzehnten mit Filmempfehlungen versorgt, und es freut uns beide von Herzen, diesen nun schon zum zweiten Mal über das Buch noch zu erweitern.

Unsere Tochter Naomi hat dieses Hobby übernommen und besitzt ihrerseits sicher über 3000 sorgfältig geordnete Filme, die ihr Leben spürbar bereichern.

Richtige Filme zu wichtigen Themen

So hilfreich Filme zur Unterstützung und Eigentherapie sind, weil sie vorausgegangenen Beratungen noch nachträglich mehr Tiefe und Nachdruck und damit Nachhaltigkeit verleihen, werden sie nicht der Wichtigkeit der Krankheitsbilder entsprechend produziert. Über die zweithäufigste Todesursache unter den Krankheitsbildern, Krebs, gibt es zum Beispiel eine Flut und viel mehr Filme als über die häufigste, die Herzerkrankungen. Auch über Alzheimer gibt es viele Filme, weil das große Vergessen als Thema Filmemacher offensichtlich fasziniert und herausfordert wie auch das Tourette-Syndrom mit seiner Flut von Ticks.

Über Allergien dagegen, an denen schon fast die halbe Bevölkerung mit weiter steigender Tendenz leidet und an denen - etwa im Status asthmaticus - nicht wenige sterben, gibt es wenig und dann nur am Rande, wie etwa in ***Fearless***, wo der Hauptdarsteller Jeff Bridges an Erdbeer-Allergie leidet. Dieser zeigt deutlich, wie wesentlich Bewusstsein für die Allergieentstehung ist. Kaum rutscht Jeff Bridges nämlich von seiner Angstneurose (vor dem Fliegen) nach einem Flugzeug-Absturz in eine Psychose und damit ganz andere Bewusstseins-Ebene, verschwindet die Erdbeer-Allergie, um am Ende mit ihrem Wiederauftreten das Ende der Psychose anzuzeigen. Zu der neuen beziehungsweise alten Bewusstseinsebene gehört die Allergie. Die Angst ist in solchen Fällen in aller Regel gründlich therapiert und oft geheilt. Aber das Aggressions-Problem hinter der Allergie noch nicht. ***Fearless*** ist im Band 1 (*„Hollywood-Therapie“)* gedeutet. Auf solch bereits gedeutete Filme werden wir, wenn auch nur kurz und soweit Krankheitsrelevant verweisen.

Wo sich Filmemacher Themen wie Herzinfarkt überhaupt widmen, spielt das Krankheitsbild meist nur eine Nebenrolle, etwa die Herzprobeme des alten Patriarchen, gespielt von John Hopkins in ***Rendezvous mit Joe Black.*** Über seinen Herzschmerz hört er die Stimme des Todes, gespielt von Brad Pitt als Joe Black. In ***Ein Schotte macht noch keinen Sommer*** stirbt der Vater an Krebs und offenbar gebrochenem Herzen, weil er das schlecht gespielte Theater seines Sohnes um die heile Familie durchschaut und nicht mehr ertragen mag. So stirbt er im Kreis seiner geliebten Enkel und die beerdigen ihn nicht, sondern übergeben seine sterblichen Überreste im althergebrachten Ritual der Germanen dem Meer, indem sie ihn auf einer brennenden Barke ins Seelenelement Wasser entlassen. In den meisten Filmen wie etwa ***Klang des Herzens*** (Bd.1) spielt das Herz nur im übertragenen Sinn die Hauptrolle und weniger als konkretes Organ.

Wenn das doch einmal der Fall ist, geht es dabei meist um Spezialthemen wie Herzverpflanzung und vor allem pharmafreundliche und wohl auch unterstützte Filme wie ***Sieben Leben*** mit Will Smith oder ***Zurück zu Dir***. Zum Thema Organverpflanzung gibt es aus der Schulmedizin praktisch nur positive Kommentare, den in diesem Fall schrecklichen Schatten verdrängt sie komplett. Die Filmbranche bringt immerhin auch den Gegenpol ins Spiel in dem Film ***Alles was wir geben mussten*** mit Carey Mulligan und Keira Knightley. Dieser Film nach der Romanvorlage des Literatur-Nobelpreisträgers Kazuo Ishiguro, widmet sich der Schattenseite, dem Alptraum der Organbeschaffung.

Dank an Regisseure, Drehbuchautoren, SchauspielerInnen

Filme und ihre Regisseure sind durchwegs mutiger und in der Themenwahl ausgewogener und offener auch für das Schattenprinzip als die Schulmedizin und das Studium derselben. Wir hatten als Studierende zwar Seminar-Angebote darüber, wie man Angehörigen Organe abschwatzt, aber kein einziges über Sterbebegleitung oder Palliativmedizin. Das hat wohl damit zu tun, dass Pharma-Unternehmen Unsummen an Immunsuppressiva verdienen - in der Schweiz stehen sie an erster Stelle der Pharmaka-Ausgaben - am Sterben aber natürlich nichts, im Gegenteil verdirbt es ihnen das Geschäft. Insofern wird es in der Schulmedizin verdrängt und ignoriert oder verklausuliert und von „moribunden" statt von sterbenden PatientInnen gesprochen.

Filmschaffende kümmern sich aber im Gegensatz zur Schulmedizin sehr ums Sterben und haben hier viele gute Filme zu bieten. Das zentrale Thema des Menschseins fasziniert sie offenbar. Die Filmbranche ist diesbezüglich offensichtlich viel unabhängiger und freier als die Schulmedizin, die sich in völlige Abhängigkeit vom Geld der Pharmaindustrie begeben hat oder auch die Ernährungslehre, die sich zum verlängerten Arm der Nahrungsmittel-Industrie degradierte.

Da Regisseure und Drehbuch-Autoren meist Künstler sind, die sich von den großen Themen des Menschseins inspirieren lassen, verdanken wir ihnen viel und darunter auch sehr guten Stoff zum Thema Krankheit und Sterben, wie auch zum Gesunden und Heilen.

Nach guten 40 Arztjahren bin ich rückwirkend sehr froh, mehr Filme verschrieben und empfohlen zu haben als Pharmaka. Lieber habe ich gesundes Essen für den Körper und gesunde Filme für die Seele verordnet, und auf Ordnungs-Therapie gesetzt in eigener Regie der Betroffenen.

Die verordneten Filme waren meist solche zur Heilung der Seele und des Bewusstseins. Film-Kunst ist tatsächlich oft ein entscheidender Faktor von Heilung, die immer auf Integration und das Ganze zielt.

Mit Filmen lernen und heilen

Film-Empfehlungen haben immer wieder wundervolle Zusammenfassungen von Seminarthemen und -tagen ermöglicht und TeilnehmerInnen in spannender und zugleich entspannender Art und „weise" Feierabende der häuslichen Nachbearbeitung.

Als Heilpraktikerin und Arzt und beide als Seminarleiter haben wir es immer genossen, mit möglichst breitem Spektrum an Therapie-Maßnahmen zu arbeiten - nicht umsonst nenne ich meine Grundausbildung „Integrale Medizin". Integrieren ist das große Thema unserer Entwicklung, sowohl auf dem Weg zum Ganz- und Heilwerden als auch zu einer ganzheitlichen und nachhaltigen Medizin. Sie schließt sowohl die Schulmedizin ein, wie auch die der Indigenen, die ihre ganz andere Medizin oft im Wildlederbeutel um den Hals tragen. Sie meinen mit einer starken Medizin niemals Spritzen oder Pillen, sondern etwas, das ein Leben wieder in die Spur bringen kann. Für die alte Medizin unserer Kultur, die es für mein Empfinden ebenfalls neuerlich zu integrieren gilt, sagte Paracelsus, was die Zähne beißen, sei nicht die Medizin, sondern die Liebe sei entscheidend. Lieben aber bedeutet in Resonanz gehen, mitschwingen, Fremdes einlassen und integrieren und sich einlassen. Dabei helfen Filme auf ebenso günstige wie beeindruckende *Art* und oft auch *Weise.*

*Medi*zin wollte früher wie *Medi*tation helfen, in die eigene Mitte zu bringen. Heil*mittel* heißt englisch Remedy wie Rescue-Remedy der Bachblüten, und in alten Zeiten hieß es lateinisch remedium. All das bedeutet zurück zur Mitte, und tatsächlich können uns Filme oft besser zurück in unsere Mitte bringen als viele Heilmittel, zumal sie diesen ursprünglichen Anspruch heute gar nicht mehr vertreten. Filme können aber in jedem Fall beim Finden der Mitte unterstützen und meist auf deutlich (ent) spannendere und zugleich anregendere Weise als Pharmaka. Sie erreichen ohne Zweifel unsere Seele, erleben wir doch wie sie in der Lage sind, unsere Stimmung in jedwede Richtung zu wandeln.

Mit der Wahl der Filme bestimmen wir also auch unsere Stimmung und können bewusst in Themen eintauchen, die anstehen, uns herausfordern und fördern. Immer wieder durften wir erleben, wie sie PatientInnen aus alten Mustern heraus forderten, einfach indem sie ihnen diese zu Bewusstsein brachten. Damit fördern sie Entwicklung entscheidend in Richtung Wandlung und ermöglichen schließlich sogar die Einordnung der Problematik ins Leben.

Wir können bei dieser anspruchsvollen Aufgabe aus der Fülle der Filme wesentliche für den jeweiligen Therapie- und Problembereich auswählen und uns auf die Unterstützung begnadeter Regisseure verlassen, die - ihrer persönlichen Resonanz entsprechend - spannende und wichtige Themen in an- und berührende Bilder fließen lassen.

Spielfilm-Therapie weit über Hollywood hinaus

Einige RegisseurInnen haben für die Freiheit ihres Ausdrucks sogar viel riskiert. In der Zeit meiner Arbeit für Amnesty-International haben uns Costa-Gavras Filme und besonders ***Z*** berührt. Heute erzählt der Film ***Trumbo*** die Geschichte des genialen Drehbuch-Autors Dalton Trumbo in der McCarthy-Ära, eine der dunkelsten der US-Geschichte, was Gesinnungsschnüffelei und Hexenverfolgung angeht. Trumbo ging für seine sozialistische Überzeugung ins Gefängnis und machte die Erfahrung, wie viele seiner Freunde nur Opportunisten waren und ihn im Stich ließen, sobald es gefährlich wurde. Aber er erlebte auch, wie große Geister der Filmkunst und -geschichte wie Otto Preminger und Kirk Douglas riskierten, für ihn einzustehen. Wir dürfen uns heute glücklich schätzen über einen gewaltigen Schatz bedeutender Filme und können darauf und die Meister-(Regisseure und

-SchaupielerInnen) dahinter bauen. Und es werden immer noch mehr und bei weitem nicht nur aus Hollywood. In diesem zweiten Band werden wir mit einem neuen Titel auch noch mehr Filme aus Deutschland, Frankreich, Italien, Schweiz und Österreich ins Spiel von Gesundung und Heilung bringen.

Von den großen Krankheitsbildern einer Zeit lässt sich auf die großen Themen des Lebens in dieser Zeit schließen und diese über den üblichen Rahmen hinaus beleuchten, wie es sich - außerhalb der spirituellen Szene - nur die Film-Branche traut und einige Schriftsteller. Ein Film wie der schon erwähnte ***Das Beste kommt zum Schluss*** beschreibt die Entstehung von Krebs und seine Lösung, als sei *Krankheit als Symbol* Vorlage gewesen. Thomas Mann hat im ***Zauberberg*** die Tuberkulose brillant dargestellt und H.W. Geißendörfer sie entsprechend verfilmt. Til Schweiger hat mit ***Honig im Kopf*** bis in den Titel bezüglich Alzheimer ins Schwarze getroffen.

Die Schulmedizin erlebt Sterben als eigenes Scheitern und sieht - wie schon erwähnt - wohl auch deswegen peinlich berührt - darüber hinweg. Ausdrücke wie „der moribunde Patient von 18 hat heute Nacht einen Exitus gemacht" deuten auf diese Vermeidungsstrategie. Filme aber stellen sich oft mutig und angemessen dem Thema.

Sind Wunder möglich?

Prof. Walther Gallmeier, der erste deutsche Schulmediziner, der sich ihnen widmete, sagte: „Ein Arzt, der nicht an Wunder glaubt, ist kein Realist." Insofern sind wir gern Realisten und haben deutlich mehr Wunder erleben dürfen, als uns statistisch zustanden, einfach weil wir dafür offen sind. Für Christen ist das auch nicht außergewöhnlich, berichtet doch das Neue Testament von so vielen Heilungs-Wundern.

Während die Schulmedizin Wunder meist abstreitet oder jedenfalls herunterspielt und als Spontanremissionen vergeblich zu bagatellisieren versucht, haben sich immer wieder Filmregisseure damit beschäftigt wie in dem Film ***Wunder*** mit Julia Roberts. Auch Filme, die Mut für Wunder-Heilungen machen wie ***Schicksalsgesetze*** werden wir einbringen, weil sie genau wie Geschichten, die heilen, Leben retten können und wir das schon bezeugen durften.

Filme bauen immer wieder Brücken in andere Dimensionen, die uns erleben lassen, dass Leben so viel mehr ist als Überleben, größer, weiter, tiefer und höher reicht, weil es letztlich alles umfasst. Viele Filmregisseure ahnen oder wissen das und vermitteln es heute oft wirksamer als Religionsvertreter.

Moderne Kranke brauchen Filme mehr denn je

Früher bedeutete Krankheit, eine Zeit lang auszusetzen, für sich zu sein, in die Abgeschiedenheit und überhaupt nach innen zu gehen. Krankenzimmer waren deshalb spartanisch eingerichtet. Das entsprach dem 10. Ur- oder Lebensprinzip: der Reduktion auf's Wesentliche, zu dem auch Krankheit gehört.

Dann zog der Fernseher ins Krankenzimmer ein und schließlich wurde es zum Hotelzimmer, in dem das Leben möglichst unverändert so weiter gehen konnte wie bisher. Das ist verständlich, aber keine gute Idee im Hinblick auf die Beachtung des Wesens des in solcher Situation eingeforderten Ur- oder Lebensprinzips durch die Seele.

Filme bringen eine ideale Hilfe ins Spiel des Lebens, um in die Seelen-Bilder der eigenen Innenwelt einzutauchen, gleichsam als Vorbereitung für die Reisen in Traumreiche, um der Seele wieder näher zu kommen. Insofern bringen sie, vor allem wenn sie zum anstehenden Thema passen, den eigentlichen Sinn von Krankheit wieder zurück und die Seele (zurück) ins Spiel (des Lebens).

So wie sie uns helfen könnten, vom Abend die Nacht und vom Weiblichen (Pol) den ganzen Tag zurückzuerobern, werden sie auch dem Wort Psychosomatik wieder gerecht, bringen sie doch dessen ersten Teil, die Seele, nachdrücklich und nachhaltig ins Spiel und verbinden sie mit vielen Krankheitsbildern. Gerade das aber wollen Krankheitsbilder von uns. Und Filme helfen dabei, modernen Menschen vielleicht sogar mehr als Krankenhaus-Geistliche mit ihren Versuchen, PatientInnen wieder Zugang zu ihren Seelen und zum Geist(lichen) zu vermitteln. Insofern mit den Fernsehern auch gute Filme ins Krankenzimmer einzögen, könnten sie den angerichteten Schaden wieder mehr als gut machen.

Und ganz praktisch und konkret können uns Filme vor Sackgassen warnen, die schon anderen nichts (Gutes) gebracht und getan haben. Andererseits zeigen sie oft auch, wie andere es geschafft haben - bis in unwahrscheinlichste Bereiche. Wer Wunder-Heilungen in äußeren und dadurch angeregt auch inneren Bildern miterlebt, der macht sie wahrscheinlicher - im Rahmen der selbsterfüllenden Prophezeiung (self-fulling-prophecy). Filme, die zeigen wie es geht und das miterleben lassen, sind jedenfalls erfolgreicher, uns auf Wunder einzustellen und geradezu zu programmieren, als Affirmationen und Bestellungen beim Universum. Der US-Slogan „fake it until you make it" drückt das aus: „Spiel es, bis es spielerisch gelingt."

Filme als Wegweiser

So können Filme einerseits offenbaren, was bei anderen schon nicht funktioniert hat: ***I miss you already*** ist ein klassisches Brustkrebs-Drama in schulmedizinischer Inszenierung. Das im Film beschriebene Elend ist leider weder selten noch untypisch. Nach den Erfahrungen und Erkenntnissen beim Schreiben von *Krebs - Wachstum* auf Abwegen ist nicht dieser Film, aber das von ihm dargestellte Szenario unbedingt zu vermeiden. Inzwischen wissen wir durch wissenschaftliche Studien belegt, warum Chemo-Therapien und Bestrahlungen bei Erwachsenen so selten zur Heilung führen, aber oft alles verschlimmern.

So sind Filme geradezu Wegweiser und helfen, Sackgassen zu vermeiden. Andererseits geben sie Anregungen für den eigenen, ganz persönlichen Weg, indem sie zeigen, wie andere mit ihrem Krebs fertig geworden sind. Verschiedene Filme machen dergestalt mit diversen Strategien vertraut, die anderen geholfen haben und das auch in eigener Bedrängnis könnten.

Wir lieben neben Spielfilmen auch das Spiel mit Worten - es enthüllt denen, die in der Tiefe der Worte auf deren Be-Deutung achten, genau wie denen, die in tiefere Deutungsebenen von Krankheitsbildern und Spielfilmen schauen, neue (ent)spannende und die Seele bereichernde Themen. Und manchmal öffnet dieser Blick sogar den Ausblick auf andere, bisher unbekannte Welten.

Filme und die Kunst des Heil(werd)ens

Filme können uns bei allen drei wesentlichen Schritten des Heilwerdens unterstützen. So wie sich die Schulmedizin mit der Pathogenese um die Entstehung von Krankheit kümmert, können wir uns mit der Salutogenese dem Pol der Heilung widmen. Das müssen wir selbst tun, denn hier bietet die Schulmedizin wenig bis nichts, aber Filme können dabei wundervoll unterstützen.

Sie können helfen, die drei Stufen der Salutogenese (nach Antonowski) auf angenehme Weise und oft ganz nebenbei zu befördern. Und selbst zum Verständnis der Pathogenese, der Lehre von der Entstehung von Krankheitsbildern, können Filme vieles beitragen und ganz besonders in psychosomatischer Hinsicht. Wer einen Film wie ***Das Beste kommt zum Schluss*** sieht, kann kaum vermeiden, die Kommunikations-Störung beider Hauptdarsteller mitzubekommen und zu verstehen, wie sie - wenn auch individuell so verschieden - bei beiden doch zum selben Krankheitsbild führt. Das wird insbesondere geschehen, wenn er anschließend die Deutungen dazu liest und den Film nochmals betrachtet mit vertiefter und erweiterter Schau.

Die drei Schritte der Salutogenese:

1. Verstehen und Durchschauen des Krankheitsgeschehens als Voraussetzung für den
2. Schritt der Wandlung, der Verhaltensänderung, um schließlich
3. das ganze Geschehen in den Gesamt-Zusammenhang des eigenen Lebens einzuordnen.

Verschiedene Filme zum selben Krankheitsbild können uns vorzüglich helfen, dessen in der Tiefe der Lebensprinzipien-Ebene verborgenes Muster zu durchschauen. Diese (Er)Kenntnis ist notwendig, denn - wie Einstein sagte - Problem- ist nie Lösungs-Ebene. Und schon Platon erkannte 2000 Jahre früher hinter jedem Ding eine Idee.

Filme erleichtern auch, die individuell passendste Wandlungsmöglichkeit zu erkennen oder jedenfalls Anregungen für diesen 2. Schritt der Verwandlung zu sammeln. Fast immer schlagen sie auch eine befriedigende Lösung vor, denn sonst fehlte ihnen das Happyend. Dieses ist nicht nur US-Amerikanern wichtig, sondern allen Menschen und ihren Seelen. Am Ende wird alles gut, oder es ist nicht das Ende, zitiert der so charmant inkompetente Manager des ***Best exotic Marigold-Hotel***s Oscar Wilde im gleichnamigen Film.

Krankheits-Geschehen lässt sich nach unseren Erfahrungen immer in den Gesamtzusammenhang des Lebens einordnen und hat immer Sinn. Zugang zum größeren Zusammenhang und tieferen Lebenssinn können die in Bd.1 gedeuteten Filme der Lebensbühnen 9 und 12 eröffnen.

So verkehrt Fernsehen im Krankenzimmer in vieler Hinsicht ist, so sinnvoll und Sinn stiftend ist es, gute, die Seele erhebende Filme zu schauen. Insofern es die Gesundung - im Sinne der Salutogenese fördert, ist es gesund und oft sogar für Heilung entscheidend.

Im Einklang mit dem Inneren Kind wieder schauen lernen

In dem Maße, wie wir in Schulen und Universitäten sehen lernten um Informationen aufzunehmen, haben wir das Schauen und vor allem das Wahrnehmen der Seelenbilder verlernt und damit auch die tiefere Sicht und Schau. Das zeigt sich schon daran, wie wenige Erwachsene noch ihre Träume erinnern. Wir haben tatsächlich mehrheitlich unsere Träume verloren. Filme aber können unsere Seelenbilder und mit ihnen unser Inneres Kind aufwecken und anregen, Träume wieder wahr und wichtig zu nehmen und im Bewusstsein auftauchen zu lassen, ja sogar Traumreisen zum Gesunden zu unternehmen: Sie können uns den zum Gesunden so überaus wichtigen Kontakt zu unseren inneren Bildern zurückbringen. Der mir von vielen Kongressen bekannte frühere US-Radiologe und spätere Psychoonkologe Carl Simonton erzählte mir von (s)einer Doppelblind-Studie, die zeigte, wie KrebspatientInnen, die ihre inneren Bilder nutzten, mehr als doppelt so lange (über-)lebten.

In ***Der sechste Sinn*** erlebt Bruce Willis wie ein kleiner Junge mittels seiner Seelenbilder sein Trauma bewältigt, in ***The Kid*** *(Bd.1)* führt ihn letztlich ein Tick zurück zum Ursprung seines Leids und der beginnenden Psychose, die er so noch abfangen kann zugunsten eines glücklichen erfüllten Lebens.

Mit Filmen lässt sich auch gut und anregend spielerisch umgehen, was unserem Inneren Kind sehr entgegen kommt. Während wir sie genießen, therapieren sie uns oft nebenbei, weil sie automatisch Resonanz zu unseren inneren Bildern herstellen und die Stimmung entsprechend beeinflussen. Gute Stimmung, am besten sogar Begeisterung ist unglaublich wichtig zum Gesunden und - wie Gerald Hüther betont - idealer Dünger fürs Gehirn. Wie sehr Filme Stimmung beeinflussen und verändern, haben wir wohl alle schon erfahren. Mein erster erinnerter Film ist ***Bambi***. Der ist mir so unter die Haut gegangen und hat mich so traurig gemacht, dass ich nie mehr entspannt und mit gutem Gewissen Fleisch essen konnte. Als ich 50 Jahre später *Peacefood* schrieb, hat sicher mein seit damals schockiertes Inneres Kind mitgewirkt. Solche Stimmungseffekte lassen sich über die Spielfilm-Auswahl gezielt nutzen. Wenn wir - am leichtesten über entsprechende Filme - wieder schauen lernen, wird Heilung mit Unterstützung der Bilderwelt viel wahrscheinlicher.

Ausblick

Filme können uns bis in spirituelle Dimensionen führen. Aber darüber hinaus können wir in ihnen uns selbst und unser Selbst gespiegelt finden, und ihm dadurch näher kommen. Vor allem aber können sie Hoffnung wecken und am Leben erhalten.
Wer in der Filmheldin oder dem entsprechenden -helden sein

eigenes Schicksal durchlebt und nochmals betrachtet und in den Nebenrollen ebenfalls eigene Anteile erkennt, im Gegenspieler seinen eigenen Schatten wahrnimmt, kann reifen und statt sich über Krankheitsbilder immer tiefer zu verwickeln, auch direkt zu seinem höheren Selbst entwickeln. Insofern machen Spielfilme auch eine Art Eigen-Schattentherapie möglich wie etwa in ***Im Auftrag des Teufels*** *(Bd.1).*

Praxis

Filme als Entwicklungs-Helfer und Lebensberater

Die in Beratungs- und Psychotherapie-Praxis über Jahrzehnte bewährte Praxis, Filme gleichsam als Heilmittel zu verschreiben, zu deuten und in Beziehung zum Leben der Betroffenen zu setzen, wird mit Hilfe dieses Buches weitgehend in Eigenregie möglich. Die Diskussion mit PartnerInnen, FreundInnen und Vertrauten kann das noch erleichtern und vertiefen.

Zugleich ist dieses Buch aber auch eine Anleitung zu erfüllten Abenden, wirklichen Feierabenden, wo sich das Leben in all der Fülle seiner Möglichkeiten zeigen kann und feiern lässt. Unseren Erfahrungs- und Erlebensräumen sind hier keine Grenzen gesetzt oder nur diejenigen, die wir ihnen selbst setzen. In Geschichtsfilmen lässt sich die Vergangenheit der Medizin und in Science-Fiction-Filmen deren Zukunft erleben, und sie reichen oft weit über die Grenzen unserer alltäglichen Lebens-Zusammenhänge hinaus.

Insofern ist dieses Buch auch eine Gebrauchsanleitung für Filme zur Grenz- und Bewusstseinserweiterung. Feierabend ist eben so viel mehr als jene kümmerliche Zeit, wo das Primär-elend, der Job, ins Sekundärelend, den Fernseh-Abend übergeht. Gerade wo Beruf und Beziehung in alltäglicher Routine abzusterben drohen und Gefahr laufen, in Job und Stressgemeinschaft zu münden, können be- und verzaubernde Filme Glanzlichter setzen, Sternstunden bescheren und uns(er Leben auf partnerschaftlicher und beruflicher Ebene) retten.

Die Einstellung - dem Tag bewusst einen Rahmen geben

Für den Abendfilm ist zu klären: mit welchem Thema will ich diesen Tag beschließen, wie viel Energie habe ich noch und wofür? Was ist heute dran? Vor der Film-Matinee ist zu entscheiden: womit will ich diesen Feiertag beginnen und gebührend feiern?

Werden Morgen und Abend solchermaßen gefeiert, bekommt der Tag einen Rahmen. Das kann auf Dauer Sicherheit geben und das Leben verändern und bereichern. Schließlich liegt im Anfang alles und in jedem Ende schon wieder der Neubeginn. Die systematische Vertiefung eigener Erfahrungen durch Eintauchen in die anderer Menschen und ihrer Geschichten kann die eigene Lebenserfahrung erweitern und zu persönlich besseren Lösungen und Wegen animieren.

Und warum nicht auch wieder öfter in einer Gruppe von Freunden und Gleichgesinnten Filme schauen? Und vielleicht anschließend diskutieren bis hin zum Einbringen eigener Erfahrungen? Wir leben in einer Zeit, wo immer mehr Menschen immer länger auf Bildschirme schauen und meist sogar starren. Selbst die Überwachung der Geräte von Intensivstationen bis zu Autowerkstätten (ver-)führt zum Starren auf Bildschirme. Und das findet meist in völliger Vereinzelung und nicht selten Vereinsamung statt. Warum also nicht den Blick aus der (V-)Erstarrung und Verbissenheit lösen und gemeinsam wieder schauen lernen? Das kann sich zur Schau entwickeln und neue Gemeinschaft fördern. So können uns die richtigen Filme äußerlich und innerlich einander wieder näher- und sogar zusammenbringen.

Vielleicht ließe sich sogar der Charme alter Lichtspielhäuser und Kinosäle wieder entdecken und Vereinzelung so durch Gemeinschaft ersetzen.

Zum praktischen Vorgehen hat es sich bewährt, erst das allgemeine Thema zu wählen, wie es sich etwa durch ein Krankheitsbild aufdrängt, dann die Filme mit verschiedenen Gesichtspunkten zu diesem zu wählen. Bezüglich des einzelnen Films kann es der Orientierung dienen, den Anfang der Inhaltsangabe zum Film zu lesen, um festzustellen, ob dieses konkrete Thema passt, aber nicht weiter zu lesen, um sich nicht der Spannung der Geschichte zu berauben - dann den Film zu sehen, zu schauen, zu genießen - und erst im zweiten Durchgang die Deutungen zu lesen. Anschließend mag es helfen, den Film nun nochmals unter all den neuen Gesichtspunkten zu sehen.

Ordnung und Orientierung in der Welt (der Filme)

Filme gibt es zu allen möglichen Krankheits- und Gesundheits-Themen. Wir gliedern dieses Buch nach großen Krankheitsbilder-Gruppen. Die vom Band 1 vertrauten 12 Lebensbühnen, auf denen sich alles Leben abspielt, werden häufig zusätzlich angegeben für damit schon Vertraute.

Filme brauchen vor allem Zeit wie das Leben. Wer sie sich nicht nimmt, wird ihnen und schlimmstenfalls sich selbst nicht näher kommen. Aber eben auch fürs Leben müssen wir uns Zeit nehmen. Wer andererseits das Thema Zeit durchschaut, kommt dem Leben viel näher. Insofern ist der Film-Zyklus zum Phänomen „Zeit“ aus Band 1 eine zusätzliche Empfehlung.

Geschichte(n) von Medizin und Heilung

Die Medizin hat riesige Fortschritte gemacht, aber es ist auch noch viel zu tun… Ein bildreicher Blick in ihre Geschichte zeigt, wie viel sich vom Wissen und den Methoden verändert, wie sich aber grundsätzlich gar nicht so viel gewandelt hat. Waren es im Mittelalter die Religionen, die den Fortschritt der Medizin behinderten, sind es heute vor allem die Interessen der Pharma- und Nahrungs-Konzerne. Der folgende Film ***Medicus*** nach dem gleichnamigen Weltbestseller mag das verdeutlichen. Er beleuchtet ein Stück Medizin-Geschichte und kann für heutige TherapeutInnen wichtige Fragen aufwerfen.

Der Medicus (2013, 150 Min.)

Der deutsche Film von Philipp Stölzl führt uns zurück ins 11. Jahrhundert. Der Medicus Rob(ert) Cole (Tom Payne) verfügt über die ungewöhnliche Gabe zu fühlen, wer unbehandelt ungünstige Aussichten hat und außerdem, das Nahen des Todes zu spüren. Die Ahnung erlebt er zuerst als Kind bei seiner Mutter, deren Sterben an Seitenkrankheit, dem alten Namen der Blinddarm-Entzündung, er hilflos mit ansehen muss.

Bei einem herumziehenden Bader lernt er später kleine Trickbetrügereien und das Wenige, was die mittelalterlichen Heilkunst zu bieten hat wie Einlauf, Erbrechen, Aderlass und Zähne ziehen. Bald schon wird ihm das zu wenig. Als sein Bader allmählich erblindet, bringt ihn Rob zu einem richtigen Medicus, der ihn mittels Starstich heilt. In der jüdischen Siedlung, wo dieser Medicus praktiziert, sieht er auch erstmals eine Weltkarte und hört von dem berühmten Universalgelehrten Ibn Sina oder lateinisiert

Avicenna, der im fernen Persien eine Medizin lehrt, die der des mittelalterlichen Europa weit voraus ist. Sogleich beschließt er, bei ihm in die Lehre zu gehen.

Er schlägt sich wirklich bis Isfahan durch, wo Ibn Sina als Arzt, Wissenschaftler und Philosoph wirkt und die weltweit angesehenste Medizinschule leitet. Das dort herrschende Kalifat verbietet allerdings den Zuzug von Christen und so gibt sich Rob als Jude aus, um in Persien akzeptiert zu werden. Zu allen Opfern bereit, führt er eigenhändig seine Beschneidung durch. Zunächst in Avicennas Medizin-Schule abgewiesen, wird er auf Grund einer von einem der Wächter erlittenen Kopfverletzung als Patient akzeptiert, von Ibn Sina selbst behandelt und sein Schüler. Er erlernt die Anfänge wissenschaftlicher Medizin und damit das Mögliche wie die Behandlung mit Opium zur Schmerzstillung und kleinere chirurgische Eingriffe, aber auch aristotelische Philosophie.

Rob ist geradezu besessen, die Anatomie genauer zu verstehen, aber Avicenna verwehrt sich - weil von der Religion strikt verboten - gegen die Obduktion von Leichen, was zum Konflikt zwischen beiden führt. Rob obduziert heimlich und erkennt so den entzündeten Wurmfortsatz als Ursache der „Seitenkrankheit", an der seine Mutter starb - wie damals so viele.

Seine Leichenöffnung fliegt jedoch auf und er selbst wie auch sein Meister werden dafür verurteilt. Im Chaos durch die Eroberung Isfahans durch Seldschuken, können Rob und Ibn Sina fliehen. Der Mob zerstört die Klinik, ermordet die ungläubigen Mitarbeiter und verbrennt die Bibliothek. Im Film begeht Ibn Sina - historisch unstimmig - daraufhin Selbstmord. Vor seinem Tod übergibt er Rob sein medizinisches Vermächtnis.

Deutungsebene 1:
Der Film folgt nicht genau der Roman-Vorlage von Noah Gordon und hat einige historische Fehler, zeigt aber trotzdem sehr gut Entwicklung und Fortschritte der Medizin im Konflikt mit über Jahrtausende be- und verhindernden Religionen.

Der Medicus beginnt als wissbegieriger junger Mann, der ärztlich helfen will und dafür bis in den Orient zieht. Aber auch hier zerstören schließlich islamische Fundamentalisten die Medizinschule des weisen, historisch belegten Ibn Sina, im Film wunderbar gespielt von Ben Kingsley.

Rob wird seine Neugier und Wissbegierde zum Verhängnis wie so vielen nach ihm. Er seziert und präpariert, um besser operieren zu können und wird dafür verurteilt. Fast aller Fortschritt muss - damals wie heute - gegen erhebliche und bedrohliche Widerstände erkämpft werden. Die kamen früher von Seiten der katholischen Kirche, aber eben auch des Islam und dessen eifernden Anhängern.

Heute kommen sie vielfach von Seiten einer etablierten Professorenschaft an Universitäten, die sich ohne Not, aber wohl aus finanziellen Interessen, weitgehend den Interessen der Pharmaindustrie gebeugt hat. Statt Neugier herrscht heute oft Geldgier, wobei ich rühmliche Ausnahmen persönlich kennenlernen durfte.

Der Traum einer strikt wissenschaftlich ausgerichteten Medizin, wie ihn der Medicus träumt und zu leben versucht, erfährt immer wieder Neuauflagen, wie in der evidenz-basierten Medizin des Engländers Archibald Cochrane. Aber auch sie tut sich schwer gegen die eminenz-blasierte herrschende Medizin, in der sich die Pharmamacht über Geld Forschung und Therapie unterworfen hat, indem sie deren Spitzen gefügig „spendete".

Die Rolle der unterdrückenden Religionen, die sich dem Fortschritt der Medizin überall entgegenstellten, hat heute die Geld-Welt-Religion übernommen und damit die Herrschaft der Konzerne, in der Medizin vor allem Pharma- und Impfindustrie und für die Gesundheit der Bevölkerung wohl noch verheerender: Nahrungsmittel-Konzerne.

Aber immer noch und immer wieder gibt es Versuche, hier für Ordnung zu sorgen, etwa wenn Prof. Wolf-Dieter Ludwig, Vorsitzender der deutschen Arzneimittelkommission, offen und öffentlich beklagt, fast alle Forschung in Deutschland sei heute von der Pharmaindustrie finanziert und in ihren Ergebnissen beeinflusst.

Deutungsebene 2:
Der Film zeigt aber auch, dass früher durchaus nicht alles besser war, sondern im Gegenteil. Robs Freundin entgeht nur knapp der Steinigung wegen Ehebruchs, begangen, nachdem nicht etwa sie ihren Mann, sondern der sie verlassen hatte.

Deutungebene 3:
Schön lässt sich an Robs Weg die führende Hand des Schicksals erkennen: Wie die Märchenhelden lernt er von allen und allem auf seinem Weg, vom Kurpfuscher nimmt er das wenige Wesentliche und lässt die trickbetrügende Scharlatanerie weg. Durch dessen Erblindung an grauem Star lernt er den ersten richtigen Medicus kennen, sieht die Weltkarte und hört von Avicenna, dem Medizin-Papst seiner Zeit, zieht dort hin und wird abgelehnt. Ausgerechnet einer der Wächter von dessen Schule bringt ihm jene Wunde bei, die ihn, als Patient akzeptabel, zum Schüler des Meisters befördert. Schicksal auch, dass der Meister selbst ihn versorgt und bei sich aufnimmt.

Dass er - als Junge - hilflos zusehen muss, wie seine Mutter an der Seitenkrankheit stirbt, die damals viele dahinrafft, hat sich tief in seine Seele eingebrannt und bringt ihn auf den Weg. Jahrzehnte und eine Weltreise später seziert er unerlaubt eine Leiche, an der er die Blinddarmentzündung als Ursache der Seitenkrankheit erkennt und dieses Krankheitsbild löst. Dass er damit später einem Schah das Leben rettet, ermöglicht ihm und seiner Liebe Rebecca Flucht und Heimkehr nach England. Sein uralter erster Lehrer erfährt am Ende seines Lebens, dass Rob dort mit seiner Frau eine Klinik leitet. Berührt erkennt er, einem großen Medicus mit seinen bescheidenen Mitteln auf den Weg geholfen zu haben.

Rob ist seinem Schicksal bereitwillig gefolgt und hat so in einer düsteren, brutalen Zeit erfolgreich seinen Weg gefunden.

Fragen, die Zuschauer(innen) sich stellen könnten:

1. Wie groß ist meine Neugier bezüglich der Hintergründe meiner Symptome?
2. Wie weit würde ich für Gesundheit gehen? Was ist sie mir wert?
3. Wie sehr interessiere ich mich für meinen Organismus?
4. Wie weit bin ich bereit, meiner Berufung zu folgen und für sie zu gehen?
5. Bin ich mit meiner und der Geschichte verbunden?
6. Wie offen bin ich für Hinweise des Schicksals auf meinem Weg zu mir Selbst?

Die nächsten Filme verdeutlichen exemplarisch, wie es zu medizinisch-wissenschaftlichen Fortschritten kommt und wie schwer sie sich gegen das medizinische Establishment durchsetzen, wie viele PatientInnen auch heute noch erst sterben müssen, bis sich eine neue Erkenntnis durchsetzt. Ungezählte PatientInnen mussten an gefährlichen Pharmaka wie Contergan oder den Fettsenkern Clofibrat oder Lipobay schweren Schaden nehmen und an letzterem elend sterben, bis skrupellose Pharmakonzerne sie aus dem Verkehr zogen.

Semmelweis Ignaz - Arzt der Frauen (1988, 117 Min.). Inszeniert vom Arzt und Filmemacher Michael Verhoeven, mit Heiner Lauterbach und Friedrich von Thun in den Hauptrollen, zeigt der ausführlich in Bd.1 gedeutete Film ein Stück Wissenschaftsgeschichte mit ihren Licht- und Schattenseiten.

Lorenzos Öl (1992, 135 Min. Bd.1) ist nicht der einzige Film, in dem (Eltern-)Liebe zur Triebkraft für wissenschaftliche Durchbrüche wird, gegen massiven Widerstand etablierter Wissenschaft(ler) und ihrer von der Pharmaindustrie im Hintergrund unterstützten antiquierten Medizin.

Ausnahmesituation (2010, 106 Min.). Ein Film mit Harrison Ford, Brendan Fraser und Keri Russel mit ebenfalls dokumentarischem Charakter zeigt die Geschichte der Bewältigung eines genetischen Enzymdefekts - auch hier angetrieben von Elternliebe, die nicht aufgibt und alles ermöglicht, um das geliebte Kind zu retten. Der Film erzählt die Geschichte von John Francis Crowley, der seinen Job aufgibt, ein Bio-Tech-Unternehmen gründet, um zwei seiner Kinder mit der bis dahin unheilbaren Erbkrankheit Morbus Pompe zu helfen.

Hinzu kommt hier die wissenschaftliche Genialität eines verschrobenen Professors, von Harrison Ford entsprechend schrullig darstellt. Neben der enormen Opferbereitschaft der Eltern und ihrer Beharrlichkeit im Erschließen neuer Möglichkeiten, um das seltene genetische Syndrom zu heilen, geht es um die moderne Welt eines durch und durch ökonomisierten Medizinbetriebs mit seinen Schattenseiten. Die Pharmaindustrie, in deren Händen heute fast die gesamte Forschung liegt, interessiert sich - ihrer Struktur und Finanzorientierung entsprechend - kaum für seltene Krankheitsbilder, die nicht viel Rendite versprechen.
Aus dem gleichen Grund ignoriert sie nicht nur, sondern bekämpft oft sogar aus der Natur stammende Heilmittel, die nicht patentierbar sind, um sie sich als Konkurrenz vom Hals zu schaffen. In *Krebs - Wachstum auf Abwegen* musste ich da leider gravierende Beispiele anführen.

Film für TherapeutInnen, um Mitgefühl zu entwickeln:

Der Doktor - ein gewöhnlicher Patient
(1991, 125 Min.)

In dem Film von Randa Haines spielt William Hurt den Überflieger-Mediziner und Herzchirurgen Jack McKee. Er ist standesgemäß im offenen Sportwagen unterwegs, lebt in einer pompösen Villa mit seiner wunderschönen Frau Anne (Christine Lahti), verbreitet bei seinen Operationen beste Stimmung und legt dabei viel Wert auf mitreißende Musik. Sein Team liebt ihn und seine frechen, oft zynischen Sprüche, die sich über PatientInnen lustig machen und enorme Distanz zu ihnen verraten, die er auch im Unterricht seinen Studenten ausdrücklich empfiehlt. Als sein Team einen Mann nach gescheitertem Selbstmordversuch unters Messer bekommt, der sich aus dem 4. Stock gestürzt hatte, räsonieren sie - operierend - über Selbstmord-Kurse, weil die Leute selbst dazu zu blöd seien. Währenddessen reparieren sie aber dessen Aortenriss konzentriert und mit hoher Professionalität.

Dann erwischt den Überflieger-Doktor mit dem frechen Mundwerk ausgerechnet ein Stimmbandkrebs. Schon spürt Jack über sich das Damoklesschwert, bald für lange oder sogar für immer schweigen zu müssen.

Er wendet sich nun nicht an den klinikeigenen HNO-Spezialisten, Dr. Eli Blumfield, den er scherzhaft „Rabbi" nennt, weil er seinen Patienten eine Seele zugesteht, und mit der auch während der Narkosen spricht. Vielmehr konsultiert er eine hübsche Star-Medizinerin, die bei einem Ranking der besten Hals-Nasen-Ohren-Ärzte ganz oben landete. Rasch ist er jedoch entsetzt über deren mangelndes Einfühlungsvermögen und wie sie sich an ihm nur für den Kehlkopf interessiert und kündigt ihr lautstark seine Patientenschaft auf.

In den Zeiten bangen Wartens verliebt er sich in die Krebspatientin June (Elisabeth Perkins), und beide erleben aus derselben Betroffenheit heraus eine tiefe platonische Beziehung. Als sie schließlich stirbt, ist der Doktor zum Arzt geworden und hat gelernt zu empfinden, (mit)zu fühlen und (mit)zu leiden.

Deutungsebene 1:
In Gestalt der kühlen HNO-Überfliegerin sucht sich Jack - selbstverständlich unbewusst - einen perfekten Spiegel seiner selbst, der ihn zutiefst erschreckt. Er lehnt sie - und damit sein früheres Medizyniker-Ego - entschieden ab. Stattdessen sucht er sich einen empathischen Kollegen aus der eigenen Klinik: den „Rabbi", über den er bisher im Kollegenkreis immer nur gewitzelt hatte. Jetzt, wo es für ihn selbst ernst wird, sucht er bei ihm Zuflucht. Als der „Rabbi" sich über Jack beugt, witzelt der liebevoll: „Ich wollte Ihnen schon immer den Hals durchschneiden." Auch der Doktor bewahrt sich seinen Humor, und bevor die Narkose zu wirken beginnt, bittet er die OP-Schwester, die sich bei seinen Operationen immer mitzusingen weigerte: „Nancy, ich möchte Sie singen hören." Ihm zuliebe singt sie nun.

Jack wird erst durch seinen Krebs, der ihm für längere Zeit im wahrsten Sinne des Wortes die Sprache verschlägt, zum mitfühlenden Menschen, echtem Partner seiner Frau und zum wirklichen Arzt - während er sich langsam ins Leben zurückkämpft. Nach langer Zeit findet er wieder Worte, viel angemessenere, und gewinnt so auch seine Frau zurück. Als er schließlich wieder an die Arbeit geht, die ihm Berufung ist, tut er es mit ganz anderer Haltung. Jetzt nimmt er eine Herzverpflanzung mit der diesem dramatischen Eingriff angemessenen Achtung vor und geht auch auf die seelischen Bedenken und Bedürfnisse des Empfängers einfühlsam ein.

Deutungsebene 2:
Wir erleben erst mit, wie der Doktor das notwendige Wachstum Richtung Arzt-Berufung verweigert und hinter Zynismus und Witz versteckt. Sein Krebs, der (s)ein bösartiges, selbstzerstörendes Egotrip-Wachstum verkörpert, bringt ihn aber immerhin zum Schweigen. Während seiner Krankheit lernt er diesen fehlgeleiteten Wachstums-Impuls von destruktiver in konstruktive Richtung und in offensives, mutiges Wachstum der Selbstverwirklichung ohne Ausreden und faule Kompromisse zu wandeln. Es spiegelt sich in der ganz anderen empathischen Sprache mit seinen PatientInnen.

Deutungsebene 3:
Die entscheidenden Fragen der Krankheitsbilder-Deutung stellen hier alles klar: Warum gerade ich, gerade jetzt und gerade so? Wozu zwingt mich die Symptomatik, woran hindert sie mich?

Es trifft Dr. Jack McKee gerade in diesem Moment seiner Karriere, weil er es gerade in diesem Aufwind nötig hat, gebremst zu werden und mit dieser Form von Kehlkopf-Krebs, weil der den Zyniker in ihm zum Schweigen zwingt und dazu bringt, Ruhe zu geben und eine neue Ebene des Arzt- und Menschseins zu verwirklichen.

Deutungsebene 4:
An seinen Studenten erlebt Jack, wie schwierig seine Metamorphose oder Wandlung und seine Metanoia, die tiefe Reue, auf andere zu übertragen ist. Was er durch Krankheit und Betroffenheit gelernt hat, kann kein Studium lehren. Er merkt jetzt: durch das Studium wurden wir Mediziner, aber zum Arzt kann nur das Leben wandeln. Als Zuschauer spüren wir dabei, warum Schamanen erst durch die Einweihungskrankheit zu ihrer Berufung finden können.

Der vom Mediziner zum Arzt gewandelte Doktor zwingt seinen widerstrebenden, unwilligen Studenten die Patientenrolle zu Übungszwecken auf, damit sie lernen, sich in sie einzufühlen. So etwas kommt im Studium normalerweise überhaupt nicht vor und wohl deshalb kommt in dieser Hinsicht auch nicht viel dabei heraus.

Jack hat nach der Arroganz des ausgezeichneten Chirurgen Demut in der Krankheit gelernt und ist mit Löwenmut (und begleitet von seinem Humor) aus dem tiefen Tal wieder auferstanden. Krankheit als Weg wird hier gut nachvollziehbar.

Fragen, die ZuschauerInnen sich stellen könnten:

1. Wie stehe ich zur Reparatur-Medizin? Nehme ich sie im Ernstfall an?
2. Wie weit vertraue ich auf den verschiedenen Ebenen meines Lebens auf funktionale, mechanische Reparatur? Inwieweit ist mir klar, dass es mehr braucht?
3. Wie habe ich meine Einweihung in meinen persönlichen Beruf erlebt? Durfte ich überhaupt eine erfahren, die dieses Wort rechtfertigt?
4. Der Mangel an Initiationsritualen betrifft heute die allermeisten Berufe. Wie ist es mir diesbezüglich ergangen?
5. Gab es zu Beginn meines Berufswegs ein Ritual - wie bei der Promotion in Österreich - oder war ich auch auf Einweihung durch das Schicksal angewiesen?
6. Ruft mich mein Beruf immer noch? Und kann ich (dem Ruf) folgen?
7. Was könnte mir - auf heutigem Stand - nur Krankheit beibringen?
8. Wie ließe es sich freiwillig lernen, um sie überflüssig zu machen?
9. Wie sehr ist mir bewusst, mit meiner Arbeit auch soziale und menschliche Verantwortung zu tragen?

Für wen und welches Problem ist dieser Film Therapie?
Für Studenten der Medizin und Mediziner ist er - in unseren Augen - Pflichtprogramm und eine Möglichkeit, schon im und erst recht nach dem Studium zu Ärztin oder Arzt zu wachsen.

Für PatientInnen, um herauszufinden, worum es ihnen wirklich geht, um bloße Reparatur oder um Heilung, die nie durch Wegschneiden und Unterdrücken zu erreichen ist. Heilung braucht immer Integration von Fehlendem, um heil und schließlich sogar heilig zu werden.

Hier ist die 6. Lebensbühne mit der Reparatur-Medizin angesprochen und die 12. mit nachhaltiger, ganzheitlicher Heilung.

Die gefährlichsten Krankheitsbilder

Die Geißel Krebs

Beim Erscheinen von Krebs - Wachstum auf Abwegen, war Krebs noch die zweithäufigste Krankheits-Todesursache in Industrienationen. Wenige Monate später verkündete die WHO die Verdoppelung der Krebszahlen in absehbarer Zeit, was Krebs zur häufigsten medizinischen Todesursache befördern würde. Die am meisten Angst auslösende ist er schon längst.

Aber was bedeutet das konkret? Schon heute bekommt laut Epidemiologie die Hälfte der Menschen in Industrienationen im Laufe des Lebens Krebs. Sollten ihn dann demnächst (fast) alle bekommen? In Wahrheit ist das schon längst der Fall. Pathologen finden - wenn sie suchen - schon jetzt bei praktisch allen - an ganz anderen Ursachen - Verstorbenen Krebszellen in Schild-, Brust- und Vorsteher-Drüsen. Wer bedenkt, dass 60 % der 60-jährigen Männer, 70 % der 70-jährigen, 80 % der 80-jährigen und fast 100 % der 90-jährigen beginnenden Prostata-Krebs haben, merkt, wie viel später es ist, als die Schulmedizin zugibt.

So war es hohe Zeit für Krebs - Wachstum auf Abwegen und höchste Zeit für ein langes Kapitel mit einschlägigen Filmen. Kein Buch hatte mich bis dato so hergenommen. Bei keinem hat der Verlag - vor lauter Angst vor der Industrie - einen Juristen Kontrolle lesen lassen, der einiges ins Gegenteil verkehren wollte, wohl auch aus vorauseilendem Gehorsam vor der an Krebs verdienenden Industrie. Seine „Anpassungen" stellte ich wieder richtig, es zeigt aber, wie angespannt die Situation bei dieser Thematik ist.

Das Wachstums-Thema, im eigenen Leben auf geistig-spirituel-ler Ebene versäumt und schließlich in den Körper gesunken, hat es in sich. Zu keinem medizinischen Thema gibt es wohl deshalb auch so viele Filme. Sie allein könnten ein Buch füllen. Deshalb sind hier nur die uns wichtigsten gedeutet und viele nur kurz erwähnt. Der wichtigste, dessen Reichweite weit über das Thema hinausreicht, ist ***Das Beste kommt zum Schluss***. Kein anderes Lichtspiel, wie früher Filme hießen, kann uns allen so zur Therapie werden. Er macht die Polarität klar zwischen radikalem Wandel und sogenannter Wunderheilung einerseits und andererseits resignierendem Abschied. Natürlich betonen wir auch hier, wie schon im Krebsbuch, den Aspekt der Heilung. Je mehr wir uns damit beschäftigen - auch auf filmischer Ebene - desto wahrscheinlicher wird sie. Davon haben mich gute 40 Arztjahre überzeugt, in denen ich mehr solche Wunder miterleben durfte, als mir laut Statistik zustanden. An das Wunder des (Über-) Lebens zu glauben, ist heilsam und realistisch, wie Prof. Walter Gallmeier betonte, der solche Wunder in Deutschland als erster untersuchte.

Krebs, Tod und Wunder

Krankheitsbilder- und sogar Krebs-Filme gibt es inzwischen viele und gute, aber keiner kann uns zur Therapie werden wie:

Das Beste kommt zum Schluss (2007, 97 Min.)

Der Film von Rob Reinhard zeigt die Chance, die in Krankheit liegt, lässt Krankheit als Weg, als Symbol und Sprache der Seele erleben und ist uns so besonders ans Herz gewachsen - ein wirklich und im wahrsten Sinne des Wortes anmachender Film über Krebs, die Liebe, den Tod und das Wunder der Heilung.

Worum geht es darin? Um diese *Liste vor der Kiste - The Bucket-List* wie der englische Titel so deutlich sagt, die „Eimerliste", auf der alles steht, was im Leben noch offen geblieben und bisher daneben und *in den Eimer ging*.

Wer den Film noch nicht kennt, hat eine wundervolle Erfahrung vor sich und sollte jetzt keinesfalls weiterlesen, sondern erst schauen und seine eigene Schau entwickeln. Das ist eine ziemliche Übung, verbunden mit der Frage: „Kann ich mir das gönnen, den Film ohne Erklärung und somit ganz unvoreingenommen auf mich wirken zu lassen?", um anschließend meine eigene *Liste vor der Kiste* zu schreiben? Mit einigem Gewinn ist er auch mehrmals anzuschauen, aber es gibt nur ein erstes Mal.

Beide Hauptdarsteller sind am Ende tot, und der unsympathischere hat viel mehr gelernt. Bewusstheit können wir alle von ihm lernen.

Deutungsebene 1:

Morgan Freeman ist Carter, ein wunderbarer Familienvater, der seiner Frau und den Kindern zuliebe seine eigenen Träume schon früh aufgibt. Er begnügt sich mit einem Leben als Automechaniker, das nie seines wurde und weit unter seinen Möglichkeiten bleibt, aber ihr aller Auskommen sichert. Von seinem ursprünglichen Wunsch, Geschichte zu studieren und Wissen zu erwerben, ist nur ein Hobby geblieben: er kann sämtliche Quizfragen mit verblüffendem Lexikonwissen beantworten.

Als ihn die Nachricht vom Lungenkrebs ereilt, lässt er langsam und symbolträchtig erst die Asche fallen und dann die ganze Zigarette, offenbar sein einziges Laster, und begibt sich unter den Fittichen seiner Krankenschwester-Ehefrau in die Klinik ihrer Wahl, die von Edward Cole.

Diesen stinkreichen Kotzbrocken spielt Jack Nicholson ganz wunderbar. Kapitalist aus Leidenschaft, macht er neben Sex, seiner zweiten Leidenschaft, mit Kliniken und Krankheit Geld und nicht wenig. Seine Devise ist einfach und klar: Es muss so viel wie möglich herausspringen, weshalb er auch - unter keinen Umständen - Einzelzimmer in seinen Kliniken duldet - Doppelzimmer bringen einfach mehr. Als er schließlich - ganz anders als erwartet - merkt, wie recht er damit hat, ist es schon ziemlich spät in Edward Coles Leben.

Wie Carter hat auch er (s)ein Leben vor der Krebsdiagnose verpasst, beziehungsweise es ausschließlich dem Spiel mit Geld und Sex mit schönen Frauen gewidmet, neben peripheren Ess-, Trink- und Baseball-Interessen. Gefühle ignoriert er, andere Interessen hat er nicht, aber wenigstens einen Assistenten, der ihm alles (andere) abnimmt und ihn auf witzig-freche Art mit dem Rest des Lebens und den Menschen verbindet.

Als er - mit Lungenkrebsdiagnose wie Carter - in seiner eigenen Klinik im Doppelzimmer neben Carter landet, ist er noch saurer als normalerweise. Er pöbelt seinen Leidens- und Zimmergenossen lediglich für dessen Dasein und seine Hautfarbe an, wie es sich für ein ausgewiesenes, superreiches, weißes, männliches Ekel gehört. Für sich möchte er natürlich ein Einzelzimmer, aber sein Assistent bringt ihm schonend aber bestimmt bei, dass er sich das nicht leisten kann. Und tatsächlich gibt es an diesem Punkt (seines Lebens) auch im übertragenen Sinn keine Ausnahmen mehr und somit nützt all sein Geld und Einfluss nun wenig bis nichts. Sein Schicksal holt ihn im Gegenteil spürbar ein. Vor dem Krebs und dem drohenden Ende sind alle gleich, wie er früher - aus finanziellen Interessen - selbst propagierte.

Deutungsebene 2:
Wir alle haben unserem Leben unter genau diesen Bedingungen beziehungsweise Regeln, die uns in seinem Lauf ereilen, ursprünglich zugestimmt. Nur vergessen wir es meist unter den anstehenden Herausforderungen. Das kleine Buch „Das Märchen vom Tod" erinnert daran.

Bevor Edward Cole noch mehr Unfrieden stiften kann, beginnt schon seine Chemotherapie, und er gibt wohl erstmals großzügig in seinem Leben, nämlich alles, was er am Abend noch an exquisitem italienischem Essen genüsslich verspeiste. Ab jetzt wird sein Leben zu einem großen Erbrechen, *alles kommt* (wieder) *hoch und raus*, nicht nur das Materielle, sondern auch der ganze Rest, denn der Magen ist rasch leer, das Erbrechen aber geht weiter - wie bei so vielen Chemo-Therapien.

Der Organismus wehrt sich gegen die Zellgifte, aber die Schulmedizin hat damals nichts anderes zu bieten. Carter ist da voraus, hat seine Chemo schon hinter sich und lässt Cole an seinen Erfahrungen teilhaben. Er hätte ihm auch einiges konkretes Erbrechen erspart, aber da war Edward noch für keinen guten Rat offen.

Trotz Coles rabiater Art kommen die beiden schon bald miteinander aus, haben sie doch beide - so verschieden sie auch sind - ein ähnliches Kommunikationsproblem, das sich im Lungenkrebs spiegelt.

Carter setzt sich und seine Interessen nie durch, seine Frau entscheidet und behält immer, wenn auch auf fürsorgliche Art, das letzte Wort und die Hosen an. Edward setzt sich immer durch in Geld- und Machtfragen und andere gibt es für ihn nicht, weder Fragen noch Menschen. Er kommuniziert folglich nicht, *teilt* nichts (mit), sondern nur *aus*.

Was niemand mehr vermutet hätte, die harte Chemotherapie schafft es. Sie bringt zwar - wie leider oft - keine Lösung bei Krebs, aber Edward Cole Anflüge von Demut bei, während er nächtelang - die Kloschlüssel umarmt. Er, der nie abhängig war, hängt nun permanent an Schläuchen und Drähten und hasst das ausdrücklich und lautstark. Anfangs tobt er, aber bald kann er sich - Chemo sei Dank - sowieso nur noch sehr mühsam - auf seinen Infusionsständer gestützt - bewegen.

Das hindert ihn aber keineswegs zu erkennen und scharfzüngig zu bemerken, wie sehr Carter unter (dem Regime(nt) und

Reglement) seiner Frau leidet, die ihr Helfersyndrom gnadenlos (an ihm) auslässt und -lebt. Cole lässt ihn merken, was er davon und von ihr insgesamt hält: gar nichts. So macht er sich zur Stimme jenes ungelebten Seelenteils Carters, der schon lange nicht mehr widerspricht und seit Jahrzehnten abgeschaltet hat. Carter hat (sich) längst auf- und ergeben. Es begann vor Jahrzehnten mit der ersten Schwangerschaft seiner Frau, die seinen Lebenstraum beendet und zeigt sich nun in ihrer Kommunikation, die keine ist, weil sie keine Gemeinsamkeit herstellt (lat. communis = gemeinsam). Carter hat (sein) eigenes Leben völlig aufgegeben zugunsten seiner Frau und ihren Familienambitionen.

Deutungsebene 3:

Als Edward Cole schließlich erfährt, das ganze Martyrium der Chemotherapie habe nichts gebracht und es sei *nichts mehr zu machen*, kommt ihm eine Kleinigkeit zu Hilfe und bringt ihn zurück ins Leben. Carter hatte tags zuvor einen Zettel beschrieben und anschließend zerknüllt: die Liste all der ungelebten Träume, die er angesichts seiner desolaten Gesundheitssituation endgültig aufgeben muss. Er erlebt sich diesbezüglich als völlig chancenlos. Edward findet den Zettel und ist durch den Doppelschock von Krebsdiagnose und gescheiterter Chemo so weit, seine eigene *Liste vor der Kiste* zu schreiben. Vorher verhilft er Carter noch zu einer ehrlichen Antwort seitens der Ärzte bezüglich dessen Therapie-Ergebnis, indem er schlicht mittels seiner Macht den Medizinern befiehlt, statt wie Carter zu bitten. Und diese Sprache der Macht verstehen sie und funktionieren plötzlich normal, fast menschlich. So stellt sich heraus, um Carter steht es ähnlich (schlecht). Seine Chemo hat ebenfalls versagt, und auch bei ihm ist *nichts mehr zu machen*. Nur hatte man es nicht für nötig befunden, ihm das klar und ehrlich mitzuteilen. Kasse und Klasse unterscheiden sich in der modernen Medizin enorm, aber angesichts des Todes sind sich beide und alle Menschen gleich.

Deutungsebene 4:

Hier ergibt sich nebenbei eine sehr ehrliche Darstellung der modernen Medizin, in der Geld so in den Mittelpunkt gerückt ist. Und damit wird sie zum Abbild der modernen Gesellschaft, die sich völlig der Welt-Geld-Religion unterworfen hat. In diesem Fall wird nur anständig behandelt, wen sein Geld als Klasse-Patienten ausweist, den man entsprechend zur Kasse bitten kann. Der Kassenpatient hat keine Rechte und wenig Chancen. Cole macht Carter kurzzeitig zum Klasse-Patienten und so erfährt der wenigstens, was mit ihm - schulmedizinisch gesehen - los ist, nämlich nichts mehr. Carter ist inzwischen auf dem Weg vom Leidensgenossen zu Edward Coles erstem Freund im Leben. So bahnt sich hier Philia, die Freundschaftsliebe, ihren Weg in dieses so arme, reiche Leben.

Deutungsebene 5:

Cole hat inzwischen kapiert, dass ihm sein ganzes Geld gegen den Krebs nicht hilft, dass die Gleichung Zeit = Geld, nach der er bisher sein Leben ausgerichtet hat, nicht stimmt und nie gestimmt hat und er sie auch nicht mehr stimmig bekommt. Einfach, weil er für alles Geld dieser Welt - und er hat sich einen überdurchschnittlich großen Teil davon unter den Nagel gerissen - keine Lebenszeit kaufen kann. Aber er sieht in der Eimerliste noch die kleine Chance, seinem ganzen Haufen Geld noch ein wenig Sinn zu geben, indem er die Idee der *Liste vor der Kiste* aufgreift und ihnen beiden ermöglicht, noch die Träume zu erfüllen, **die** noch drin sind.

Es kostet ihn einige Überredungskunst, Carter den Rücken so weit zu stärken, dass der - wahrscheinlich erstmals - wagt, etwas gegen den Willen seiner Frau und für sich selbst zu tun, nämlich mit auf die (gemeinsame) Eimer-Listen-Reise einzusteigen. Nach dem Motto „Was kostet die Welt“ gelingt Cole das schließlich. Selbst wenn Carters Frau giftet, ihr Mann sei nicht zu (ver-)kaufen, ist er doch zu gewinnen - in diesem Fall, sich für eine kurze

Zeit(spanne) von ihr frei zu nehmen beziehungsweise von Cole freikaufen zu lassen und - kurz vor Schluss - ein bisschen eigenes Leben zu versuchen.

Gemeinsam notieren sie alle wesentlichen unverwirklichten Wünsche, einfach alle die im Leben offen geblieben sind. Ihre gemeinsame *Liste vor der Kiste* wird ziemlich lang, da beide nur auf Sparflamme gelebt und die eigenen Interessen ihrer Seelen hintan gestellt haben.

Ihre jeweilige Kommunikationsproblematik ist eklatant. Carter durfte sein Leben (lang) nicht mitreden und -entscheiden und nun nicht mal bei seinem eigenen Sterben. Er bekam gegen seine entsetzlich(e) liebevolle Frau nie einen Fuß auf den Boden. Cole hatte offenbar schon lange niemanden mehr, mit dem er auf Augenhöhe ehrlich kommunizieren konnte. Seine Angestellten verhöhnt er und lediglich mit seinem Assistenten blitzt ab und an eine Art von Ehrlichkeit durch.

In diesem Kommunikationselend lernen beide erst als Patienten, miteinander ehrlich zu werden und stürzen sich mit aller und letzter Kraft auf die Eimerliste, an deren Abarbeitung sie sofort und mit kompetenter Hilfe von Edward Coles Assistenten und Geld gehen.

Deutungsebene 6:

Die Reise zu ihren Wünschen und Träumen führt sie über die ganze Welt - die äußere und, was sie anfangs gar nicht vermuten, auch die innere. Letztlich müssten sie alle Lebensbühnen besuchen, wie es das Buch *Die Liste vor der Kiste* nahelegt, um mit ihrem Leben(-splan) wirklich fertig zu werden. Lebensbühnen haben wir schon in *Hollywood-Therapie* die 12 Ur- oder Lebensprinzipien genannt.

Äußerlich wollen die beiden hoch hinaus, besuchen die Pyramiden von Gizeh, springen per Fallschirm aus dem Flugzeug, lediglich der höchste Berg der Welt, der Mount Everest, verhüllt ihnen sein Haupt in Sturm und Wolken - für ihn ist es schon zu spät von der Jahres- und der Lebens-Zeit. Aber das Meiste klappt (noch). Cole lässt sich tätowieren und sie fahren ihr privates Autorennen in Carters Lieblingsauto und haken so Punkt für Punkt der Liste ab. Dabei kommen sie tiefer als sie dachten und wirken keineswegs geschwächt oder krebskrank, im Gegenteil. Sie lassen es richtig krachen und haben viel Spaß und auch Freude an diesem Leben, das sich - gar nicht mehr merkbar - dem Ende zuneigt. Und gerade diese unwiderrufliche Tatsache gibt ihnen Mut, auch wenn Carter mit all seiner Moral dagegenhält und seine Frau unbewusst ständig dabei hat oder besser, mit sich herumschleppt. Aus ihrer Sicht hält sie wohl eher die Hand über ihn, und so können seine Bäume nicht in den Himmel wachsen, sie lässt ihn einfach nicht (los).

Cole ist da freier, er hat niemanden, der die Hand über ihn hält außer (s)einem Schutzengel, an den er nicht glaubt. So ist er (und sein Leben) einsamer, aber dafür auch weniger begrenzt, eingeengt und gedeckelt. Er sagt sehr deutlich in einem ihrer Flugzeuggespräche zu Carter, dass er niemanden, auch keinen Gott über sich (an)erkenne.

Der deutsche Titel macht es deutlicher als das Original: ***Das Beste kommt zum Schluss*** (ihres Lebens). Erst beider Todesurteil lässt sie zum vermeintlichen Ende, wo sie nichts mehr zu verlieren haben, so vieles gewinnen, endlich (fast) ehrlich und ziemlich frei leben - nämlich ihre eigenen Wünsche, Sehnsüchte und Träume und sie sogar verwirklichen. Jetzt erst können sie sich das erlauben.

Cole gewinnt in Carter (s)einen Freund und versucht, sich auf ihn einzulassen, mit ihm zu fühlen, auch wenn er mit seinen gut gemeinten Verführungsversuchen dessen (Ehe-)Panzer nicht knacken kann. Carter kann sich aber immerhin vom Sack seiner Rücksichten erstmals ein wenig lossagen. In Coles Geleitschutz lebt er auf und kann kleinere und mittlere Träume verwirklichen, wie sein Lieblingsauto - auf Anstoß von Cole - nach Herzenslust zu Schrott fahren. Ein ganzes ungelebtes Leben ist aber natürlich so rasch nicht nachzuholen.

Carter kann sich seinerseits in Cole sofort einfühlen und merkt gleich, was dem neuen Freund vor allem fehlt: Gefühl und Familie (die Lebensbühne 4). Geschickt serviert er es ihm zum Abschluss der gemeinsamen Welt-Reise in Gestalt von Tochter und Enkelin. Er dirigiert in einem Komplott mit Coles Assistenten das Auto direkt vor das Haus von Coles Tochter, mit der dieser seit langem in schweigendem Zwist lebt. Der ist typisch für Cole entstanden. Als er erfährt, dass seine Tochter von ihrem Mann geschlagen wurde, kauft er ein paar Schläger, die es seinem ungeliebten Schwiegersohn so richtig besorgen. Das aber wollte seine Tochter keineswegs. Da Cole sich - wie immer - im Recht fühlt, zerbricht daran die einzige wirkliche Beziehung seines Lebens.

Aber Cole ist am Ende der gemeinsamen Welt-Reise noch nicht reif für die Reise nach innen, um (seinen) Gefühlen zu begegnen und nutzt seine Macht, sich über einen mit Carter vom Zaun gebrochenen Streit *aus dem Staub* zu *machen* - wie er hofft. Aber solche Fluchtversuche klappen nie und dieser würde ihn, wenn es dabei bliebe, sehr rasch selbst zu Staub werden lassen.

So scheitert die Reise zuerst einmal, weil beide (noch) nicht an ihr Seelenthema heran wollen, Carter an die Freiheit und (s)ein eigenes Leben und Cole an Liebe und Beziehung beziehungsweise Bezogenheit.

Bis Cole schließlich seine kleine Enkeltochter auf den Arm nehmen und ins Herz schließen kann, muss er noch *über seinen Schatten springen* und Zugang zur eigenen Seele finden. Das gelingt ihm erst, nachdem das Schicksal ihn durch Carters Sterben weich geklopft hat. Aber es gelingt.

Als Cole den großen Sprung über seinen Machtschatten schafft und den Schritt zu Tochter und Enkelin, spürt er, wie in diesem süßen Mädchen eine weitere Aufgabe seines Lebens deutlich sicht- und vor allem fühlbar wird. Er hatte sie nur immer anders interpretiert, sich viele schöne Frauen gekauft und dabei die Liebe übersehen. Er kann nun auf seiner *Liste vor der Kiste* den Punkt abstreichen, „das schönste Mädchen der Welt küssen".

Carter kehrt von ihrer Reise ein Stück gereift in den sicheren Hafen seiner Ehe zurück, als Ehemann, wie seine Frau und Krankenschwester erstaunt diagnostiziert. Und *tatsächlich sind (Lebens)Schiffe im Hafen sicher, aber dafür sind Schiffe nicht gebaut*, wie ein Weiser erkannte. Carter genießt die Gemütlichkeit seiner großen Familie bei einem Festessen anlässlich seiner Heimkehr. Aber er findet nicht mehr in sein eigenes Leben und kann das auch bis zum Schluss seiner Frau nicht mitteilen - eine wirkliche Kommunion im Sinne von Gemeinsamkeit gelingt ihnen nicht mehr. Filmisch wird es deutlich am Scheitern eines letzten erotischen Liebesfestes - gescheitert letztlich an Carters Lungenkrebs beziehungsweise den bereits entstandenen Gehirnmetastasen, die das Bewusstseinsproblem mehr als andeuten: Bewusstseins-Wachstum auf der unerlösten, weil körperlichen Ebene.

Carter löst sich trotzdem (von *ihr*) und kehrt wirklich heim. Er stirbt während einer letzten, medizinisch sinnlosen Operation.

Edward Cole aber kehrt mit neuem Zugang zurück ins Leben und ändert und entwickelt sich, indem er seine Seele wieder öffnet. Er findet zu sich und seinem eigentlichen Sinn und Wesen und entdeckt schließlich die Liebe zum schönsten Mädchen der Welt, seiner Enkelin. Als er diesen Punkt aufschrieb, meinte er sinnlich-erotisch-sexuelle Lust mit einer Miss World, jetzt findet er den Inhalt dazu: die Liebe auf anderer Ebene, die eines Groß(en)Vaters zu seiner Enkelin. Und so wie wir in der Polarität die Vereinigung der Gegensätze auf körperlicher Ebene üben und die Einheit im Orgasmus anstreben, können wir auf der Ebene der selbstlosen erwartungsfreien Elternliebe, Agape, die göttliche Liebe üben.

Deutungsebene 7:

Edward Cole hat so - ganz zum Schluss - die drei Formen der Liebe auf seiner Seite: Mit Eros war er schon lange im Bunde. Dazu hat er in Carter einen Freund gefunden (Philia) und darf durch seine Enkelin und Tochter die selbstlose Vaterliebe (Agape) erfahren.

Bei Carters Beerdigung ist Edward Cole ein anderer Mensch, nicht nur, weil er den Punkt „einem anderen etwas Gutes tun", für sich offenbar erstmals auf der nun ihm allein verbliebenen Liste abhaken kann. Er hat einen Freund gefunden und wieder verloren. Das ist alles Neuland für ihn, Liebe, Freundschaft, Bezogenheit, und er wagt sich daran. Seinen neuen Freund kann er berührend ehrlich und würdevoll verabschieden mit den Worten: „Carters letzte Monate waren die besten meines Lebens", und da hat er noch erfüllte Jahrzehnte vor sich, denn er erlebt eine Spontanremission von Dauer, „ein verdammtes Wunder", wie er es nennt.

Deutungsebene 8:

Im Sinne der Krankheitsbilder-Deutung erstaunt es nicht, dass er, (s)ein Wunder erlebt und gesundet. Der Grund, seine Inkarnation abzubrechen, entfällt, denn er hat wieder angefangen zu leben, zu wachsen, sich zu entwickeln, (s)ein Leben mit seinen ureigenen Themen, denen des Herzens, in Angriff zu nehmen.

Am Ende (s)eines - für ihn selbst und seine Mediziner dann doch unerwartet - langen Lebens geht auch Edward Cole und sein treuer, mutiger und frecher Assistent bringt seine Asche zu der Carters - wie es ihm gefallen hätte: illegalerweise - auf einen Himalaya-Gipfel und so dem Himmel ganz nah. Edward Cole hat **sein** Leben gelebt - anstößig und nach seinem eigenen Gesetz. Und das verleiht ihm schlussendlich (s)einen langen Atem. Er überlebt den ersten Edward Cole, der mit Carter gestorben ist, zur eigenen und zur Überraschung der Medizin(er) um Jahrzehnte. Und falls das jetzt - aus lauter Gewohnheit - traurig klingen mag, ist es das ganz und gar nicht, das Beste kam für beide tatsächlich zum Schluss und sterben werden wir alle - das ist immer nur eine Frage der Zeit.

Deutungsebene 9:

Der Film kann und will uns etwas über die Lebenszeit sagen. Es ist nie zu spät, wir können jederzeit mit unserem Leben beginnen und auch ganz neu anfangen. Wir brauchen auch nicht erst darauf zu warten, dass eine Krebs-Diagnose ins Leben rauscht und die Chemo scheitert.

Der Film kann aber auch etwas über die Prioritäten im Leben sagen und hier rangiert nicht nur laut Film an erster Stelle die Liebe. Carter mag die erotische Liebe mit seiner Frau gefunden haben, aber diese ist offensichtlich eingeschlafen und auch kurz vor Schluss in dieser Form nicht wieder belebbar. Er hat am Ende noch einen besten Freund gefunden und ist damit Philia, der Freundschaftsliebe, gerecht geworden. Den Zugang zur großen Liebe, trotz und gerade wegen seiner großen Familie, hat er möglicherweise nie gefunden, weil er nicht (zu) sich und seinem Weg fand. Er hat wie so viele „Christen" den zentralen Satz dieser Religion ins Gegenteil verkehrt und versucht, seine Nächsten mehr als sich selbst zu lieben.

Cole hat viel Sex gehabt und sicher auch Erotik genossen, aber er konnte sich, wie er selbst zugibt, nie wirklich einlassen auf „seine" verschiedenen Frauen. In einem Leben wie dem des ersten Edward Cole bekommt die Liebe keine Chance. Er hat lediglich einige kleine Freuden in Gestalt von Sex mit hübschen, von seiner Macht und seinem Geld faszinierten Frauen genossen. Ansonsten hatte er nicht mal Beziehungen. Erst mit Carter, seinem ersten Freund, kann er wirklich herzhaft lachen und vor allem auch über sich, etwa über seinen so geliebten, im wahrsten Sinne des Wortes *Scheiß*-Kaffee, Copi Luvak. Der wird aus Bohnen gemacht, die von Wildkatzen in Bali gefressen und in ihrem Kot ausgeschieden werden und so zum teuersten Kaffee der Welt werden.

Erst mit Carter lernt auch er Philia, die Freundschaftsliebe, zu einem besten Freund, entscheidend aber ist der Sprung über seinen Schatten und der Schritt zur großen Liebe zu Enkelin und Tochter, den schönsten Mädchen der Welt.

Deutungsebene 10:

Der Film zeigt weiter, dass nur Arbeit nicht reicht, als typischer Workaholic, der nur seine Arbeit und das Geld kennt, scheitert Cole und bekommt Krebs, d. h. sein Wachstum sinkt auf die Körperebene und wird destruktiv. Sein Privatleben war so kalt und karg wie die modern gestylten Räume seines Wohnhauses ohne Leben und (Lebens-)Freude. Aber Freundschaft und (Groß)Elternliebe können es beleben und ihn heilen.

Als Carter geht, hat er ein gutes Stück seines Lebens gelebt, ganz zum Schluss muss er aber viel weitergeben an die nächste Generation seiner Kinder und Enkel. Vielleicht schaffen sie es, ihr eigenes Leben zu leben oder - und diese Chance ist mindestens so groß - bleiben wiederum in dem von ihm vorgelebten Muster unter Mutters und Omas Fittichen hängen. Cole hat sich noch Jahrzehnte an Leben verschafft und sie zu eigenem Leben und eigenen Herzenserfahrungen genutzt.

Und vielleicht kann das Leben von Edward Coles Enkelin, dem schönsten Mädchen der Welt, von Anfang an gelingen, wenn er seine mächtigen Hände über sie hält und ihrem Schutzengel zur Hand geht. Wenn er ihr als Großvater zu einem wirklich großen Vater wird und zusammen mit seiner Tochter, ihrer Mutter, ermöglicht, tiefe und verlässliche Wurzeln zu schlagen und den Mut zu entwickeln, ihre Flügel wachsen und sich schließlich entfalten zu lassen. Dann kann sie sie eines Tages ausbreiten und selbst fliegen. Tief verwurzelt in Mutter Erde, mag sie es wagen, ihren Kopf zum Vater im Himmel zu erheben - angesichts eines wirklichen Groß(en)Vaters stehen die Chance dafür gut.

Deutungsebene 11:

Edward Cole lässt sich auf seiner Pilgerreise entlang der eigenen Eimerliste auf sein Leben mit all dessen Herausforderungen ein. An entscheidender Stelle verweigert er zwar zunächst, bekommt aber eine zweite Chance, um sich dann doch aus eigenem Antrieb zu trauen, und er wagt es - sein Leben.

Dass Carter - verglichen mit Cole - eine wundervolle Familie und sogar ein Weltbild hat, das Gott einschließt - ist da offenbar weniger entscheidend als der Mut, neu zu beginnen und in den Augenblick einzutauchen.

So ist der Film auch eine gute Einstimmung nicht nur auf die ganze Lebens- sondern auch auf die Pilgerreise als deren Abbild. Bei Pilgerreisen ist es gleich von Anfang an geplant, dass das Beste zum Schluss kommt mit dem Ziel der Reise. Aber auch auf dem Weg liegen große Chancen, in jedem Menschen, den wir treffen und mit dem wir zusammen auf den (Lebens-)Weg gehen.

Deutungsebene 12:

Der Film zeigt eindrucksvoll, dass es nie zu spät ist und das Eintauchen in den Augenblick unendlich viel aufgehäuftes Leid (und Karma) in einer Sternstunde, einem einzigen Moment auflösen kann. Der Mörder (Schächer) neben Christus am Kreuz, der an ihn glaubt, wird noch am selben Abend mit ihm beim Vater, in der Einheit, sein. Ähnliches enthüllt die Zen-Geschichte vom bekannten Raubmörder, der das Zen-Kloster überfallen will, und gerade in dem Moment kommt, als ein seit Jahrzehnten strebsamer Mönch den Meister fragt, wie oft er noch inkarnieren muss bis zur Erleuchtung. Die Antwort „noch viermal" lässt den Mönch enttäuscht und wütend abziehen. Denkt sich der Mörder: „Bevor ich ihn umbringe, teste ich doch mal den Meister und frage ihn, wie oft ich noch inkarnieren müsse." Die Antwort 62 mal - trifft ihn so ins Herz, dass er im selben Moment Befreiung findet. Zen-Buddhisten rezitieren: „Wem nur ein einziger Sitz sich fügt, dem verschwindet unermesslich aufgehäuftes Leid." Es ist also weniger das strebsame gute Leben, sondern das Eintauchen ins Hier und Jetzt, das Befreiung bringt.

Beziehungen zu anderen Lebensbühnen:

Die sind vielfältig: die 1. kommt unerlöst zum Tragen, als Edward Cole den Mann seiner Tochter zusammenschlagen lässt und in dem aggressiven Macher, den er beruflich gibt, die 2. erleben wir in Carters Heimat und fröhlicher Sippe und ihren Werten und in Coles krankem Besitz von Krankenhäusern, die 3. in beider Kommunikationsstörung und dem Lungenthema, die 4. in Carters Familie und unerlöst in seiner Gluckenfrau, die 5. zuerst unerlöst in Edwards Ego-Tripp und erlöst in seinem Weg zu sich Selbst, die 6. in der Schulmedizin und der ganzen Gesundheitsthematik, die 7. in der sich neuerlich anbahnenden Liebe von Carter zu seiner Frau, die 8. im Krebsleiden beider Hauptdarsteller und Edwards radikaler Wandlung, die 9. in Sinnsuche und den Glaubensfragen, die beide trennen, die 10. in ihrer schicksalhaften Begegnung und beider Tod und die 11. in ihrer Beerdigung auf einem Himalaya-Gipfel, dem Himmel so nah, die 12. erlebt Edward in seiner Wunder(vollen)Heilung.

Fragen, die ZuschauerInnen sich stellen könnten:

1. Wie steht es um meine *Liste vor der Kiste*?
2. Wie kurz oder lang ist meine Eimerliste (noch)?
3. Je länger sie ist, desto mehr unvollendete Wünsche habe ich. Was folgt daraus?
4. Wie steht es um Eros, Philia und Agape in meinem Leben?
5. Muss ich erst auf eine schwer(wiegend)e Diagnose warten oder erlaube ich mir, schon jetzt mit dem Leben zu beginnen?
6. Kann ich diesen Tag heute als den Anfang vom Ende sehen und mir erlauben, mich mit allen Lebensbühnen einzulassen und auszusöhnen?

7. Wo bin ich über die Maßen in Abhängigkeit geraten und kann mich und meine(n) Dompteur(in) aus dieser Rolle entlassen?
8. Wie kann ich mein Geld rechtzeitig und sinnvoll nutzbar machen? Wie es mein und anderes Leben unterstützen lassen?
9. Kenne ich Coles Denkfehler, Zeit = Geld aus eigener Erfahrung? Habe ich verstanden, dass das eine *Un*gleichung ist?
10. Was könnte ich mit meiner Zeit alles anfangen, wenn ich sie nicht ständig in Geld umwechseln müsste?
11. Wofür könnte ich sie und mein Geld ausgeben?

Für wen und welches Problem ist dieser Film Therapie?

Er ist für alle Menschen wichtig, da das Damoklesschwert von Krankheit und Tod über uns allen schwebt.

Speziell ist es auch der Film für alle, die das Wesentliche in ihrem Leben bisher versäumt oder verschlafen haben, natürlich auch speziell für Krebspatienten und ihr Muster, aber auch für alle beim Finden von Lebensaufgabe und -weg, von Freundschaft und Liebe.

Der Klang von Eiswürfeln (2010, 87 Min.)

Ein französischer Film von Bertrand Blier, von dem auch das Drehbuch stammt, mit Jean Dujardin als abgestürztem Schriftsteller Charles Faulque, Albert Dupontel als Charles' Krebs, Anne Alvaro als seine Haushälterin Louisa und Myriam Boyer als Louisas Krebs.
Eine (arche)typische Krebsgeschichte, bei der der Krebs in Personengestalt, die von ihm Heimgesuchten besucht. Der ziemlich fertige Schriftsteller Charles hat seine Frau Carole, seinen Sohn Stanislas, sich selbst und seinen Weg durch seine - wie er selbst sagt - langweilige Art und vor allem durch sein Trinken an den Alkohol verloren. Seitdem trinkt er ausschließlich und schreibt keine Zeile mehr.

Seine Kreativität - er hat in besseren Tagen den Pulitzerpreis gewonnen - weicht dem psychischen Dahinvegetieren im Luxussanierten Landhaus. An seiner Seite ist nur noch der Sektkübel mit einer langen Kette Eiswürfel - gekühlter Weißweinflaschen und seine Haushälterin Louisa, die ihn heimlich liebt.

Und dann klopft eines Tages der personifizierte Krebs bei Charles an beziehungsweise begehrt klingelnd Einlass und weicht ihm anschließend nicht mehr von der Seite. Er wolle nur mal vorbeischauen, sagt er und Charles versucht ihn im Suff (aus seinem Leben) auszusperren, was scheitert. Er wird ihn nicht mal mehr für Minuten des Vergessens los und selbst der Wein verliert diesbezüglich seine Wirksamkeit. Er muss sich notgedrungen mit dem unsympathischen Kerl unterhalten und von ihm ständig ansprechen lassen.

In dieser Konkretisierung in Menschengestalt weckt das ungeahnte Energien in ihm, die schon längst versiegt schienen. Charles wird langsam aber sicher wesentlicher, löst sich von Ablenkungen und erlebt noch einmal eine wirkliche Liebe und ausgerechnet zu Louisa, die er seit Jahren übersehen hat. So beschließt er, dem unsympathischen Herrn Krebs ein Schnippchen zu schlagen, gemeinsam mit Louisa.

Sie ist ebenfalls an Krebs erkrankt, an einem Geschwür der Brust, das sich auch bei ihr persönlich vorstellt als rundliche, wenig sympathische Frau. Louisa leidet seit langem an ihrer heimlichen Liebe zu Charles und ihrer Stagnation bezüglich Partner- und Mutterschaft. Blockiertes Wachstum auf diesen Ebenen neigt dazu, sich in der Brust zu verkörpern.

Mit einem Trick verscheuchen die beiden Herrn und Frau Krebs, indem sie vortäuschen, von Räubern erschossen zu werden, worauf die beiden Krebsgestalten fluchtartig das Weite suchen. Die jungverliebten Charles und Louisa gehen unterdessen mit einer Segelyacht auf eine neue Reise, und wir Zuschauer sehen sie mit vom Wind geblähten Segeln in ein neues Leben segeln und im Off entschwinden.

Deutungsebene 1:

Sein Krebswachstum, das sich in seinem Körper unbemerkt manifestiert, rückt Charles in Menschengestalt ganz nah auf die Pelle und geht ihm immer öfter auch unter die Haut, in dem Maße, wie er sich wirklich als Inkarnation seines Krebses und blockierten Wachstums erweist. Seit ihn seine Frau samt Sohn verlassen hat, ist er dem Leben und seinem Schicksal beleidigt und ergibt sich haltlos, aber nicht ohne Witz, dem Wein. Diesbezüglich ähnelt er Captain Randolph Junuh in ***Die Legende von Bagger Vance*** (Bd.1), der solange saufen will, bis alle Hirnzellen, die das erlebte Elend des Krieges erinnern, abgestorben sind, was hier wie dort und nie gelingt. Statt Vergessen wäre Verarbeiten angesagt.

Deutungsebene 2:

Der Herr Krebs entpuppt sich tatsächlich als Weckruf für Charles‘ Seele und hilft ihm, sich langsam von den Ablenkungen und Fluchten vor sich selbst zu distanzieren. So entwickelt er etwa den Gedanken, die hübsche Nutte Evguenia mit einem dicken Scheck wegzuschicken, und seine Ex-Frau mit ihrem gemeinsamen Sohn Niklas einzuladen.

Deutungsebene 3:
Herr Krebs kann offenbar nur von jemandem erkannt werden, der Charles wirklich liebt. Die junge Geliebte Evguenia kann ihn gar nicht wahrnehmen, während Louisa ihn als Mann erkennt, was Charles immerhin erstaunt. Aber er kann seinerseits Louisa noch nicht erkennen und so auch ihren Krebs nicht.

Louisa erwacht als erste nach ihrer eigenen Krebs-Diagnose durch ihre Frau Krebs aus ihrer Erstarrung und holt den Hausarzt. Der hat zwar keine Ahnung vom Krebs, aber er ahnt, dass sich etwas sehr schlecht entwickelt und rät Charles‘ junger Geliebten Evguenia, die Villa zu verlassen. Sie folgt seinem Rat, beglückwünscht aber vorher noch Louisa zur inneren Schönheit ihrer Seele, während ihre nur die äußerliche einer kleinen Nutte sei. Als Russin könne sie die Seelen sehen.

Deutungsebene 4:
Auch Charles' Sohn kann dessen Krebs sehen, weil er seinen Vater liebt. In der Nacht lässt er sich bereitwillig von Louisa verführen, die wohl in ihrer Not den Sohn für den Vater nimmt. Niklas schwärmt seinem Vater am nächsten Tag davon vor und erwähnt auch die Frau, die an Louisas Bett saß - deren Krebs. D. h. er kann auch ihren Krebs sehen, weil er sie liebt.

Seinem Sohn ermöglicht Charles so unabsichtlich mit Louisa das schönste Erlebnis in dessen jungem Leben. Und er erfährt von Niklas, dass der nicht ohne ihn, seinen Vater, leben möchte, was ihn als Vater berührt.

Es mag Charles nochmals ein weiteres Stück geweckt haben, dass sein Sohn die schönste Nacht seines Lebens mit Louisa hatte, die auch an Krebs sterben würde. Es mag ihn auch daran erinnert haben, selbst schon einmal von ihr verführt worden zu sein, ohne es in seinem Dauer-Rausch überhaupt zu realisieren. Er erkennt wohl, dass er sein Leben im Rausch verpasst, verschläft und wacht auf und erkennt Louisa.

Deutungsebene 5:

Beider Krebs-Persönlichkeiten verständigen sich und sind mit ihrer bisherigen Arbeit zufrieden, erkennen jedoch, dass sich Louisas tiefe Liebe zu Charles zum Problem entwickeln könnte, wenn Charles darauf einginge. So beschließt Charles' Krebs, sich zu einem unheilbaren Hirntumor weiter zu entwickeln in Verbindung mit schrecklichen Migräneschmerzen. Als Louisa Charles ihre Liebe gesteht, bekommt der prompt seinen ersten diesbezüglichen Anfall. Die Krankenhausärzte diagnostizieren den Tumor als unheilbar.

Die beiden Krebs-Gestalten stehen für die Persönlichkeitsanteile ihrer Opfer, die sich nicht wandeln, sondern das Leben mit Krebs beenden wollen. Aber sowohl in Louisa wie auch in Charles ist jetzt echter Widerstand dagegen erwacht durch ihre gegenseitigen Liebe, und daraus erwächst ihnen eine große Kraft und echte Chance.

So beginnen sie ihren gemeinsamen Kampf gegen den Krebs. Sobald sie in Liebe vereint sind und miteinander schlafen, können ihre Krebse ihre geflüsterten Worte trotz Anstrengung nicht verstehen, und ihr raffinierter Plan reift heran.

Charles holt aus dem Safe eine wertvolle Skulptur, die er seinen Krebs sehen lässt. Louisa engagiert - unbemerkt von ihrer Krebsfrau - zwei Ganoven, die nachts einbrechen, um die Skulptur zu stehlen. Beide Krebse erleben die inszenierte Schießerei mit, bei der Charles und Louisa blutüberströmt „sterben". Als die Krebse das viele Blut aus den Einschusslöchern sickern sehen, wissen sie, dass sie nun nicht mehr notwendig sind und verlassen das sinkende Schiff.

Deutungsebene 6:

Der Trick funktioniert, denn wo Krebs nicht mehr notwendig ist, wird er das Körperhaus verlassen. Die beiden alten Egos und ihre gescheiterten Leben mit ihrer Stagnation und ihrem blockierten Wachstum müssen wirklich im - gut inszenierten - Kugelhagel sterben, um einen Neuanfang und ein völlig neues Leben zu ermöglichen.

Louisa und Charles packen ihre Sachen und brechen per Segelboot zu neuen Ufern auf. Sie haben etwas Wein im Sektkübel mit Eiswürfeln an Bord, wohl zum Zeichen, dass der nie das Problem war, sondern nur dessen Anzeiger.

Deutungsebene 7:

Der Film nutzt allegorische, gleichnishafte Bilder. Die Lösung wird dem schulmedizinischen Verständnis von Krebs nicht gerecht, aber auf der Seelenebene können solche Ansätze wundervoll funktionieren.

Er erinnert an den Sympathie-Zauber der Volksmedizin, wo etwa ein Nagel durch die Wunde eines offenen Beines und das Sekret gezogen und dann in einen Apfelbaum geschlagen wird. Während der langsam stirbt, heilt das Bein. Auch Geschichten von Tieren, die ihren Menschen Krankheitsbilder buchstäblich abnehmen, mögen dazu auftauchen.

Fragen, die ZuschauerInnen sich stellen könnten:

1. Welche Symptom- und Problemgestalten verkörpere ich?
2. Welche Gestalt hätte mein personifiziertes Krankheitsbild? Welcher Typ wäre es?
3. Was könnte es mir mitteilen über mich und meine Lebens-Situation?
4. Wie wäre es mit einem Gespräch von Wesen zu Wesen?
5. Was an Wesentlichem ist in meinen Leben in Stagnation geraten?

6. Welche Auswüchse lasse ich stattdessen wachsen?
7. Welche Personen könnten mich wieder stärker mit dem Leben verbinden?
8. Welche Liebe übersehe ich, die von mir gel(i)ebt werden will?
9. Wo benutze ich Drogen oder ähnliches, um mich von Wesentlichem abzulenken?

Heute bin ich blond (2013, 117 Min.)

Der Film beruht auf dem autobiografischen Bestseller der Niederländerin van der Stap. Die 21 jährige Studentin Sophie ist gerade dabei, mit vollem Elan und vielen Träumen in ihr neues Studentenleben zu starten, als die Diagnose Brustfellkrebs sie einholt und abrupt stoppt. Trotz der kräfteraubenden schulmedizinischen Behandlung stürzt sie sich parallel dazu gegen alle äußeren Widerstände ins pralle Leben und in exzessives Genießen jeden Moments. Sie rasiert sich während der Chemotherapie die Haare und kauft sich neun verschiedene Perücken, mit deren Hilfe sie neun verschiedene Seiten ihrer Persönlichkeit ausdrückt und -lebt. Auf diese Weise kann sie sich über die unterschiedlichen Rollen selbst finden. Zudem geben ihr diese Rollenspiele die Kraft, die schwere Zeit der Krankheit phasenweise sogar mit Freude durchzustehen.

Regisseur Marc Rothemund und Hauptdarstellerin Lisa Tomaschewsky gelingt es wunderbar, uns sowohl die Dramatik als auch die jugendliche Intensität, den unbändigen Lebenshunger als auch die zerbrechliche Verletzlichkeit von Sophie miterleben zu lassen.

Deutungsebene 1:

Jahrzehntelange psychotherapeutische Praxis haben gezeigt, dass

Krebspatienten dazu neigen, ihren ureigenen Wesenskern nicht zu leben. Sie haben fast immer ihre eigenen Bedürfnisse und Lebensträume aus den Augen verloren, während sie sich alltäglichen Pflichten und Notwendigkeiten ergeben. Die Rollen, die sie im Leben übernehmen (mussten), überlagern ihren eigentlichen Lebensplan und ihre (Lebens-)Wünsche. So ist nicht selten die Befreiung aus dem Korsett des reinen Funktionierens und der Pflichterfüllung der erste Schritt zur Heilung. Dazu kann die Schreckens-Diagnose Krebs beitragen, wie auch ähnlich im noch folgenden Film ***Der Professor***.

Statt immer nur den Anweisungen von außen folgsam zu gehorchen, gilt es, der Stimme der Seele zu folgen und so den eigenen Weg (wieder) zu finden. Diesem Impuls folgt Sophie, indem sie sich nicht den Warnungen der ärztlichen Autoritäten mit deren Anweisungen beugt, sondern sich ins Leben stürzt und damit das Eigentliche in den Mittelpunkt rückt.

Deutungsebene 2:

Indem sie sich den Autoritäten widersetzt und ihren eigenen Impulsen folgt, beginnt Sophies Heilung unübersehbar in ihrer Seele. Der Körper folgt ihr. Die Mediziner ziehen ihre Therapien durch, Sophie übernimmt ihre Psychotherapie in Eigenregie, und das gibt - wie so oft - bei Krebsheilungen den Ausschlag und reißt das Ruder entscheidend herum. Siehe dazu das Kapitel über Spontanremissionen in *Krebs - Wachstum auf Abwegen*.

Fragen, die Zuschauer(innen) sich stellen könnten:

1. Wie weit habe ich mich in den alltäglichen Pflichten und Funktionen verloren und von meinem Lebenstraum entfernt?
2. Erinnere ich noch die Vision meines Lebens?
3. Was antworte ich auf die Frage: „Wer bist Du?“
4. Bin ich nur mehr identifiziert mit meiner Rolle/Funktion als Tochter/Sohn, Ehe-frau/Ehemann, Mutter/Vater, mit mei-

nem Job, meiner Arbeit oder (Berufs-)Tätigkeit?

5. Habe ich den Mut, mich „Autoritäten" zu widersetzen, meine eigene Meinung zu bilden und meinen Weg zu finden und zu nehmen?
6. Kann ich das in Eigenregie und trotzdem äußere Hilfe annehmen?
7. Wie gut ist mein Körpergefühl? Spüre ich (noch), was mir gut tut und was nicht?
8. Wie viel Intensität und Lebendigkeit ist (noch) in meinem Leben?
9. Wie wichtig ist mir die Meinung, das Urteil anderer?
10. Wie sehr richte ich mich nach Meinung und Ansichten anderer?
11. Wie autoritätsgläubig bin ich?
12. Hinterfrage ich Anweisungen und Vorgaben an- und vorgeblicher Autoritäten?
13. Wie sieht mein ganz persönlicher Weg zu Gesundheit und Heilung aus?

Der Professor (2018, 90 Min.)

Ein Film unter der Regie von Wayne Roberts. Richard Brown (Johnny Depp) ist ein frustrierter Hochschuldozent für englische Literatur an einem elitären Ostküsten-College, der sich in der dort angesagten intellektuellen Scheinwelt eingerichtet hat. Seine Beziehung zu Frau und Tochter folgt dem gleichen Muster: kultiviert, distanziert und gefühlsleer. Die Krebsdiagnose mit prognostizierter kurzer Lebenserwartung wirft Richard erst aus der Bahn, bringt aber dann Bewegung und Lebendigkeit in seine stagnierende Lebenssituation.

Er beschließt, auf die Therapie zu verzichten, die ihm vielleicht statt eines halben, noch ein mühsames Lebens-Jahr ermöglicht, und stattdessen kompromisslos zu leben. Da trifft es sich gut, dass ihm seine Frau ein Verhältnis zum Kanzler der Uni gesteht, der ihm grundsätzlich zuwider ist. An Sex mit ihr kann er sich schon gar nicht mehr erinnern.

Jetzt lebt er auf Teufel komm raus… Seine StudentInnen dünnt er radikal aus, indem er allen, die gehen wollen, auch ohne Anwesenheitspflicht eine 3 verspricht. Den Übrigen gibt er nun ehrlichen Rat, ermutigt sie, jeden Moment zu leben und sich das Leben wirklich zu nehmen, in diesem eindeutigen Sinn, statt nur langsam und feig zu überleben als bürgerlicher Selbstmord auf Raten und über Jahrzehnte.

Nach dem Motto Carpe diem beginnt er auch sein Leben ohne Rücksicht auf Verluste und irgendwelche drohenden Konsequenzen zu genießen und eliminiert alles aus seinem Alltag, wozu er keine Lust mehr hat. Von nun an hält er sich weder an vorgegebene Lehrpläne noch an geltende Konventionen und bereitet mit reichlich Alkohol und Drogen seinen Abgang vor.

Den verbleibenden Rest seines Lebens lebt er scheinbar mutig und kompromisslos. Er befreit sich, verglichen mit seinem besten Freund, der den Abschied von ihm kaum ertragen kann. Mit einer eher noch entsetzlicheren Frau verheiratet als Richard, fragt er ihn hilflos: „Warum haben wir nur geheiratet?“

Deutungsebene 1:

Richard erkennt sein grundsätzliches Scheitern, wobei er seiner Tochter noch immer der weitaus bessere Vater ist als seine spießige Künstlerfrau Mutter, die sich selbst noch deren geschlechtliche Orientierung zurecht lügt und ihre Kunst nur über das Bett des Uni-Kanzlers an den Mann bringt.

Richard wird die tödliche Diagnose zum Freibrief, aus den eingefahrenen Bahnen auszubrechen. Er wird zum Rebell, aber nicht wirklich in Bezug auf seine bisherige Weltsicht. Er bricht Normen, aber mit der bequemen Gewissheit, keinerlei gesellschaftliche

Konsequenzen mehr befürchten zu müssen. In gewisser Weise lebt er das genaue Gegenteil seines bisherigen Lebens und bleibt damit weiter auf der gleichen (Bewusstseins-)Ebene.

Deutungsebene 2:
Mit seinen Exzessen betäubt er im Grunde nur seine Angst vor dem Tod und verhindert mögliche Entwicklungsschritte und vielleicht den Bewusstseins-Quantensprung Richtung Wunder(-heilung). Seine Rüstung aus Zynismus und intellektuell angesagter Weltverachtung zu sprengen, versucht er gar nicht und so kann auch nicht gelingen.

Deutungsebene 3:
Dennoch sind seine Exzesse und seine Rebellion auch ein Akt des Sprengens innerer Ketten, der in die Befreiung durch den Tod mündet.

Seiner Tochter gibt er in diesem befreiten Bewusstsein den zärtlichen Segen für ihren eigenen unangepassten Weg, womit er auch systemisch ein wenig sich selbst erlöst.

Deutungsebene 4:
Der Professor schafft nur den ersten Schritt des Ausbrechens aus den gesellschaftlichen Zwängen, den zweiten, wichtigeren, seinen Sinn und sein Wesen zu finden und seinem ureigenen Weg zu folgen, geht er nicht an. Aber immerhin kann er seiner Tochter zu ihrem raten und so zur Lösung des Familien-Karmas beitragen.

Die Situation erinnert an ***Das Beste kommt zum Schluss***. Morgan Freeman als Carter befreit sich - für eine entscheidende Zeit - aus den Zwängen seiner Gluckenfrau, aber den Schritt, über seinen Schatten zu springen, schafft er nicht, sondern kehrt zurück in das schöne Familienmuster, das aber nicht seines ist. Jack Nicholson als Edward Cole konfrontiert seinen Schatten, wagt den Sprung und nimmt wieder Kontakt zu seiner Tochter und

Enkelin auf, den Repräsentanten der Anima in seinem extrem erfolgreichen, aber gefühlsarmen Leben. Und er erlebt und wird ein - in seinen eigenen Worten - „verdammtes Wunder".

Fragen, die ZuschauerInnen sich stellen könnten:

1. Wie weit habe ich mich von Konventionen einfangen lassen, die mir nicht entsprechen?
2. Was verrät etwaiger Sarkasmus und Zynismus über mich?
3. Was fehlt mir zu meinem ureigenen Leben?
4. Wie werde ich wirklich glücklich und ich selbst?
5. Wo ist der Schlüssel zu meinem Herzen?

Jonathan (2017, 95 Min.)

Krebs als Folge einer ungelebten und zum Schweigen verurteilten Liebe ist thematischer Mittelpunkt im Film des Regisseurs Piotr J. Lewandowsky. Jonathan (Jannis Niewöhner) lebt mit seinem pflegebedürftigem Vater und der verbitterten Tante Martha (Barbara Auer) auf dem Familienbauernhof im Nirgendwo von Deutschland. Vater Burghardt leidet seit Jahren an Krebs und wird aufopferungsvoll von Jonathan versorgt. Neben dem ärmlichen und tristen Trott des Hoflebens und der Krankheit des Vaters lastet auch noch ein Familiengeheimnis auf der Seele dieser Schicksalsgemeinschaft. Vor allem Jonathan leidet sehr unter der unausgesprochenen Wahrheit und dem totgeschwiegenen Schicksal der Mutter. Das jederzeit spürbar Verschwiegene kettet ihn mehr in Unfreiheit als Pflege und Arbeit und lässt ihn mehr vegetieren als wirklich leben. Sowohl Vater als auch Tante verwehren ihm Antwort auf sein verzweifeltes Fragen. So bleiben alle drei in einem beklemmenden Teufelskreis von Unfreiheit gefangen, angeheizt durch das Nicht-Ausgesprochene, im doppelten Sinn Nicht-*Bekannte*.

Bewegung kommt in das deprimierende Einerlei der drei, als Martha die Pflegerin Anka ins Haus holt und dann auch noch Burghardts verschollen geglaubter Jugendfreund Ron auftaucht. Bei Martha und Jonathan stößt Ron aus unterschiedlichen Motiven auf heftige Ablehnung, spüren sie doch, dass sich durch sein Kommen ein Wandel anbahnt. Durch Rons Rückkehr hebt sich nämlich der Schleier des lange drängenden Geheimnisses und gibt so Jonathan endlich die Möglichkeit, seinen eigenen Lebensweg einzuschlagen und nicht dem Elend des Vaters zu folgen.

Deutungsebene 1:
Neben der Geschichte von Jonathan, der sich aus den Fängen des Familiensumpfes lösen will und muss, erzählt der Film sehr menschlich, wie ungelebtes Leben und Lieben belastet, unglücklich, verbittert und krank macht. Echte, tiefe Liebe fordert das Bekenntnis zu ihr, jenseits aller gesellschaftlichen Vorgaben und Zwänge.

Deutungsebene 2:
Das Leben, das sich der Vater versagt hatte, wirkt wie ein negativer Magnet, der das Schicksal der ganzen Familie belastet. Jonathans Leben droht sich ebenfalls in dieser Spirale zu verfangen, wird aber durch die endlich ausgesprochene Wahrheit erlöst.

Fragen, die Zuschauer(innen) sich stellen könnten:

1. Welche tiefen Gefühle lasse ich nicht zu?
2. Welche Geheimnisse und nicht ausgesprochenen Wahrheiten lasten auf meinem Leben?
3. Aus welchen Fängen muss ich mich befreien?
4. Welche unsichtbaren Fäden halten mich zurück?
5. Habe ich eine ungelebte, uneingestandene große Liebe?

Die Zeit die bleibt (2005, 81 Min.)

Ein Film von dem Franzosen François Ozon, der den Film als zweiten Teil (s)einer Trilogie über die Trauer realisierte. Melvil Poupaud ist Romain, ein in der Pariser Szene angesagter homosexueller 30-jähriger Modefotograf, der ebenso attraktiv wie arrogant, sich selbst in schon peinlicher Weise aufspielt und wichtig nimmt, bis er bei einem Photoshooting zusammenbricht.

Die Diagnose Hirntumor, Krebs im Gehirn mit einer Heilung-Wahrscheinlichkeit durch Chemotherapie und Bestrahlung von unter fünf Prozent, bringt, bei einer Lebenserwartung von ca. drei Monaten, den Tod ins Spiel seines Lebens und ändert damit alles.

Mit der Erfahrung eines katastrophalen Chemotherapie-Ausgangs in der Familie, verzichtet er auf jede Therapie und weiht nur seine Großmutter, gespielt von Jeanne Moreau, in seine Diagnose ein, weil sie ihm so ähnlich sei.

Seine übrige Familie behandelt er - trotz der erschütternden Diagnose und kurz vorher geäußerter besserer Absicht - unsäglich, am nettesten noch seinen Vater, den er bedauert, weil er bei seiner Frau, Romains Mutter, geblieben ist. Mutter und Schwester attackiert er mit ausgesuchter Arroganz und behandelt sie wie den letzten Dreck. Letzterer sagt er direkt ins Gesicht wie sehr er sie verachtet, dass er sie zum Kotzen findet und sie und ihre schrecklichen Kinder genau wie ihr Mann verlassen hätte.

Auf seinen so unmittelbar und rasch drohenden Tod bereitet er sich erst gar nicht vor und ignoriert ihn, selbst als seine Managerin ihm einen Urlaub nahelegt, um sich eine anstrengende Japanreise zu ersparen, spielt er weiter den großen Zampano und sich gegen einen schon als Ersatz ins Auge gefassten Fotografen in von ihm bekannter Ego-Manie auf.

Dann aber sagt er die Reise doch ab und zieht sich in seine Wohnung und sich selbst zurück, hört auf zu arbeiten, wirft seinen Freund direkt im Anschluss an den Geschlechtsverkehr aus seiner Wohnung, die der auch als seine empfindet. Romain setzt ihn gnadenlos im wahrsten Sinne des Wortes auf die Straße und wirft ihm vor, nichts zu tun und ihm nur auf der Tasche zu liegen.

Wie zufällig lernt er auf der Fahrt zu seiner Oma eine Bedienung in einer Raststätte kennen, die Interesse an ihm zeigt. Auf der Rückfahrt trifft er sie wieder, wo sie ihm enthüllt, sie und ihr Mann wünschten sich wegen dessen Zeugungsunfähigkeit und seinem guten Aussehen ein Kind von ihm. Erst ist er überfordert, aber später kehrt er zurück und erfüllt ihnen den Wunsch in einem Geschlechtsverkehr zu dritt. Tatsächlich wird seine Zufallsbekanntschaft schwanger, und er anerkennt das erwartete Kind als seines und setzt es als seinen rechtmäßigen Alleinerben ein.

Zum Sterben geht er an einen belebten Strand, um dort noch einmal mit Taucherbrille zu schwimmen, wohl auch eine frühe Erinnerung, denn er muss sich die nötigen Utensilien erst neu kaufen. Anschließend legt er sich wie alle am Strand in die Sonne. Als aber am Abend alle anderen den Strand allmählich verlassen, bleibt er einfach liegen… und Regisseur Ozon überlässt uns zu mutmaßen, ob er mit der untergehenden Sonne gegangen ist oder das noch in der Nacht tun wird oder wann auch immer.

Deutungsebene 1:
Die Lokalisation des Tumors spricht für Stagnation auf Gehirn- und damit Bewusstseinsebene, kein Wachstum im übertragenen Sinn mehr und dafür körperliches. Der Sinn seines Lebens hat sich offenbar in den großsprecherischen Auftritten in der Schickeria und Mode-Szene erschöpft. Als das wegfällt, hält ihn nichts mehr (am Leben).

Es ist eine nicht so seltene Situation, und wie die Krebsdiagnose in sein Leben platzt, lässt sie es auch platzen. Besonders, wo sie spirituell und religiös entwurzelte Menschen der Moderne treffen, für die Lebenssinn, -philosophie oder religiöse An- oder Rückbindung bis dahin gar kein Thema waren.

Deutungsebene 2:
Einige Zeit verdrängt Romain sein nahendes Ende und gibt sich in der Agentur fit und schwungvoll, dabei ist er innerlich wohl längst fix und fertig mit allem Bisherigen. Dann beginnt der Tod an Romain zu arbeiten und er besucht zum Abschied Orte seiner glücklichen Kindheit wie das Versteck in der Natur, in dem er mit seiner Schwester Sophie spielte, für die er später nur mehr Herablassung und Verachtung übrig hat. Als einzigen Menschen, den er wirklich liebt, besucht er seine Oma und vertraut ihr sein nahendes Ende an.

Offenbar ist es die Sehnsucht nach dem uranfänglichen Paradies, die ihn auf diese kurze Reise in die Vergangenheit schickt. In der Kindheit war er diesem Ideal wohl am nächsten.

Aber sonst scheint da nicht viel zu sein in (s)einem offenbar weitgehend inhaltslosen und sinnentleerten Leben als Mode-Star-Photograph. Möglicherweise, um diesem Leben doch noch wenigstens einen genetischen Sinn zu verleihen, setzt er mit der Samenspende und der anschließenden Versorgung „seines" Kindes eine nette Geste, aber zugleich eine Ohrfeige für seine Schwester und deren verachtete Kinder. Deren Verbrechen besteht wohl hauptsächlich darin, ihn an sein ganz anderes, hedonistisch egomanes Leben zu erinnern, zu dem tief drinnen (s) eine verkümmerte Seele wohl kaum stehen kann. Denn was er ihr unaufgefordert an den Kopf knallt, gehört - wie üblich bei Projektionen - eher an seinen.

Als er dann auch noch einmal mit seinem gerade rausgeworfenen Ex-Freund zum Abschied vögeln will, verweigert der sich, weil er sich wie gekauft fühlen würde. Tatsächlich hat Romain kurz vor Schluss seiner traurigen Vorstellung auf Erden doch noch ein zweites gutes Werk neben der Samenspende vollbracht, indem er der Job-Suche seines Freundes fördernd aus dem Hintergrund nachhalf. Ob aus schlechtem Gewissen oder um doch einmal etwas Anständiges zu tun, bleibt offen. Auch bei einem letzten Telefonat mit seiner Schwester, wo er wieder nicht sagen kann oder will, was mit ihm los ist, schafft er es, sie ausnahmsweise weder zu beleidigen noch zu verletzen.

Deutungsebene 3:
Was Romain zumindest schafft: er geht niemand jammernd auf die Nerven, sondern macht die Tragikomödie seines Lebens mit sich aus. Und vor allem zu guter Letzt schafft er immerhin einen sehr bewussten Übergang, was seine Chancen in dem ihn erwartenden Zwischenreich der Bardo-Ebenen verbessert, wo seine Seele im Kreise ihrer Bilder wandeln und weiter lernen wird.

Was hier so wertend klingen mag, entspricht wohl der eigenen Wertung seiner Seele. Der Tod bringt zwar auch ihn ein klein wenig zum Nachdenken über sich und Spuren von Einkehr mit kleinen Gesten hervor wie dem Anzünden einer Kerze in der Kirche. Aber eine wirkliche Ein- und Umkehr mit Wachstumsimpulsen in Richtung seiner selbst und seines Selbst bleibt aus.

Auf diese Möglichkeit hatte ihn auch niemand hingewiesen, obwohl solch eine Wendung erfahrungsgemäß mehr als eine einstellige Prozentzahl an Hoffnung schenkt und jeder Seele auf die Sprünge helfen kann.

Deutungsebene 4:
Sein durchaus einfühlsamer Mediziner, der ihn gar nicht erst von seinen dürftigen Angeboten zu überzeugen versucht, bietet ihm aber eben auch keine hoffnungsvollere Perspektive an, wie es auch die Mehrzahl seiner rein schulmedizinisch orientierten Kollegen versäumt.

Dabei hätte Romain wie auch jeder andere Krebspatient durchaus die Wahl zwischen verschiedenen Therapieansätzen gehabt, aber vor die stellt ihn sein ansonsten offen wirkender Mediziner gar nicht - wahrscheinlich mangels Wissens.

Es ist nie zu spät für Mediziner, doch noch Arzt zu werden, wie es so eindrucksvoll der Film ***Der Doktor*** miterleben lässt. Und es ist auch nie zu spät für PatientInnen, das Ruder noch herumzureißen, wie Edward Cole und Charles in den letzten beiden Filmen zeigten.

Deutungsebene 5:
Diese Möglichkeiten zu ignorieren, ist ein Schatten der Schulmedizin und auch jedes einzelnen Schulmediziners, nicht nur, aber besonders bei Krebs. Denn wir verantworten selbstverständlich auch mangelnde Fortbildung und fehlendes Wissen. Kindern bringen wir bei: Nichtwissen schützt vor Strafe nicht. Hier geht es ausdrücklich nicht um Strafe, sondern um Verantwortung. Ärzte haben die berufliche Pflicht, PatientInnen zu helfen, die aussichtsreichsten Antworten zu finden.

Einige ihrer großen Vertreter schafften es wenigstens auf dem Totenbett, wie Edward Jenner, Erfinder der Impfung, der sterbend äußerte, er habe damit der Menschheit keinen Segen, sondern ein Monstrum hinterlassen. Louis Pasteur bekannte sich erst auf dem Totenbett zum Grundsatz seines lebenslangen Gegenspielers Prof. Antoine Béchamp: „Der Erreger ist nichts, das Terrain ist alles.“ US Kinder- und Jugend-Psychiater Dr. Leon Eisenberg bekannte auch ebenfalls erst am Lebensende, dass er nicht Ritalin zu ADHS gefunden hätte, sondern umgekehrt zu Ritalin ADHS, dass es sich dabei um eine „fabrizierte Erkrankung“ (fictutious disease) handele, wie der Medizinjournalist Jörg Blech aus einem Interview mit ihm erfuhr, das er vor Eisenbergs Tod 2009 mit ihm führte. So späte Einsicht ist für die Seele besser als keine, aber für die Menschheit zu spät, denn es hatte in allen drei Fällen keine Auswirkungen mehr auf die Schulmedizin. Besonders dramatisch ist Pasteurs Irrtum, der uns bis in die Corona-Krise verfolgt.

Für wen und welches Problem ist dieser Film Therapie?

Für viele moderne Menschen, die nach gar keinem Lebenssinn mehr suchen und folglich natürlich weder finden noch haben und denen er bis zu solchen Weckruf-Diagnosen auch nicht fehlt. Sie trifft diese Diagnose nach meinen Erfahrungen vermehrt und viele fangen dann an, doch noch einen Sinn zu suchen, wie möglicherweise Romain mit seiner Samenspende. Aber wen ereilt andererseits schon solch ein Angebot?

Es ist insofern auch ein Film für alle, die den Sprung über ihren Schatten zu sich Selbst noch nicht einmal angedacht haben und ihn vor solch einer Diagnose nicht ins Auge fassen.

Natürlich ist es ein Film über Krebs und damit für viele oder ganz konkret für mehr als die Hälfte der Menschen in Industrienationen.

Fragen, die ZuschauerInnen sich stellen könnten:

1. Wie würde ich auf solch eine Diagnose reagieren?
2. Wie die verbleibende Zeit verbringen oder nützen?
3. Wie würde ich mein letztes Stündlein verbringen, das mir wie jedem einmal schlagen wird?
4. Wer und was könnte mir Halt geben?
5. Wem möchte ich zum Abschied was sagen?
6. Was sollte ich noch in Ordnung bringen, bevor ich gehe oder jetzt gleich?
7. Was würde ich tun, wenn ich noch einen Monat hätte?
8. Was, wenn es noch ein Jahr wäre?
9. Was aber vor allem, wenn ich noch 5 Jahre hätte?
10. Warum tue ich das nicht jetzt?

Miss you already (2015, 112 Min.)

Der Film von Catherine Hardwicke mit Toni Collette, Drew Barrymore und Dominic Cooper erzählt von der bitteren Seite der Krebs-Krankheit und ihrer letztlich leider viel zu oft erfolglosen Therapie. Insofern zeigt er den typischen Weg, auf den die Schulmedizin so oft führt, wissend wie denkbar schlecht ihre Erfolgsquote ist.

Als unzertrennliche Freundinnen seit der Kindheit haben Milly (Toni Collette) und Jess (Drew Barrymore) schon so ziemlich alles miteinander geteilt, von ihren Kleidern über ihre tiefsten Geheimnisse bis sogar zu ihren Partnern. Milly hat erfolgreich Karriere gemacht, liebt ihren Mann und ihre wundervollen Kinder. Jess lebt eher hippiehaft chaotisch mit ihrem Freund Jago (Paddy Considine) in einem Bootshaus und wünscht sich sehnlichst ein Baby. Dann bricht in Millys Leben eine Brustkrebsdiagnose. Angesichts der kräftezehrenden Chemo-Therapie hat sie Jess' volle Unterstützung, aber zunehmend fällt es der schwerer, Milly beizustehen, ohne ihr eigenes Leben und ihren Kinderwunsch zu vernachlässigen. So hat ihre Beziehung eine schwere Zeit.

Aber schließlich trägt ihre Freundschaft durch die klassische schulmedizinische „Brustkrebskarriere" mit Chemo, Amputation beider Brüste, Gehirnmetastasen und langem Sterben. Es wird eine Zerreißprobe. Milly hat Krebs, Jess wird schwanger und braucht Zeit, bis sie sich traut, es der leidenden Freundin zu sagen. Aber beide Freundinnen stehen zusammen und am Ende ist die sterbenskranke Milly noch bei Jess' Geburt dabei und stirbt kurz danach.

Deutungsebene 1:

Toni Collette und Drew Barrymore spielen ihren Part so gut und einfühlsam mit all den Herausforderungen, dass wir daran Philia, die Freundschaftsliebe, kennen, schätzen und zugleich lernen können, deren Wichtigkeit wir neben sinnlicher Erotik und göttlicher Agape nur zu gern übersehen. Im Leben und Sterben ist weniges so wichtig wie Philia, nur Agape ist noch bedeutsamer. Wenn das Leben auseinanderfällt, halten (es) Freunde zusammen.

Deutungsebene 2:

Der Film enthüllt nicht, was Milly in ihrem so scheinbar perfekten Leben fehlt, wo ihr Wachstum so zu kurz kommt, dass es sich auf Brust- und schließlich Gehirn-Ebene verkörpert. Gerade die angesprochenen Bereiche Partnerschaft, Mutterschaft und Freundschaft scheinen bei ihr so makellos. Aber nach 30 Jahren Schattentherapie und einigen äußerlich sehr ähnlich perfekt anmutenden Beispielen bin ich mir sicher, eine entsprechend tiefe Durchleuchtung dieser Bereiche hätte die entsprechenden Schatten ans Licht des Bewusstseins gebracht.

Deutungsebene 3:

Auch hier wäre es ein Segen gewesen, hätten die Mediziner der engagierten Milly entsprechende Möglichkeiten als ergänzende Therapie nahe gebracht und so ihre Chancen deutlich erhöht.

Fragen, die ZuschauerInnen sich stellen könnten:

1. Habe ich eine beste Freundin, mit der ich alles teilen könnte? Oder einen besten Freund?
2. Mit wem könnte ich durch Dick und Dünn gehen, wenn es einmal ganz dick käme von Schicksals-Seite?
3. Wie viel Entwicklungs-Zeit wäre ich bereit, in eine beste Freundschaft zu investieren?
4. Wie offen wäre ich, in solch einer Situation die Therapie breiter anzulegen, die Seele in Psychotherapie zu nehmen, den Körper in seiner Abwehrkraft durch Ernährungsumstellung, Komplementär-Medizin und Naturheilkunde zu stärken?

Der Film ***Entscheidung aus Liebe*** mit Julia Roberts und Campbell Scott verdeutlicht das Leid an Chemotherapie noch drastischer und bebildert diese persönliche Höllenfahrt als eine Art Fegefeuer.

One Week (ausführlich in Bd.1) die klassische Krebs-Heilungsgeschichte, in der der junge Patient zu sich findet, sein altes Leben abrupt abbricht und sich die notwendige radikale Wandlung erlaubt. Er schwingt sich auf - sein Motorrad und fährt einfach ab und davon - aus seinem alten bisherigen Leben, das in den Krebs geführt hat, in ein neues Leben, das ihn wirklich berührt, ihm wesentlich ist und ihn seinem Leben nahe bringt.

In ***Der Doktor*** mit William Hurt konnten wir Zeuge werden, wie ein Überflieger-Mediziner und Herzchirurg an seinem Stimmband-Krebs zum Arzt reift und in diesem Reifungs- und Entwicklungsprozess zu sich Selbst sogar seinen Krebs loslassen kann.

Die Doku ***Schicksalsgesetze*** (Arenico) erzählt die Geschichte einer Heilung von Magenkrebs in aussichtsloser Situation. Eigentlich ein Film über die Spielregeln des Lebens, zeigt er deren Wirksamkeit an der Geschichte einer Patientin, die mehr an ihre Heilung glaubt als die Ärzte und es allein mit Psychotherapie schafft. Einer der Ärzte war ich und ihr weit fortgeschrittener Krebs ließ mich zur Operation raten, um einen akut bevorstehenden Magenverschluss zu verhindern. Die Patientin verweigerte das und bestand auf ausschließlicher Psychotherapie. Als ich sie über ein Jahr später in einer meiner Ausbildungskurse gesund und munter sah, war ich verblüfft, ich hatte - ehrlich gesagt - gar nicht mehr mit ihr gerechnet. Sie erzählte mir dann ihre berührende Heilungsgeschichte, die auch den Film ***Schicksalsgesetze*** prägt. Wie die beiden ersten dieses Kapitels ist es ein Mutmach-Film, wenn auch kein Spielfilm, sondern eine Dokumentation über das Spiel des Lebens und seine Spielregeln.

50:50 - Freunde fürs Überleben (2011, 100 Min.)

Ein Film von Jonathan Levine mit Joseph Gordon-Levitt als Adam und Seth Rogen als sein bester Freund Kyle in den Hauptrollen nach einem Drehbuch von Will Reiser, beruht auf dessen persönlichen Erfahrungen.

Der 27-jährige Adam fühlt sich vital und wohl beim Joggen bis auf zeitweilige Rückenschmerzen. Obwohl er sportlich unterwegs ist und weder raucht noch trinkt, wird ihm von einem rein fachlich orientierten, ansonsten seelenfreien Mediziner völlig unerwartet und mit größtmöglicher Brutalität ein seltener Tumor am Rückenmark diagnostiziert und eine Überlebens-Chance von 50:50 an den Kopf geworfen.

Adam berichtet das gleich in erster Bestürzung seiner Freundin Rachel (Bryce Dallas Howard), seinem engsten Freund und Vertrauten Kyle, sowie seiner Mutter Diane (Anjelica Huston) wie auch seinem an Alzheimer leidenden Vater Richard. Um bevorstehende Chemotherapie und Todesgefahr besser zu bewältigen, geht er zur seelischen Betreuung zur völlig unerfahrenen, sehr unsicheren, weil noch gar nicht ganz fertigen, aber sehr bemühten Ärztin Katherine (Anna Kendrick), die ihm von der Klinik zugewiesen wurde.

Alle reagieren nach ihrer jeweiligen Art völlig unterschiedlich auf seine Diagnose und Lebenserwartung. Seine Mutter wird ihre Hilfsangebote und Liebesbeteuerungen kaum an Adam los, weil er sich so dagegen sperrt. Im Wesentlichen nervt sie ihn. Freundin Rachel kann noch schlechter damit umgehen und vermeidet unter spirituellem Geschwafel von Energien unter Dauergrinsen, sich auf seine Thematik und Problematik einzulassen. Sie stürzt sich stattdessen in ihre abstrakte Malerei. Der Sexbesessene beste Freund Kyle versucht Adam zu überzeugen, den Krebs als Mitleidsmasche zu nutzen, um Frauen ins Bett zu bekommen. Adam fühlt sich zwischen allen Stühlen und auf einer wilden Achterbahnfahrt seinen wechselnden Gefühlen ausgeliefert.

Nach einer elend durchlittenen Chemotherapie und schwierigen Zeit mit sich und den ihn begleitenden Menschen, sagt ihm sein unbegabter Arzt ins Gesicht, die erlittene Chemotherapie habe nicht angeschlagen, im Gegenteil sei der Tumor weiter gewachsen und müsse möglichst rasch operiert werden, um Metastasenbildung zu vermeiden. In einer langen Operation wird der Tumor entfernt, und Adam und Katherine, seine Psychotherapeutin, treffen sich zum ersten Date ohne Krebs.

Deutungsebene 1:
Während der Chemo lernt Adam Haschisch zu genießen und geht auf einen Trip mit Aussicht auf Zukunft. Anschließend lernt er wie verrückt zu erbrechen und auf physischem Wege mehr loszulassen, als er sich wohl bis dahin vorstellen konnte. Außerdem freundet er sich mit den beiden älteren Chemotherapie-Patienten Alan und Mitch an. Als einer der beiden unerwartet von einem Tag zum anderen stirbt, nachdem sie kurz vorher noch entspannt zusammen gegessen und geplaudert hatten, drückt ihm das die Auseinandersetzung mit seiner eigenen Sterblichkeit und der Möglichkeit eines baldigen Abschieds noch direkter ins Bewusstsein. Aber er lernt, auch das anzunehmen.

Deutungsebene 2:
Sein Krebs hilft Adam außerdem Rachel loszuwerden, die ihn wohl nie meinte und von seinem Freund Kyle erwischt wird, wie sie ihren heimlichen Lover küsst. Adam lernt sich ihr gegenüber durchzusetzen und seine vorher geübte Verständnis-um-jeden-Preis-Masche aufzugeben. Sogar seine Wut und Aggression kann er nun auf ein von ihr gemaltes, ihm geschenktes Bild loslassen, was ihm bisher nie gelungen war. Anstelle des gespielten Verständnisses tritt nun echte Empörung und Wut.

Schließlich lernt Adam von Kyle, der kaum andere Themen hat, dann doch noch mittels Mitleidsmasche ein hübsches Mädchen abzuschleppen, was ihn aber auch nicht wirklich beglückt.

Seinem Vater kann er kurz vor der vom Ausgang offenen Operation noch sagen, wie sehr er ihn liebt, was diesen sichtbar in seinem Alzheimer-Elend erreicht und berührt. Selbst seiner Mutter lernt er noch mit Liebe zu begegnen und sie in den Arm zu nehmen.

Insofern mit allen und allem ausgesöhnt, ist er gut vorbereitet und könnte unbelastet gehen, und so kann er auch (noch) bleiben.

Deutungsebene 3:

Adam hat in Kyle einen wirklich guten, ja besten Freund, und wenn er auch dessen Interessen nicht teilt, teilen sie doch ihre Zuneigung füreinander. Adam erkennt es, als er in Kyles Wohnung ein Buch über gemeinsames Durchstehen von Krebs findet, das dieser tatsächlich durchgearbeitet hat. Vorher hat er ihre Freundschaft noch auf die Probe gestellt, als er Kyles Auto rabiat und absichtlich beschädigt. Es ist sein Krebs, der Adam klar macht, wie nah sie sich beide bei aller Verschiedenheit doch sind.

Deutungsebene 4:

Vor allem aber verliebt sich Adam wieder und auch dazu verhilft ihm der Krebs, denn es ist seine junge, unerfahrene, aber so engagiert bemühte und liebenswerte Therapeutin. Und sie schaffen es beide, ihre gemeinsame Arbeit mit Anstand abzuschließen ohne ein Verhältnis zu beginnen. Das verschieben sie auf die Zeit nach der Operation und ein möglicherweise neues Leben.

Andererseits haben sie die professionelle Grenze längst überschritten, als Katherine ihm von ihrer gescheiterten Beziehung berichtet und merkt, dass sie zu weit geht und ihn zu tief in ihr

Leben (blicken) lässt. Und auch er überschreitet die Patienten-Grenze, als er die erste Gelegenheit nutzt, ihr Auto aufzuräumen und auszumisten, als sie ihn heimfährt.

Dieses, über das professionell empfohlene Maß hinausgehende Mehr-geben als angeraten und erlaubt, ist aber gerade oft das Geheimnis des letzten, über den therapeutisch weit hinausgehenden Erfolg. Wir werden ihm noch öfter begegnen.

Fragen, die ZuschauerInnen sich stellen könnten:

1. Hätte ich eine(n) beste(n) Freund(in) für solch einen schweren Weg?
2. Könnte ich meinerseits einen mir nahen Menschen durch solch ein Tal der Tränen begleiten?
3. Wäre ich dazu genügend ausgesöhnt mit meiner eigenen Sterblichkeit?
4. Oder müsste ich flüchten wie Adams Freundin Rachel? In welches Thema würde ich wahrscheinlich flüchten?
5. Als Test: Kann ich - im biblischen Sinn - meinem Bruder jeweils verzeihen, bevor es Abend wird?
6. Könnte ich mich vor solch einer entscheidenden Operation mit allem und allen aus- und versöhnen? Auch mit (m)einer entsprechend schwierigen Mutter und (m)einem Vater?
7. Wie stehe ich zu Abschieden, Sonnenuntergängen, dem Tages-, Jahres- und Urlaubsende?

Ein Schotte macht noch keinen Sommer
(2014, 96 Min.)

Ein britischer Film von Andy Hamilton und Guy Jenkin mit David Tennant, Rosamunde Pike und Billy Connolly und den ebenso begeisterten wie begabt und frech agierenden Kinderdarstellern, verleihen diesem mit britischem Humor gesegneten Film vor der imposanten Kulisse der schottischen Highlands ganz eigenen Charme.

Ein alter (Groß)Vater stirbt an unheilbarem Krebs und einer Portion Herzschmerz über seine Familie. Aber mit seiner ebenso unkonventionellen wie unerwarteten Verbrennung durch seine geliebten Enkel und die anschließenden Komplikationen rettet er noch im Tod die Ehe seines Sohnes, die er sozusagen posthum wieder zusammenschweißt.

Genervt von den Erwachsenen seilt sich der alte, krebskranke Geordie mit seinen drei Enkeln an seinen Lieblingsstrand ab und erlebt dort mit ihnen einen wunderbaren Nachmittag, seinen letzten, denn während die Kinder spielen, macht sich Gordies Seele aus dem krebskranken Körper ganz heimlich aus dem Staub und entschwindet in seinen geliebten Himmel der Highlands. Anschließend verwirklichen ihm seine Enkel und Engel - nun völlig frei und unbeaufsichtigt - noch seinen letzten Wunsch nach einem „Wikinger-Begräbnis“ und sorgen unabsichtlich dafür, dass der alte Geordie es in der Erwachsenen-Welt der Highlander durch diesen spektakulären Abgang nochmals so richtig krachen und hoch hergehen lässt.

Fragen, die ZuschauerInnen sich stellen könnten:

1. Wie weit bin ich bereit, mein Leben und auch sein und mein Ende mitzubestimmen?
2. Wie viel Lebenszeit bin ich bereit, für die unehrlichen Spiele der Erwachsenen, die *Games people play*, zu opfern?

3. Kann ich, was von mir bleibt, der nächsten Generation so vorbehaltlos wie Geordie überlassen?

Weitere empfehlenswerte Filme über ein bewusstes Ende mit Krebs sind:

Es begann im September (*Autumn in New York*, USA 2000) mit Richard Gere, Winona Ryder und Anthony LaPaglia, Regie: Joan Chen und ***Zeit der Zärtlichkeit*** (*Terms of Endearment*, USA 1983) mit Shirley MacLaine und Jack Nicholson nach der Romanvorlage von Larry McMurtry.

Das Glück des Augenblicks (2016, 121 Min.)

Ein Film von Mark Williams, mit Alison Brie und Gerard Butler. Dane Jensen (Gerard Butler) ist ein skrupelloser Headhunter für eine knallharte, ausschließlich geldorientierte Arbeitsvermittlungsfirma. Er hat sich ein sehr dickes Fell zugelegt, um den Konkurrenzkampf auf dem brutalen Markt und mit seiner Arbeitskollegin zu gewinnen. Unter Dauerstrom in einer von Gier, Missgunst und Konkurrenz geprägten Arbeitswelt vernachlässigt er die Beziehung zu seiner Frau Elise (Gretchen Mol), die sowieso schon auf der Kippe steht, weil sie gegen den Dauerstress, der bis ins Ehebett reicht, aufbegehrt.

Als ihr Sohn Leukämie bekommt, zerreißt es Dane fast zwischen seinem Arbeits- und Familienleben. Sein Chef Ed (William Dafoe) will die Firma, Danes großes Ziel, dem finanziell erfolgreicheren der beiden Konkurrenten übergeben. Auf der anderen Seite stehen sein sterbenskranker Sohn und seine Ehe und Familie.

Im gleichsam letzten Moment entscheidet er sich für seinen Sohn und gewinnt sein Leben und seine Liebe zurück und - vielleicht dadurch auch seinen Sohn.

Deutungsebene 1:

Im Angesicht seines sterbenden Sohnes tut Dane - offenbar das erste Mal in seinem Berufsleben etwas Gutes, verzichtet auf (s) eine Provision von 25 000 Dollar, um einem 59-jährigen schwer vermittelbaren Mann wieder eine gute Arbeit zu verschaffen. Synchron wendet sich das Blatt für den Sohn, der sich ins Leben zurückkämpft, auch mit Hilfe des wundervoll weisen Arztes

Singh, einem bekennenden Sikh, der dem tapferen Jungen sogar den Krebs abnehmen würde und den knallharten Vater in einer subtilen Nebenbei-Psychotherapie allmählich erweicht. Anfangs blitzt er an Danes knallharter Fassade ab. Aber das drohende Sterben seines Sohnes und seine Frau lassen diese brüchig werden, sodass Dr. Singhs subtile Hinweise langsam ankommen und Dane sich erstmals wirklich an den Sohn im tiefen Koma wenden und mit ihm beziehungsweise seiner Seele sprechen und ihn wohl tatsächlich (be)rühren kann. Was die Mutter und die Tochter noch spontan können, muss Dane erst wieder lernen, und der Krebs bringt es ihm bei.

Selbst der knallharte Chef, der vorher jeden anderen Aussteiger mit einer Konkurrenz-Klausel juristisch fertig machte, ist in der Seele berührt. Er schickt dem zwar entlassenen Dane, der den Konkurrenzkampf um den Job mit der noch härteren Konkurrentin verliert, weil er sich für das Leben seines Sohnes, seine Familie und sein Leben entscheidet, die zerrissene Konkurrenz-Klausel zu und damit die Freigabe, sich auf seine Weise selbständig zu machen. So kann Dane in eigener Sache wieder auf die Beine kommen und ausgerechnet der erste Klient, dem er menschlich statt geschäftlich begegnet war, hilft ihm dabei.

Deutungsebene 2:

Die Leukämie seines Sohnes hilft Dane zurück ins Leben und ermöglicht ihm, die beiden schon fast verlorenen wichtigsten Menschen seines Lebens zurückzugewinnen und seine Familie und sein eigenes Leben zu retten.

Der drohende Tod wird ihm zum Lebensretter wie für Edward Cole, für Rob Harlan (Rob Love) in ***Ein vollkommener Tag*** oder wie für Liesel in ***Die Bücherdiebin*** (beide in Bd.1).

Deutungsebene 3:

Dane lebt anfangs nur für seine Karriere, er ist im wahrsten Sinne des Wortes ein Workoholic, und muss sich erst so tief in sein Berufselend verstricken, dass er für seine Frau, Familie und sein eigenes Leben aufwacht. Ähnlich müssen die Gründer der Anonymen Alkoholiker, der Börsenmakler William Griffith Wilsom und der Arzt Robert Hoolbrock Smith in ***My Name is Bill W.*** oder Sandra Bullock in ***28 Tage*** (*28 Days*) erst so tief im Alkohol-Elend versinken, bis sie wieder auftauchen und zu sich, in ihr eigentliches Leben finden können.

Das entspricht dem Mythos vom Phönix, der erst verbrennen muss, um neu und geläutert aus der Asche wieder aufsteigen zu können. Hier liegt auch die große Chance, aus diesem mythischen Muster zu lernen und sich Abstieg und Wiedergeburt im Feuer zu ersparen. Oder einfach gesagt: Niemand muss erst eine Krebsdiagnose und gescheiterte Chemotherapie abwarten, um seine Liste vor der Kiste anzulegen und anzugehen. Jeder kann den Mut dazu schon aus den bisher erwähnten Filmen ziehen und jetzt damit beginnen und anschließend aus dem gleichnamigen Buch noch vertiefende Hilfe beziehen.

Deutungsebene 4:

Kinder - und manchmal auch Tiere - übernehmen nicht selten große schicksalhafte Aufgaben für uns, die wir besonders letzteren gar nicht zutrauen. Sowohl Kinder wie auch Haustiere opfern sich manchmal sogar für uns. In ***Das ultimative Geschenk*** macht das Emily für ihre Mutter und deren Partner mittels ihrer Leukämie oder der Kater in ***Bob, der Streuner*** für seinen Heroin-abhängigen menschlichen Freund.

In *Das Tier als Spiegel der menschlichen Seele* habe ich mit der Tierärztin Irmgard Baumgartner viele berührende Beispiele in dieser Hinsicht zusammengetragen und auch die persönliche Erfahrung, wie die Katze Lilly für unsere Tochter ging.

Ein Kind oder engen Tierverbündeten in Gestalt eines Haustieres zu haben, ist also deutlich wirk- und heilsamer als Lebensversicherungen, die selbiges garantiert um keine Stunde verlängern, während Kinder und Tiere es sogar retten können.

Fragen, die ZuschauerInnen sich stellen könnten:

1. Wie viel Macht hat mein Beruf oder gar Job über mich (mit der Zeit bekommen)?
2. Wie gefährlich schätze ich meine Karriere ein, mein ganzes Leben zu unterwandern und zu übernehmen?
3. Wie ist mein Verhältnis und die Zeitaufteilung zwischen Privat- und Berufsleben bei mir?
4. Provoziere und brauche auch ich - unbewusst - einen Schicksalsschlag, um zur Besinnung zu kommen?
5. Habe ich so mächtige Helfer wie ein Kind und eine Familie, die mich brauchen und die ich mehr brauche als mir bewusst ist?
6. Gibt es ein Tier, das mir nahe ist und zur Seite steht wie ich ihm?
7. Wie kann ich mein Verhältnis zu Schicksal und Tod verbessern?
8. Was droht mir, wenn ich genauso weitermache wie bisher?
9. Worauf läuft mein Leben in dieser jetzigen Form hinaus?
10. Wo will ich wirklich hin, was ist mein Ziel?
11. Wie weit muss ich mein Leben (noch) in einen Pol treiben, um für den anderen aufzuwachen?
12. Habe ich Kinder und Tiere in mein Leben eingeladen, die mich in größter Not retten könnten?
13. Was hindert mich, es - zumindest im Hinblick auf letzte - jetzt zu tun? Etwa ein Tier aus dem Tierheim zu retten, das sicher auf Grund seiner Lebensgeschichte nicht leicht zu haben ist, aber umso leichter zu bekommen, und so viel zurückgeben kann und oft auch dazu bereit ist?

Frühes Sterben an Krebs

Oskar und die Dame in Rosa (2010, 105 Min.)

Ein französischer Film von Eric-Emmanuel Schmitt, nach eigenem Drehbuch nach seiner Erzählung mit Michèle Laroque, Amir Ben Abdelmoumen, Amira Casar.
Berührender Film, der wundervoll mit der Relativität der Zeit spielt und das Sterben eines kleinen Jungen in einfühlsamer Weise illustriert und zeigt, wie eine gar nicht darauf vorbereitete Frau, eben *die Dame in Rosa*, es erleichtern und zu einer spannenden und sogar zeitlosen Reise entwickelt, während die Eltern in eigener Angst komplett versagen.

Rosa, wie Oskar die „Dame" wegen ihrer pinkfarbenen Kleider nennt, ermuntert den Jungen, seine Gedanken, Gefühle und Ängste dem lieben Gott in Briefen mitzuteilen. Dazu spielt sie mit Oskar das Spiel, bei dem jeder noch gelebte Tag zehn Jahren seines Lebens entspricht. Auf diese Weise erlebt der erst 10-jährige dann doch noch 120 Jahre eines reichen Lebens.

Deutungsebene 1:
Obendrein macht der Film klar, wie verheerend es sich auswirkt, wenn wir und in diesem Fall die Eltern das Thema Tod nicht konfrontieren können. So wie wir im Traum ein ganzes Leben in einer Nacht oder sogar einer Stunde erleben können, geschieht das oft in Filmen, und dieser zeigt, wie ein ganzes Leben in wenige Tage passt. Was wäre, wenn wir alle Tage so wach und geradezu erwacht leben würden, fragt sich der Zuschauer am Schluss, der für ihn zu so einem wundervollen Neuanfang werden kann, fast wie für den vorausgegangenen kleinen Oskar.

Deutungsebene 2:
Das Spiel mit der Zeit, mit dem Raum eine der beiden großen Täuscherinnen des Ostens - kann uns immer von allem trennen, aber auch mit allem verbinden. In solch kritischen Momenten, die eine ähnlich starke Qualität wie Sternstunden haben, ist das bewusste Spiel mit ihr von entscheidender Bedeutung. Gegebenenfalls hilft sie uns, aus den beängstigendsten Momenten noch Hoch-Zeiten zu machen, in dem Maße, wie wir mit ihr spielen lernen.

Die Themen Zeit und Tod gehören beide zum Lebensprinzip der 10. Lebensbühne von Chronos-Saturn und insofern sind die Filme zur Zeit und ihrer Relativität (im Zeit-Film-Zyklus im 1. Bd.) auch zum Thema Sterben zu empfehlen. Eine wundervolle Lösung bietet der Film ***Alles eine Frage der Zeit***.

In einige Filmen wie in ***Das ultimative Geschenk*** spielt dieses Thema, hier in Gestalt kindlicher Leukämie herein und konfrontiert uns mit unserem Jahrhundertthema: Wachstum auf gefährlicher Ebene. Allerdings spielt der Film zu Zeiten, als die schulmedizinische Behandlung der kindlichen Leukämie noch fast chancenlos war. Heute sind die diesbezüglich Fortschritte enorm und die Chancen ungleich besser und oft sogar sehr gut.

Das ultimative Geschenk (2007, 114 Min.)

In diesem Film gibt es neben der Hauptstory, in der es um das Verdienen eins großen Erbes geht, einen wundervoll dargestellten Nebenschauplatz: das sich ankündigende Sterben eines kleinen, ebenso so süßen wie altklugen Mädchens, das seine mit dieser schweren Krankheit Leukämie und dem drohenden frühen Tod hadernde Mutter einerseits und einen grauenhaft verzogenen Jüngling andererseits zueinander und auf den Weg zu sich Selbst bringt. Über ihren Tod hinaus hat die kleine, süße Emily (Abignail Breslin, die jüngste je für den Oskar nominierte Schauspielerin) groß(artig)e Auswirkungen für andere ähnlich betroffene Kinder und ihre Mutter und deren Mütter. Und sogar für den neuen Mann der Mutter, der die kleine gleichsam posthum adoptiert und ihr ein großes Denkmal setzt und dieses zu seinem Lebenswerk macht.

Darüber hinaus ist es ein lohnender Film über Erziehung und Erwachsen werden und darüber, wie sich ein verzogener und missratener Sohn sein Erbe durch Dienen verdienen muss und - wenn entsprechend gefordert und gefördert wie hier durch seinen Groß(en)Vater - auch kann. Dazu muss er viele wesentliche Schritte schaffen und Aufgaben lösen.

Es ist im Wesentlichen ein Film über die verblüffende Idee eines steinreichen Vaters, seinen missratenen Enkel-Sohn posthum auf einen guten Weg zu sich Selbst zu bringen.

Und da ist auch die Geschichte des damals noch unaufhaltsamen Sterbens der kleinen Tochter seiner Freundin, das wiederum einen enormen Entwicklungsschritt beim Hauptdarsteller auslöst, der eine Kinder-Krebs-Klinik mit seinem Erbe ins Leben ruft.

Deutungsebene:

Der Film zeigt auch die wundervollen Fortschritte, die die Schulmedizin in der Behandlung dieses früher meist tödlich verlaufenden Krankheitsbildes geschafft hat, das heute vielfach mit einer über Jahrzehnte verfeinerten radikalen Therapie erfolgreich behandelt wird.

In England etwa hat ein Vater seinem an Leukämie erkrankten kleinen Sohn, nach der Radikalausschaltung von dessen Immunsystem, Knochenmark gespendet, womit der Sohn gut weiter leben konnte. Als der Vater viele Jahre später selbst an Leukämie erkrankte, machte er dieselbe Prozedur durch und nun konnte sein Sohn ihm sein eigenes Knochenmark zurückspenden. In diesem wahren modernen Märchen konnten beide bestens weiterleben.

7 Minuten nach Mitternacht – das Monster erwacht (2016, 109 min). Eine Mutter stirbt an Krebs und ihr kleiner Junge verarbeitet das mit Hilfe eines inneren Monsters, das er für sich aus der Kunst der Mutter entwickelt. Ein anstrengender und fordernder Film, aber fördernd und gut einen Verarbeitungsweg in den inneren Seelen-Bilder-Welten darstellend.

Familienfest (2014, 126 Min.)

Eine deutsche Tragikomödie von Lars Kraume. Der bekannte Pianist Hannes Westhoff (Günther Maria Halmer) wird 70 und zu diesem Anlass richtet seine Frau (Hannelore Elsner) ein großes Familienfest aus. Alle drei Söhne folgen der Einladung zum Fest des Vaters, unter dem und seiner autoritären Art sie alle sehr gelitten haben. So trägt Sohn Max nicht zufällig in seiner Festrede die Fabel „Der Skorpion und der Frosch“ vor: Der Skorpion kommt an einen Fluss, den er überqueren möchte. Er bittet den Frosch, er möge ihn auf seinem Rücken über den Fluss tragen. Der Frosch lehnt ab aus Furcht, vom Skorpion getötet zu werden. Der Skorpion überzeugt ihn mit dem Hinweis, selbst nicht sterben zu wollen, weil er nicht schwimmen könne. Der Frosch willigt schließlich ein. Der Skorpion sticht trotzdem mitten im Fluss zu. Sterbend sucht der Frosch nach einer Erklärung und der Skorpion verweist auf seinen Charakter, der ihm keine andere Wahl lasse.

Nach seiner Rede bricht Max zusammen. Erst im Krankenhaus erfährt seine Familie von seinem CUP-Syndrom, einem

Krebs, der ihm nur noch wenige Tage Lebenszeit lässt. Sein letzter Wunsch ist zu Hause zu sterben, wo es vorher noch zur Versöhnung mit dem Vater kommt.

Deutungsebene 1:
Max erfährt erst am Ende seines Lebens, dass sein Vater immer ganz nah an seinem Leben war, seinem Werdegang folgte und all seine Artikel sammelte. Erst im Angesicht des Todes kann ihm der Vater sagen, wie stolz er auf ihn immer war und ist.

Deutungsebene 2:
Diese Tatsache des Nicht-Kommunizierens ist, wie die psychotherapeutische Praxis ständig zeigt, eines der schlimmsten und häufigsten Missverständnisse, die das Leben vergällt und (zer-)stört.

Deutungsebene 3:
Der Film ist eine Aufforderung, das eigene Leben auf Spuren der vielen unausgesprochenen Dinge zu untersuchen. Warum erst auf das unausweichliche Drama warten, um Liebe zu zeigen und Anerkennung zu geben?

Was würde an Leid überflüssig, würden wir unsere Zuneigung nicht erst am Totenbett eines geliebten Menschen zeigen?

Fragen, die ZuschauerInnen sich stellen könnten:
1. Welchen Menschen könnte ich meine Zuneigung und Anerkennung rechtzeitig zeigen?
2. Warum nicht gleich? Was hindert mich?
3. Wie wichtig ist mir wirkliche Kommunikation? Interessiere ich mich für mir nahe stehende Menschen wirklich?
4. Bin ich bereit, Missverständnisse zu bereinigen?
5. Oder fürchte und (ver)meide ich jeden Konflikt?
6. Oder bin ich einfach nur von eigenen Befindlichkeiten (über) beansprucht?

Das Schicksal ist ein mieser Verräter
(2014, 126 Min.)

Ein US-amerikanisches Filmdrama basierend auf dem gleichnamigen Roman von John Green, der die Liebesgeschichte zweier schwer krebskranker Jugendlicher erzählt.

Die sechzehnjährige Hazel Grace bekam früh Schilddrüsenkrebs und leidet an Metastasen in der Lunge. Ihre so liebevoll bemühten Eltern schicken sie in eine Selbsthilfegruppe, wo sie Augustus Waters kennen und mögen lernt. Gus ist ein ehemaligen Sportler, der durch ein Knochensarkom sein rechtes Bein verloren hat und der mit seinem mitreißenden Optimismus auch Hazel fasziniert. Obendrein verbindet sie ihr Sarkasmus und eine Art bissiger Galgenhumor. Hazel braucht ständig Sauerstoff und schleppt immer einen Trolley mit Sauerstoffflasche hinter sich her. Aufgrund ihrer Krankheits-Situation hat sie Angst vor einer festen Beziehung und besteht darauf, nur eine Freundschaft zu Gus zu haben. Seine Angst ist, nach dem Tod in Vergessenheit zu geraten.

Hazel hat einen Lieblingsroman mit offenem Ende vom Autor Peter van Houten, zu dem sie trotz vieler Versuche nie Kontakt bekommen hat. Gus schafft Kontakt zu ihm. Hazel hat ihren Feen-Wunsch für Disneyland und das Epcot-Center in Orlando schon verbraucht, aber Gus schenkt ihr aus Liebe seinen von seiner reichen Familie gesponserten. So fliegen beide mit ihrer uneingestandenen Liebe und Hazels Mutter nach Amsterdam, um dort Hazels Lieblingsautor Peter van Houten zu besuchen.

Bei einem himmlischen Abendessen gesteht Augustus Hazel seine Liebe. Am nächsten Tag wird der Besuch bei van Houten ein einziges Fiasko, denn der ist ein völlig heruntergekommener, frustrierter Alkoholiker. Beim anschließenden Besuch mit dessen Assistentin im Anne-Frank-Haus, spürt Hazel in dieser besonderen Atmosphäre, wie sehr auch sie Gus liebt, und sie küssen sich innig. Ins Hotel zurückgekehrt, lieben sie sich. Am Rückflugtag gesteht Gus Hazel, dass sein Krebs schlimmer als je zuvor zurück und er voller Metastasen sei. Er beginnt zwar mit einer Chemo-Therapie, aber die scheitert unter entsetzlichen Beschwerden und statt sein Leben wenigstens zu verlängern, ruiniert sie nur seine Lebens-Qualität nachhaltig.

Hazel erlebt Gus´ Optimismus wegbrechen und wie er in Panik gerät, seine Situation sich rapide verschlechtert, er im Rollstuhl landet und sie innig bittet, (s)eine Grabrede für ihn zu schreiben. Er inszeniert in der Kirche, wo sich ihre Selbsthilfe-Gruppe trifft, (s)eine Vor-Beerdigung, bei der Isaac, sein Freund, der durch Krebs erblindet ist, und Hazel ihre Grabreden für ihn halten, so dass Gus sie noch ganz sicher hören kann.

Eine Woche später stirbt Gus auf der Intensivstation. Hazel hält auf seiner Beerdigung eine ganz andere Rede, weil ihr klar wird, dass nun wichtiger als den vorausgegangenen Freund zu ehren, der Trost für die Zurückgebliebenen (Eltern) ist.

Autor Peter van Houten ist auf Gus‘ Wunsch eigens von Amsterdam angereist, um Hazel doch noch Antworten auf ihre Fragen zu ihrem Lieblingsbuch zu überbringen. Das handelt von einem Menschen, der ebenfalls an Krebs stirbt, und sie möchte wissen, was mit den übrigen Figuren im Buch anschließend passiert. Letztlich wohl aus Sorge, wie es ihren eigenen Eltern nach ihrem Tod ergehen wird. Van Houten überbringt Hazel einen Brief, der die Grabrede von Gus für ihre Beerdigung enthält.

Am Ende des Films liegt Hazel auf dem Rücken auf einer Wiese und schaut in den Himmel, ihr nächstes Ziel wie zu Beginn des Films, allerdings ist inzwischen viel passiert und sie hat eine große Liebe gelebt.

Deutungsebene 1: Das Spiel mit der Zeit

Der Osten weiß, Raum und Zeit, die beiden Täuscher, sind Illusionen. Davon handelt das Lieblingsbuch von Hazel Grace vom

Autor Peter von Houten, der selbst seine 8-jährige Tochter durch Krebs verloren hat. Diese Zeit-Illusion darf auch Oskar mit der Dame in Rosa am Ende durchschauen. Ein ganzes Leben kann in einem Jahr liegen, auch in einer Woche und sogar einem Tag - eine ganze große Liebe sowieso.

Deutungsebene 2:

Eine große Liebe ist immer unsterblich, was Gus schon dadurch beweist, dass seine Nachricht sie noch nach seinem Tod erreicht und er schon für ihre Beerdigung vorsorgt und dort mit seiner Rede und seinen Gedanken anwesend sein wird. Und Gus kann, solange Hazel lebt, auch nicht vergessen werden. Und auch danach nicht.

Nach 30 Jahren Reinkarnationstherapie sind wir sicher, die beiden werden sich rasch wiederfinden und -haben, denn so starke Gefühle gehen weiter und überdauern Grenzen wie zwischen Leben und Tod in Gestalt der unsterblichen Seele. Was für die heute meist ungläubigen Angehörigen ein schwacher Trost sein mag, kann für Betroffene der größte und tiefste sein und Gus spekuliert auch schon zu seinen Lebzeiten damit.

Deutungsebene 3:

Auch wenn der Filmtitel vom Gegenteil spricht, der Tod ist auch hier als Erlöser und Helfer tätig - wie im Film ***Die Bücherdiebin*** so wundervoll verdeutlicht. Immerhin hat er doch auch hier so lange gewartet, bis die zwei noch ihre große Liebe erleben konnten und hat sogar Hazels Bedenken und Widerstände ausgesessen. Vielleicht war es genau das, was beiden noch fehlte auf ihrem Entwicklungsweg.

Deutungsebene 4:

Nomen est omen - verraten die Namen doch einiges: Hazel, die Haselnuss, ist schon eine ziemlich harte Nuss, die nicht so schnell zu knacken ist und erst im letzten Moment nachgibt, und Grace ist die Gnade, die ihr dann doch noch zuteil wird. Augustus, der Große, will unvergessen bleiben und unsterblich werden und schafft es durch die Liebe.

Die Geschichte dieser Geschichte:
Schon der Roman war ein großer Erfolg, der Film erst recht. In Deutschland bekam er das Prädikat „besonders wertvoll". Es besteht also offenbar ein großes Bedürfnis nach Klärung der letzten Fragen bezüglich Endlichkeit des Lebens, Sterben und Tod, ob etwas und wenn ja, was danach kommt.

Wer früher stirbt, ist länger tot (2006, 105 Min.) (ausführlich in Bd.1). Ist ein humorvoller bayrischer Film über den Tod aus kindlicher Sicht. Der Titel verrät schon etwas von der Stimmung, die den Film prägt. Er ist erhellend bezüglich des Schindluders, das von Seiten sehr einfach gestrickter Kirchen-Leute und Stammtisch-Gesellen mit dem Tod und der Angst vor ihm getrieben wird. Genau diese Angst kann er auch verhindern, wenn rechtzeitig mit Kindern angeschaut und besprochen. Auch die in so vielen Gestalten in der Corona-Pandemie auftauchenden Ängste können hier Erleichterung erfahren, ist es doch letztlich immer die Todesangst, die sie aus der Tiefe befeuert.

Aussöhnung mit dem Sterben

Die Bücherdiebin (2013, 131 Min.) (Bd.1) ist ein deutsch-amerikanisch-Film von Regisseur Brian Percival nach dem gleichnamigen Roman von Markus Zusak mit Sophie Nélisse als Liesel. Er bietet einen Rückblick auf Liesels langes Leben aus Sicht von Gevatter Tod, der hier auf seiner angestammten 10. Lebensbühne wirklich als Freund erscheint, der es gut mit uns meint.

Herz(ens)- und - Lungen-Probleme

Wie im Himmel (2004, 127 Min.)

Ein schwedischer Musikfilm von Kay Pollak mit Mikael Nyqvist als Daniel Daréus und Frida Hallgren als Lena. Daniel Daréus ist ein international erfolgreicher Dirigent aus Schweden. Vaterlos in einem kleinen Dorf in Nordschweden aufgewachsen, wird er von Gleichaltrigen gehänselt und verprügelt, weil er so anders ist. Bald wird sein erstaunliches Talent als Geigenvirtuose deutlich und als seine Mutter ihm zuliebe in die Stadt zieht, fängt schon früh seine Karriere an.

Ausgerechnet bei seinem ersten internationalen Jugendmusik-Wettbewerb muss er von oben aus einem Fenster mit ansehen, wie seine Mutter auf dem Weg zu ihm von einem Auto erfasst wird und stirbt. Sie war sein einziger Halt, und es bricht ihm das Herz. Mitte seiner Vierzigerjahre ist Daniel Daréus ein ausgebuchter, weltweit gefeierter Stardirigent, der während eines Konzerts einen Herzanfall erleidet. Anschließend steigt er aus all dem Rummel auf internationalen Bühnen aus und folgt seiner inneren Stimme in die Einsamkeit.

Zurück in Ljusåker, dem Dorf, in dem er seine Kindheit mehr erlitt als erlebte, kauft er die frühere Dorfschule und lässt sich dort nieder, um von Musik zu träumen, die die Herzen berührt, öffnet und die Menschen verbindet. Seine Verbündeten im Dorf werden der Laden-Besitzer Arne, der ihn als Leiter für den Dorf-Chor gewinnt und die junge, lebenslustige Verkäuferin Lena, die in diesem Kirchenchor singt.

Anfangs eher widerwillig übernimmt Daniel die Chorleitung, aber doch getragen von der Hoffnung, die eher schlechten Sänger für eine neue Art von Musik des Herzens zu begeistern. Selbst der geistig behinderte Tore kann bei der neuen Art des Singens teilnehmen. Daniels neue Methode hilft den Chorsängern, sich seelisch zu öffnen und darüber noch mehr Zugang zur Musik zu finden.

Das kontrastiert stark zur Problematik des Dorflebens und lässt diese auffliegen. Die Kirche wird von einem entsetzlich bigotten Pfarrer geführt, die Sängerin Gabriella mit der besonders schönen Stimme ständig von ihrem hemmungslos gewalttätigen, grundlos eifersüchtigen Mann verprügelt.

Über intensive seelische Erfahrungen wächst nicht nur die Qualität des Gesangs, sondern auch der Zusammenhalt und die menschliche Unterstützung unter den Chormitgliedern. Pfarrer Stig, dessen Frau im Chor mitsingt und eine von Daniels Unterstützerinnen ist, sieht seine Autorität durch Daniels Beliebtheit schwinden und entlässt ihn auf dem Boden von Verleumdungen als Kirchen-Chor-Leiter. Der Chor steht jedoch zu Daniel und probt in dessen Schulhaus weiter. Daniel und Lena verlieben sich, wobei er sich nicht recht traut und seinem Herzen nach dem Desaster mit seiner Mutter und dem frühen Infarkt nichts mehr zumuten will.

Arne meldet den Chor aus eigenem Antrieb zu einem Gesangswettbewerb im fernen Österreich an und Daniel lässt sich schließlich widerwillig seine Zustimmung abringen. Die intensive Chorarbeit hat Auswirkungen auf vielen Ebenen, Gabriella trennt sich mitsamt ihren Kindern nach weiterer schwerer körperlicher und seelischer Misshandlung von ihrem brutalen Mann und die Gruppe verteidigt sie aktiv gegen ihn, worauf der Brutalo Daniel bei erster Gelegenheit bewusstlos prügelt. Der Schläger kommt ins Gefängnis und Daniel offenbart, ob dieser Wiederholung seiner Geschichte, der Gruppe seine wahre Identität und dass er seine Kindheit in Ljusåker verlebt hat.

Als der Chor per Bus Innsbruck erreicht, holt die Vergangenheit Daniel ein, da seine vergangene Popularität die Medien aufscheucht. Seinem früheren Agenten erklärt er sein Anliegen, die Herzen der Menschen mittels Musik zu öffnen und zu verbinden. Schließlich schafft er sogar, Lena seine Liebe zu gestehen, worauf sie miteinander schlafen.

Außer sich vor Glück, vergisst Daniel die Zeit, muss zum Konzert hetzen und erleidet auf dem Weg neuerlich einen Herzanfall.

Während sein Chor ohne ihn auf der Bühne steht und ein peinlicher Moment entsteht, fängt der davon irritierte Tore an, seinen Ton zu singen und Gabriella stimmt ein, gefolgt von den anderen, die nun allmählich die Mitglieder der anderen Chöre wort- aber nicht tonlos bewegen mit einzufallen bis der ganze Saal mitschwingt und Daniels Herzenswunsch sich erfüllt: aus dem Herzen singende und schwingende Menschen, denen die Musik zu Herzen geht und aus ihm erklingt.

Daniel schafft es mit letzter Kraft in die Toilette des Konzerthauses, wo er zusammenbricht, sich am Kopf schwer verletzt, aber noch miterlebt, wie die Musik die Herzen der Menschen im Saal erreicht und verbindet, während seines zu schlagen aufhört und er mit einem Lächeln auf dem Gesicht sein Leben aushaucht.

Deutungsebene 1:

Daniels Herz hat wohl schon den dramatischen Tod seiner Mutter nicht verkraftet, die ihr Leben ganz auf seines eingestellt hatte. Damals hat es - wie der Volksmund so richtig weiß - den ersten Knacks bekommen. Auch wenn sein Herz nur noch der Musik gehörte, konnte es das anstrengende Leben auf Tournee von Konzertsaal zu Konzertsaal, auf Jahre ausgebucht, schon bald nicht mehr aushalten. Darauf folgte er der Stimme seines Herzens zu einer Musik der Herzen, einer Musik im Innern statt in der großen Welt auf glamourösen Bühnen.

Deutungsebene 2:

Die widerwillige Rückkehr in die Öffentlichkeit war nicht mehr seiner inneren Stimme geschuldet, sondern dem Druck der anderen und war für sein Herz zu viel des Falschen. Es zerbricht daran im Moment höchsten Glücks, als er Lena findet, (s)eine große Liebe neben der Musik.

Deutungsebene 3:
Der Stimme seines Herzens folgend, kehrt er ins wahre Leben zurück, die seines Egos lässt sich zur Rückkehr auf die große Bühne überreden. Das führt ihn aber nicht ins Verderben, im Gegenteil, er stirbt so glücklich wie nie zuvor, als sich sein Wunsch, Musik des Herzens zu schaffen, erfüllt und mit der neuen Liebe im Herzen, die weiter in Lenas Kind lebt.

Deutungsebene 4:
Daniel stirbt am Ende seines Weges, als seine Mission erfüllt ist, mit dem Paradies im Herzen. Neben der Musik eröffnet sich ihm fernab der großen Konzertsäle die zweite große Liebe seines Lebens zu (s)einer Frau und sie zeugen ein Kind ihrer Liebe. Aber bevor es das Licht der Welt erblickt, stirbt er: seine Musik hat das Dorf mit sich versöhnt. Persönlich ist er, mit der Liebe zu Lena im Herzen, tatsächlich im Himmel.

Deutungsebene 5:
Wie Lenas Leben mit Daniels Kind im Dorf Ljusåker weiterging, interessierte die Öffentlichkeit der Kinobesucher, die Daniels Leben im wahrsten doppelten Sinne des Wortes kostete, typischerweise nicht mehr. Die 2015 erschienene Fortsetzung ***Wie auf Erden*** konnte nie an den unerwartet großen internationalen Erfolg von ***Wie im Himmel*** anknüpfen.

Deutungsebene 6:
Dieser große Welterfolg war der erste Film des Regisseurs Kay Pollak nach achtzehnjähriger Pause. Pollak hatte seine Regie-

arbeit 1986 aufgegeben, nachdem der beliebte schwedische Ministerpräsident und Friedenspolitiker Olof Palme nach einem Kinobesuch ermordet worden war. Insofern ist hier wohl auch ein Stück eigene Geschichte und Herzblut eingeflossen, das den riesigen Erfolg von ***Wie im Himmel*** zwar nicht rational, aber vom Herzen her erspüren lässt.

Fragen, die ZuschauerInnen sich stellen könnten:

1. Inwieweit fühle ich mich auf dem Weg zu meinem Himmel?
2. Wie viel Musik ist in meinem Herzen?
3. Was hallt in meinem Herzen wider?
4. Wie viel Zeit widme ich meinen Herzensangelegenheiten, meinen Herzens-Themen und -wünschen?
5. Wie oft und gern höre und horche ich auf mein Herz? Was sagt es mir? Und wie oft gehorche und folge ich ihm?
6. Wie mutig ist mein Herz, ist es eher ein Löwen- oder Hasenherz?
7. Wie viel Musik trage ich im Blut und im Herzen? Habe ich es überhaupt schon ausprobiert?
8. Wie viel Musik ist in meinem Leben? Kann ich sie im Herzen spüren?
9. Erlaube ich meiner Musik, mich mit anderen zu verbinden?

Herz- und Lungenattacken

Rendezvous mit Joe Black (1998, 173 Min.)

Ein Film von Martin Brest mit Brad Pitt als Joe Black, Anthony Hopkins als Patriarch und Claire Forlani als seine Lieblingstochter, feiert der alte Firmenchef Bill Parrish gerade seinen runden Geburtstag. Alle Vorbereitungen laufen auf Hochtouren im Kreise seiner Lieben, als sich uneingeladen und unerwartet Joe Black dazu gesellt. Dieser äußerst attraktive Typ hat es auf den Chef selbst abgesehen und lässt sich nicht mehr loswerden, nicht mal für Momente abschütteln. Schließlich akzeptiert Bill ihn und sie leben im Duett. Aber Joe wirft auch ein Auge auf die hübsche jüngere Lieblingstochter Susan des Patriarchen, was diesen gar nicht freut, insbesondere, weil er immer mehr ahnt, wer Joe Black ist.

Deutungsebene 1:
Joe Black haben wir schon ganz zu Anfang des Films kennengelernt, wo er als charmanter, etwas naiver Jüngling mit Tochter Susan im Imbiss flirtet. Er schaut der Schönen nach und wird dabei von einem Auto überfahren, ohne dass sie das mitbekommt. Der schöne, verlassene Männerkörper scheint auch den Tod, denn niemand anderes ist Joe Black, anzumachen und er schlüpft hinein, um sich in dieser Gestalt dem Patriarchen zu zeigen, den er als nächsten holen muss. Der Tod weicht einem in der letzten Zeit tatsächlich nicht mehr von der Seite und wohl dem, der das und ihn akzeptieren kann. Der über 90-jährige Bert Hellinger stellte ihm am Ende seines Lebens immer einen zweiten Stuhl neben seinen auf die Bühne.

Medizinischer Anlass für das nahende Ende von Bill Parish ist sein Herzproblem, und tatsächlich muss er sich oft ans Herz fassen. Ein Herz im übertragenen Sinn hat er sich als Unternehmer wohl oft gefasst, aber seine Herzensangelegenheiten, -wünsche und -themen sind zu kurz gekommen. Da er auf einen Infarkt zusteuert, ist zu vermuten, dass er sich um diese Ebene zu wenig gekümmert hat und seine ältere, vernachlässigte Tochter zeigt es ihm auch deutlich. Er weiß, wie sehr er sie vernachlässigt und die jüngere Susan bevorzugt hat, die ihm ähnlicher ist.

Joe Black, der Tod, macht seine - tatsächlich so notwendige - Arbeit in diesem besonderen Fall, wie für ihn (arche-)typisch in freund(schaft)licher, aber auch bestimmter Art und Weise. Wir haben ihn in dieser Rolle schon und noch ausgeprägter in ***Die Bücherdiebin*** kennengelernt. In Wahrheit bereitet er diejenigen, die offen für ihn sind und auf ihn hören, fast immer schonend vor. Und der Patriarch kann es und ihn annehmen.

Deutungsebene 2:

Er ist sogar dankbar, dass er ihm Zeit lässt bis nach dem großen Fest und Feuerwerk. Nur mit der Faszination, ja Liebe des Todes zu seiner Lieblingstochter ist er überhaupt nicht einverstanden. Die soll er gefälligst in Ruhe lassen, denn sie habe ihr ganzes Leben noch vor sich. Über seine eigene Lebensverlängerung hat der Patriarch nur kurz gefeilscht in der Tradition von Hofmannsthals *Jedermann* oder *Die Geschichte Brandner Kaspars* in der bayrischen Variante. In Ingmar Bergmanns Film ***Das 7. Siegel*** spielt der Hauptdarsteller sogar Schach mit dem Tod, um ein wenig Aufschub zu erwirken.

Zum Schluss gewinnt natürlich ausnahmslos und immer der Tod, das ahnt auch Bill Parrish. Aber seine junge Tochter Susan will er Joe Black keinesfalls überlassen und macht ihm Vorhaltungen, dass er sich als Tod nicht einfach egoistisch verlieben und so ein blühendes Wesen aus dem Leben reißen dürfe. Die ganze Faszination des Archetyps *Der Tod und das Mädchen* wird hier lebendig.

So entwickelt sich eine richtige Beziehung zwischen dem Chef und dem Tod als eigentlichem Chef. Sehr freund(schaft)lich verbunden stellt Joe sich an Bills Seite und überführt dessen Schwiegersohn und Bösewicht, seinen Nebenbuhler bei der jungen schönen Susan, des Verrats und rettet als spiritueller Chef dem weltlichen Chef die Firma, das Gesicht und vor allem die Tochter vor einer ehelichen Katastrophe.

Deutungsebene 3:
So lernt der weltliche Chef mit dem freundlichen Gevatter Tod zusammen zu leben, der immer an unserer Seite ist und auf uns schaut. Joe rettet dem Patriarchen aber nicht nur die Firma, er beruhigt ihn auch bezüglich der jenseitigen Zukunft, weil so gute Menschen wie er gar nichts zu fürchten hätten, und nimmt ihn dann unauffällig mit in sein Reich - genau zu dem Zeitpunkt als alle vom bunten, lichten Feuerwerk abgelenkt in die uninteressante Gegenrichtung blicken. Alle, bis auf die junge Hübsche, die den beiden berührt nachblickt. Joe Black lässt sie tatsächlich allein zurück, was sie traurig erlebt, ihr Vater aber zufrieden und in Frieden.

So hat sein Ringen mit dem Tod doch Früchte getragen und der bringt seinerseits ein Opfer und lässt die Geliebte in der Welt der Lebenden zurück. Ja, er macht ihr sogar noch ein Geschenk und schickt den ursprünglichen Besitzer seines schönen, geliehenen Körpers wieder zurück ins Leben und zu ihr… wohl wissend, dass sie sich eigentlich in d(ies)en unbedarften Schönen verliebt hatte.

Beziehungen zu anderen Lebensbühnen:
Mit der scheiternden Liebe zu ihrem Verlobten, der großen zum schönen Tod und der aufkeimenden zu seinem Vorgänger im schönen Leib, aber auch mit der Eifersucht ihrer älteren Schwester, ist die 7. Lebensbühne angesprochen. Mit den Ränkespielen

in der Firma kommen bei den Verhandlungen die 3. und beim Verrat die 8. Bühne ins Spiel. Dem Tod aber gehört die 10. Lebensbühne.

Fragen, die ZuschauerInnen sich stellen könnten:

1. Welche Rolle spielt Joe Black, der Tod, in meinem Leben? Weiß ich ihn an meiner Seite, schön, würdevoll und bestimmt?
2. Wie viel Raum und Weite gebe ich meinem Herzen und seinen Angelegenheiten, Themen und Wünschen?
3. Habe ich Platz für den Tod in meinem Leben?
4. Oder ist er solide verdrängt, um dann irgendwann und wie unerwartet zuzuschlagen?
5. Kenne ich manchmal eine Sehnsucht nach ihm wie die Hauptdarstellerin? Oder gar eine stille Liebe zum ihm oder große Faszination für ihn?
6. Welche Opfer bin ich bereit, für die Liebe zu bringen?
7. Kann ich den Tod in Ruhe erwarten oder versuche ich, vor ihm zu fliehen?
8. Gehe ich ihm manchmal bewusst entgegen?
9. Wie viel Angst vor Ihm steckt hinter meinen gesundheitlichen Maßnahmen, in meinen Versicherungen?
10. Wie sicher weiß ich, dass alle Ränkespiele und vor allem aller Verrat im Angesicht des Todes ausnahmslos auffliegen?
11. Wie viele Leichen habe ich im Keller, die in der unausweichlichen Begegnung mit ihm wieder auftauchen werden?
12. Wie oft war ich ihm schon ganz nah?

Für wen und welches Problem ist dieser Film Therapie?

Er geht wie seine Themen, Herz und Tod, alle an, denn es ist immer in unserer Brust und im Zentrum des Lebens und der Tod ist immer an unserer Seite, solange unser Herz schlägt. Hört es auf, übernimmt er die Regie.

Der Film ist auch eine Chance für all diejenigen, die sich schon vorher ehrlich auf ihn vorbereiten wollen. Dadurch ist die zwingend mit ihm einhergehende Ehrlichkeit kein Schock mehr für sie wie heute für die meisten.

Glück ist was für Weicheier (2018, 91 Min.)

Ein deutscher Film mit Stefan Gabriel (Martin Wuttke) als Bademeister und verwitwetem Vater der grundverschiedenen Töchter Jessi(ca) (Ella Frey) und ihrer drei Jahre älteren, in der Pubertät steckenden Schwester Sabrina (Emilia Bernsdorf), die an schwerer Herz-Lungen-Krankheit langsam stirbt.

Früh und unerwartet, sodass sie sich in keiner Weise darauf vorbereiten konnten, verlieren die drei plötzlich ihre Frau und Mutter. Vater Stefan versucht es zu verarbeiten, indem er für andere Sterbebegleitung und damit Vorbereitung auf den Tod leistet. Aber der Versuch misslingt, wie er erst sehr spät bemerkt. Die Sterbenden steigen nicht auf seine gut gemeinten Tipps ein, die dem Sterben nicht gerecht werden, wie auch der ganze Film seinem hohen Anspruch. Trotzdem zeigt er deutlich einerseits einen Weg aus dem Leben mittels Herz-Lungen-Krankheit und andererseits den in eine Zwangskrankheit.

Die ältere, bildhübsche Tochter folgt langsam der Mutter mittels der Diagnose primäre Lungen-Hypertonie. Ihr ist es wichtig, dass ihr Krankheitsbild ernst genommen wird, es sei eben keine Hypochondrie, also nichts Eingebildetes, sondern ein solides, echtes Krankheitsbild, das sie automatisch in den Mittelpunkt der Restfamilie rückt.

Ihr sich hinziehendes Nachfolgen der Mutter führt bei der jüngeren, burschikosen Tochter Jessica zu Zwängen - sie muss ihre Socken x-fach richten - Zwänge vor allem aber auch - mit denen sie das Elend von der so aufreizend sterbenden Schwester abwenden will. Mit Heilungsübungen wie von Affirmationen begleitetes Handauflegen versucht sie, das Sterben der Schwester zu verhindern.

Der überforderte Vater versucht bei aller Liebe gleichsam mit psychischer Gewalt und insofern neurotisch gegen sich und Jessica das Richtige zu tun. Er hört ständig seine für andere entsetzlichen Walgesänge, ansonsten völlig entrückt und abgeschottet vom Leben durch Noise-Reduktion-Kopfhörer. Mit diesen lebensfernen Tönen quält er Jessica während gemeinsamer Autofahrten mit dem Argument, sich auf seine überbewertete und durch unverarbeitetes Buchwissen peinliche Sterbebegleitung vorbereiten zu müssen.

Jessi ist damit geradezu vom Sterben umzingelt. Als sie auffällig wird, sich ihr anfangs noch als Ticks interpretiertes Fehlverhalten in unübersehbaren Zwängen verfestigt, schickt Vater Stefan sie zu einem bemühten, aber mit dem Thema Zwänge und Sterben unerfahrenen und insofern überforderten Psychotherapeuten. Mit absurden Tipps aus dem Lehrbuch der Verhaltenstherapie verschlimmert er Jessis Elend nur noch weiter.

Als Vater Stefan einen Moment aus dem ständigen Sterbe-Drama der Familie aussteigen will und sich vom Nachbarn zu einem Bier und einer Auto-Spritztour animieren lässt, knallt er gleich in einen Hirsch, sodass ihn das unverarbeitete Sterben wieder einholt und -fängt. Die hilflose Art, wie er das blutüberströmte Tier wiederbeleben, beziehungsweise ins Leben zurückzwingen will, macht überdeutlich, wie hilflos er in Wahrheit dem Sterben ausgeliefert ist.

Bei Jessi tauchen immer mehr zwanghafte Züge auf, indem sie manche Zahlen als böse und damit schlechtes Omen empfindet. Der Vater legt auch hierzu die Basis, wenn er von guten und bösen Zeichen spricht.

Mit seiner hinter Liebenswürdigkeit versteckten Sturheit

gefährdet er auch Sabrina, seine sterbende Tochter, indem er den medizinisch längst angezeigten Klinikaufenthalt verhindert. Sie muss zu Hause bleiben, wo ihre Situation alle drei überfordert. Obendrein verweigert er ihr, die sich in unübersehbarer Pubertät nach der Kommunikation mit ihrem Freund sehnt, den Internetanschluss, den er allen, vor allem aber Sabrina - aus (s)einem wahrscheinlich gut gemeinten Gesundheits-Trip weggenommen hat.

Deutungsebene 1:
Sabrina kann wohl - wie ihr Vater und ihre kleine Schwester - den frühen Unfall-Tod der Mutter nicht verarbeiten. Sie flieht in das unerklärliche, in ihrem Alter höchst ungewöhnliche, von der Medizin aber mit einer anspruchsvollen Diagnose bewertete Krankheitsbild der primären Lungenhypertonie. Im systemischen Sinn folgt sie der Mutter und entzieht sich der schwierigen Situation und dem Leben.

Der Vater verschärft ihre Probleme, lässt er sie doch nicht mal mit ihrem Freund kommunizieren, weil er das Internet - gut gemeint, aber in der Konsequenz bösartig - nicht ertragen mag. Er steht auf Scheinheiligkeit und seine nervenden Walgesänge aus einer ganz anderen Welt und Dimension - auch ein Zeichen, wie wenig er mit dieser Welt noch zurecht kommt. Für ihn gilt erschreckend Bert Brechts Erkenntnis: Das Gegenteil von gut ist nicht böse, sondern gut gemeint.

Deutungsebene 2:
Von Beruf Bademeister, reanimiert Vater Stefan Fremde und leitet die Wassergymnastik mit Schwangeren erfolgreich, bei seinen eigenen Töchtern aber versagt er in fast jeder Hinsicht. Die ausgefallene Verarbeitung des Todes seiner Frau versucht er gleichsam in der Projektion.

Am Ende, nachdem die ältere Tochter Brini sehr langsam

und dann doch unerwartet gestorben ist, kann er wenigstens die Worte Sterben und Tod in den Mund nehmen, was zumindest auf seine jüngere Tochter Jessi erleichternd und befreiend wirkt.

Deutungsebene 3:

Jessica ist eigentlich das Nesthäkchen der Familie, aber durch die lebensbedrohliche Krankheit ihrer großen Schwester gerät sie in eine überfordernde Rolle gleichsam als Partnerin des Vaters in der Familien-Organisation. Sie stellt ihre Interessen hinter die ihrer Schwester und meist auch des überforderten und sie überfordernden Vaters zurück.

Sie findet nicht mal in ihre Rolle als Mädchen, schon ihr Spitzname Jessi bringt sie zwischen alle Stühle und Geschlechter, wenn man an Jessi Owens, den berühmten Sprint-Olympia-Sieger von 1936 oder Jesse James, den ebenso bekannten Wildwest-Helden denkt. Als Jüngste im reichlich neurotischen Trio verhält sich Jessi(ca) wie ein Junge, fährt mit ihrem Sturzhelm verrückt Rad, kämpft die Jungen mit Kampfkunst-Tricks nieder.

Ihr Weg in die Zwanghaftigkeit ergibt sich fast logisch aus den Zwängen, denen sie in der Familie unterliegt.

Die sterbenskranke Schwester Sabrina wirkt intelligent und versteigt sich trotzdem oder gerade deswegen in zweifelhafte okkulte Bereiche, lässt sich von Jessi Aleister Crowleys verschrobene Sexualmagie zu Heilungszwecken vorlesen. Die Schwester kann das kaum lesen, versteht aber, dass ihre noch jungfräuliche Schwester Sabrina am liebsten mit ihrem Freund schlafen würde. Die Anbahnung ist aber durch den sturen Internet-feindlichen, auf Walgesänge fixierten Vater behindert. Aus der Crowley-Schrift entnimmt Jessi, dass ihre Schwester gern bei der Gelegenheit des ersten Geschlechtsverkehrs ihre Krankheit loswerden und dem Beischläfer weiterreichen würde. Daraus entnimmt Jessi, dass sie ihr jemand anderen zum Beischlaf besorgen muss, um Brini zu retten, jemanden, um den es nicht schade ist.

So lässt sie sich sogar - per Abmachung - von einem ihrer Mitschüler, die sie bisher physisch locker dank ihrer Kampfkunst-Tricks beherrscht hat, mal richtig zusammenschlagen, um dessen Ruf unter seinesgleichen zu fördern. Dafür muss er sich zum ersten Beischlaf mit Brini bereit erklären, was aber schließlich an deren schon miserablem Zustand scheitert.

Bei all dem flüchtet Jessi immer mehr in Zwänge und versucht, mit Magie ihre immer schwierigere Situation zu meistern und die große Angst vor dem Verlust der Schwester zu lindern. Ihr inkompetenter Therapeut durchschaut das nicht und fördert diese Tendenz noch mit seinen absurden Flirt-Hilfen. „Zauberei" soll sie antworten, wenn ihr Angebeteter fragt, woher sie seinen Namen wisse.

Wie sehr ihre Zwänge mit dem kranken System zu Hause zusammenhängen, wird am Ende klar, als ihr Vater mal einen Moment sein Eso-Gesäusel sein lässt und aufhört, alles schöner zu reden als er es selbst empfindet. Immerhin erkennt er schon vorher, wie daneben seine Sterbebegleitung ist und wie sie nur dazu dient, etwas schön zu reden, was er noch immer nicht ertragen und verarbeiten kann.

Jedenfalls verliert Jessi mit Brinis Tod ihre Zwänge schlagartig und teilt das auch bei der Beerdigung ihrem Therapeuten mit.

Deutungsebene 4:

Die Therapeuten in diesem Film kommen denkbar schlecht weg. Das beginnt schon mit der Diagnose. Das Wort „primär" sagt nicht mehr aus als dass die Schulmedizin keine Ursache kennt und nicht weiß, was los ist. Die wäre auch nur auf seelischer oder jedenfalls psychosomatischer Ebene zu finden: Brini steht im Kommunikationsbereich der Lunge, wo es eben um Austausch und Kommuni(kati)on geht, unter höchstem Druck. Dieser ergibt sich aus der unerträglich bedrückenden Situation. Die Mutter ist plötzlich per Unfall aus ihrem Leben verschwunden und der Vater flüchtet sich in Scheinwelten, um seine Hilflosigkeit zu überspielen.

Ausdrücke wie „primär" oder „essentiell" sagen immer nur: wir wissen nicht, was dahinter steckt, umschreiben das aber anspruchsvoll, um selbst besser dazustehen. „Idiopathisch" heißt dagegen von Medizinern verursacht, die wie selbstverständlich nicht dazu stehen und das deshalb gern so geschwollen verklausulieren.

Der Mediziner, der im Film ruckzuck den Tod diagnostiziert, hat wie üblich keine Zeit und muss dann gleich weg vom Schauplatz der Niederlage, wird der Tod doch in der Schulmedizin immer noch als zu bekämpfender Feind angesehen.

Vater Stefan hat den Tod seines Patienten verquatscht und ihn gar nicht im Auge gehabt, erzählt ihm dann posthum seine gut gemeinten, keineswegs verinnerlichten Theorien aus einem schlauen Buch.

Die leitende Ärztin interessiert sich nicht für Stefans Probleme mit der Sterbebegleitung, sondern sieht in ihm ein Sexobjekt. Wobei die Art ihres Überfalls schon drastisch übertrieben wirkt, wie einiges im Film, etwa die Szene mit dem Mixer, die in einem harmlosen Saft-Blutbad endet und dem Film phasenweise den Anschein eines Saftladens verleiht.

Der Psychotherapeut ist geradezu eine Karikatur dieses Berufes, versteht praktisch nichts von Zwängen, flüchtet sich in verhaltenstherapeutische Tricks, um Zwangsgedanken zu stoppen, Tricks, die er nicht mal erprobt, sondern aus einem Buch hat. Er verschlimmert das magisch-zwanghafte Denken seiner Patientin Jessi nur weiter mit seinen absurden Anweisungen. Die sowieso schon in ihrem Selbstwert verunsicherte und gestörte Jessi, die sich so weit hinter ihre Lungen-kranke Schwester zurückstellt, die mit ihrem Krankheitsbild den Mittelpunkt der Familie okkupiert, wird durch seine gut gemeinten, aber peinlich daneben liegenden Therapieansätze der Lächerlichkeit preisgegeben und flüchtet noch weiter in ihre eigene Welt, die sie nur mühsam mit Zwängen zusammenhalten kann.

Deutungsebene 5:

Ein Film mit deutlichen Schwächen, aber der Stärke, den Unterschied zwischen wirklicher seelischer Themenbewältigung und aufgesetztem Getue zu offenbaren. Vater Stefan kann sich offensichtlich erst durch das mehr hilflos moderierte als begleitete Sterben seiner Tochter dem Thema ansatzweise stellen.

Außerdem lässt der Film deutlich erkennen, wie sich Zwänge entwickeln, verselbständigen und lebensbeherrschend werden. Psychiatrie und Schulpsychologie bestreiten das - wohl mangels erfolgreicher Methoden - die Schattentherapie hat es oft belegt.

Fragen, die ZuschauerInnen sich stellen könnten:

1. Habe ich schon zu Herzen gehende Schicksalsschläge erlebt? Wie bin ich damit umgegangen?
2. Wo bin ich echt und wo (noch) zu wenig?
3. Ließ mich die Härte der Wirklichkeit schon einmal fliehen? Was war meine Art zu fliehen und mich (noch) nicht zu stellen?
4. Kenne ich Aberglauben-Elemente und Abwehrzauber in meinem Leben?
5. Wie versuche ich, mir Unerträgliches vom Leibe zu halten?
6. Wie gehe ich mit Sterben (in meiner Familie) um?
7. Habe ich Zwangstendenzen? Und welche Ängste versuche ich damit in Schach zu halten?

Broken Silence (1995, 106 Min.)

Der Schweizer Film von Regisseur Wolfgang Panzer beginnt in einem Beichtstuhl in New York, wo der Kartäusermönch Fried Adelphi (Martin Huber), der ein Viertel-Jahrhundert in der Stille der Meditation seiner Karthause gelebt hat, seine Reiseerfahrungen in eine ihm fremde Welt beichtet. Unverhofft von seinem Prior gebeten, die zurückgezogen in den Bergen Indonesiens als Vulkanologin lebende Besitzerin des Kloster-Grundstücks zu finden, um ihr eine Verlängerung des auslaufenden Pachtvertrages abzuringen, wird er vom Schweigegelübde entbunden und macht sich auf den Weg in eine ihm zutiefst unvertraute Welt. Schon im Flugzeug erleidet er den zu erwartenden Kulturschock und verlässt es nach einer Panikattacke bereits bei der Zwischenlandung in Delhi, um sich über Land und Wasser durchzuschlagen. Beim Ausstieg verliert er seine Brieftasche beziehungsweise seine Sitznachbarin, die afroamerikanische Trommlerin Ashaela aus New York (Ameenah Kaplan) klaut sie ihm, was sich später als sein Glück erweist.

Sie lädt ihn ein, zahlt beider Hotel und verspricht, ihn auch weiter zu begleiten. Zusammen starten sie so ihre abenteuerliche Reise durch Indien von Delhi über Bombay nach Kalkutta. Frieds Lernprogramm ist gewaltig, aber mit Ashaelas Hilfe und gegen viele Widerstände, schafft er einige notwendige Anpassungen wie etwa die seiner Kartäuser-Mönchskluft ans indische Klima.

Ashaela leidet an einer unheilbaren Herz-Krankheit und weiß, dass sie früh und vielleicht schon bald sterben muss. Und weil sie schon beim Beichten ist, gesteht sie ihm auch gleich die Quelle ihrer Großzügigkeit und die Herkunft der gemeinsamen Reisekasse.

Auf der langen Reise ins fast normale Leben muss Fried viel lernen um zu überleben und auch einiges um zu leben. Mit Ashealas Hilfe und nach einigen Abenteuern, auch dem, schließlich doch mit ihr zu schlafen, kann er seine Aufgabe erfüllen und die Zukunft des Klosters retten. Gemeinsam erholen sie sich von den Strapazen an einem Traumstrand, wo Asheala dann aber doch ihre Reise auf der Erde wegen ihrer Herzerkrankung abbrechen und ihre große Reise antreten muss. So wie sie Fried in dieser Welt unterstützt hat, kann er sie für ihre weitere spirituelle Reise rüsten. Schließlich verbrennt er sogar - ihrem Willen entsprechend - ihren Körper, zu der Zeit immer noch eine Todsünde für Katholiken.

Auf seiner Heimkehr fliegt er über New York, um Ashaelas Trommelstöcke ihrem Freund zu überbringen. Anschließend geht er in eine Kirche zum Beichten und landet bei Pater Mulligan, dem er all seine Erlebnisse und die vielen Vergehen im Detail beichtet. Anfangs unwillig, dann immer faszinierter, hört der ihm zu und spricht ihn von allen Sünden frei, lädt ihn zu sich ein, um ihm am nächsten Morgen - im Gegenzug - seine eigene Lebensgeschichte zu beichten.

Deutungsebene 1:

Schicksalsfügung führt die beiden Welt-Reisenden, die unterschiedlicher nicht sein könnten und sich doch so dringend brauchen, zusammen. Ihre komplett verschiedenen Welten ergänzen sich schließlich wundervoll und beide vollbringen gemeinsam das Wunder, dem Kloster nicht nur einen Aufschub, sondern die Rettung zu bringen. Die Vulkanologin schenkt es gern den Mönchen, die einen ihrem eigenen so ähnlichen Weg der Stille gehen und sie in ihrem Rückzugsort aufgestöbert haben.

Hinter den verschiedenen Sprachen, die auch zum Reiz des Filmes beitragen, wird letztlich die Sprache der Herzen hörbar. Als Zuschauer hören wir Englisch in verschiedensten Varianten: New Yorker Amerikanisch von Ashaela, Schweizer Englisch von Fried, indisches Englisch, manchmal noch indische und indonesische Landessprachen. Wir gewinnen alle Varianten lieb, wie auch ihre Benutzer und schließen den Mönch mit seiner unmodern und verschroben wirkenden Art ins Herz wie auch die Trommlerin Ashaela mit ihrem kranken, das Leben bedrohenden und trotzdem großen Herzen. Frieds tapferes Festhalten an seinen strengen Geboten und Ritualen, seine kindliche Frömmigkeit und sein staunendes Erwachen in der Welt der Moderne sprechen uns an, ähnlich wie die Lebensschläue der Trommlerin und ihre tapfere Art, ihr Schicksal anzunehmen.

Deutungsebene 2:
Wir erleben, dass es höhere Gesetze gibt als die - wahrscheinlich gut gemeinten - strengen Gebote und Vorschriften einer Religion. Der Film lehrt uns, wie das Leben unser eigentlicher Lehrer und Meister ist und wir in ihm jederzeit und unter allen Bedingungen wachsen und unsere Würde bewahren können. Ein Film-Kritiker schrieb: „Frieds Irrfahrt wird zu einer Bildungsreise, wie man sie so im Kino noch nie gesehen hat. Broken Silence ist kein frommer und auch kein religiöser Film - er erzählt die Geschichte einer Sozialisation. Viel Zeit und weite Wege braucht der Mönch, um aus seiner Egozentrik herauszufinden. Dass er dabei mitunter eine lächerliche Figur abgibt, beginnt er zu ahnen; er nimmt es mit Würde hin."

Deutungsebene 3:
Pater Mulligan, selbst auf dem Weg zum Kirchenfürsten, spürt und erkennt wohl diese Würde, und hat keinerlei Problem, Fried die Absolution zu erteilen und ihn von seinen Sünden frei zu sprechen. Diese sind so authentisch, dass sie ihn an seine eigenen erinnern, von denen wir nur den Alkoholmissbrauch am Rande erleben. Jedenfalls möchte er sie diesem mutigen Glaubensgenossen beichten.

Deutungsebene 4:
Mit Ashaela erleben wir, wie ein angenommenes Schicksal immer auch ein gutes ist und so vieles vermitteln und schenken kann, selbst wenn es das Leben verkürzt und unsere Erwartungen an das übliche Happyend enttäuscht.

Wir erleben aber auch, welcher Charme und welche Kraft im Schweigen liegen und bekommen eine Ahnung, was diesem „kleinen" Film zu so einem großen (Erfolg) verhalf.

Fragen, die ZuschauerInnen sich stellen könnten:

1. Habe ich selbst schon einmal länger geschwiegen und mich im Schweigen erlebt und erfahren?
2. Kenne ich die saturnine Strenge von Exerzitien aus eigener Erfahrung?
3. Hatte ich schon einmal den Mut, in eine mir komplett unvertraute neue Welt einzutauchen?
4. Wie fühle ich mich, wenn ich allein in ein mir fremdes Land komme?
5. Kann ich rasch Freundschaften schließen und mir auf die Füße helfen lassen?
6. Habe ich schon einmal etwas genommen, was mir nicht gehörte?
7. Könnte ich mit dem Damokles-Schwert eines baldigen drohenden Todes umgehen?
8. Würde ich mir noch eine Weltreise in diese Welt gönnen, bevor ich in die andere wechsele?
9. Wie gehe ich mit der sicheren Endlichkeit meines und allen Lebens um?

Herz-Transplantation

Zurück zu Dir (2000, 116 Min.)

Ein Film mit Minnie Driver und David Duchovny unter Regie von Bonnie Hunt ist ein berührender, im wahrsten Sinne des Wortes herzergreifender Film zum Thema Organ- und in diesem Fall Herztransplantation. Elisabeth und Bob Ruland sind ein Bilderbuch-Liebes- und Ehepaar. Einander so sehr im Liebe verbunden, haben beide obendrein ein großes Herz für Tiere. Sie arbeitet im Tierpark und hat eine tiefe Beziehung zu Gorilla Sidney entwickelt, ihm Zeichensprache beigebracht und kann sich richtiggehend mit ihm unterhalten. Ihr Hund frisst nur, wenn sie ihn füttert und zeigt Ehemann Bob ganz klar seine persönliche Hunde-Hierarchie. Bob liebt Elisabeth über alles und Tiere wohl eher durch und für sie.

Als sie nach einem Fundraising-Abend für ein neues Affenhaus auf der Heimfahrt mit Bob im Auto tödlich verunglückt, bleibt der außer sich vor Schmerz und von Verlust und Trauer wie erschlagen zurück. In diesem Zustand tiefster Betroffenheit ist ihm alles egal und er gibt Elisabeths Organe zur Transplantation frei.

Durch nichts aufzuheitern, keiner Flirt-Vermittlung seines Freundes Charles zugänglich, hält ihn nur die Erinnerung an Elisabeth und ihr Wunsch nach einem neuen Affenhaus aufrecht. Er zeichnet es als Architekt und kämpft dafür und für die Gorillas wie ein Löwe und gewinnt schließlich gegen die Bürokraten und ihre finanziellen Interessen.

Bei einem weiteren Vermittlungsversuch seines Freundes verliebt sich Bob zwar nicht in die dafür vorgesehene Frau, sondern verschaut sich in die Bedienung der italienischen Pizzeria. Deren Geschichte vermittelt der Film in einem zweiten Erzählstrang. Grace - Englisch für Gnade - leidet seit der Kindheit an von ihrer Mutter geerbter Herzschwäche, die daran starb, als Grace fünf war.

Vor dem Weiterlesen, wäre es jetzt wichtig, den Film zu sehen und auf sich wirken zu lassen, um seine ebenso wundervolle wie durchschaubare Lösung genießen zu können.

Grace lebt mit ihrem, sie vergötternden Großvater über der Familien-Pizzeria mit dem Traum, einmal wie andere Fahrrad zu fahren. Sie malt beseelt und hegt und pflegt ihren Garten zu einem kleinen Paradies aus Blüten und Düften.

Vor allem aber wartet sie, als junge Frau auf den Tod erkrankt, auf ein Spenderherz und ihre ganze durch und durch italienische Familie bangt, hofft, betet für sie. Vor allem ihr über alles geliebter und sie liebender Großvater, der sie aufgezogen hat, weil ihr Vater sich nach dem Tod der Mutter davonstahl, betet für ein ganz besonderes Herz. Denn ein anderes - das spürt er - könnte in der Brust seiner so besonderen und über alles geliebten Enkelin nicht heimisch werden.

Schließlich - Grace wird immer schwächer - bekommt sie gleichsam im letzten Moment ein Herz und damit ein neues Leben (geschenkt) und lebt damit im wahrsten Sinne des Wortes auf. Sie malt, bedient und singt in der Pizzeria, fährt mit herzerweichender Begeisterung Fahrrad und ist über alle Maßen dankbar und glücklich über ihr zweites Leben.

Ihre große, eng verbundene italienische Familie, die zwar nicht mehr ganz, aber doch intakt ist, teilt ihr Glück und ist wie sie selbst ganz aus dem Häuschen. Grace ist so glücklich und schreibt - aus ganzem, vor Dankbarkeit überfließendem, aber auch schwerem Herzen - einen berührenden Dankes-Brief an ihren Herz-Spender beziehungsweise dessen Hinterbliebene. Kaum fähig ihn abzuschicken, braucht sie ihren ganzen (Herzens-)Mut dazu, weil sie spürt, ein Brief ist viel zu wenig für das Geschenk (des Lebens), das sie bekam.

Deutungsebene 1:
Was wir Zuschauer längst ahnen, wissen weder Bob noch Grace: Elisabeths Herz schlägt in Grace´ Brust weiter. Zuerst wird es uns Zuschauern klar bei einem Zoobesuch von Grace, als Gorilla Sidney seine Hände an die Scheibe legt, um Grace zu begrüßen wie er es nur mit Elisabeth tat. Bob entgeht die Szene knapp. Dass auch ihr Unbewusstes - oder ihr neues Herz - mehr weiß als sie, zeigt sich, als sie kurz - wie erstarrt - stehen bleibt, als der an ihr vorbei geht. Inzwischen wird uns Zuschauern klar und deutlich, dass dieses und jedes Herz weit mehr als Ersatz einer ausgefallenen Pumpe ist.

Freund Charles schleppt Bob - gegen dessen Willen - zur Partnerschaftsanbahnung in jenes italienische Restaurant von Grace' Verwandten, wo sie bedient und manchmal singt. Beide, Grace und Bob, sind auf den ersten Blick fasziniert voneinander, haben den Eindruck sich zu kennen und fragen sich auch danach. Aber Bobs Intellekt findet rasch eine unromantische Erklärung für die Liebe auf den ersten Blick. Seine vom Freund arrangierte „Flirtfrau“ ist so entsetzlich, dass Bob sich rasch davon macht, aber nicht, ohne sein Handy zu „vergessen“. Als er von draußen Grace singen hört, berührt sie spürbar sein Herz. Am nächsten Tag lässt er es sich nicht nehmen, sein Handy persönlich zu holen und vielleicht mit Hintergedanken erst nach der Sperrstunde. Er landet in der italienischen Altmänner-Runde um Grace' Opa, die ihn sofort zum Kartenspielen verleitet und auch gleich als Partner für Grace ins Auge fasst. Aber die hat genauso wenig Lust auf diese Vermittlungsversuche wie Bob.

Als sie schließlich auftaucht, bittet Bob sie bei erster Gelegenheit um ein Date. Beide verlieben sich mit jedem gemeinsamen Moment mehr und wissen - wie bei der großen Liebe üblich - nicht, warum. Uns Zuschauern aber schwant natürlich der tiefere Grund. Bob könnte ihn auch ahnen, denn sein Hund ist zu Grace so offen und liebkost sie, wie vorher nur Elisabeth. Aber

Bob hat gar keinen Raum für solche Gedanken - ähnlich wie die Eingeborenen Columbus' Schiffe übersahen, weil sie dafür nicht offen waren.

Beider Liebe bleibt platonisch, weil Grace - aus Scham wegen ihrer Operationsnarbe - ihn nicht an ihr Dekolletee lässt, und natürlich gar keine Erfahrung in Liebesdingen hat - ihr Herz spielte bei derlei bisher nicht mit. Und Bob ist noch gar nicht reif für solch einen Schritt, da er Elisabeth im Herzen trägt und dieses also besetzt ist.

Just an dem Abend, als sie ihm von ihrer Herzgeschichte und ihrer großen Narbe erzählen will, findet sie bei ihm einen Artikel, aus dem hervorgeht, dass Elisabeths Todestag ihr (Herz-) Geburtstag ist und ahnt Schreckliches. Als sie noch ihren eigenen Brief an die Angehörigen ihres Spenders bei ihm findet, weiß sie Bescheid. Entsetzt beschließt sie, die Italienreise, die ihr Groß(er) Vater ihr zum neuen Herzen und Leben geschenkt hat, sofort anzutreten, um Bob alles Weitere zu ersparen.

Der aber lässt nicht locker, doch als er die Herz-Wahrheit erfährt, zieht er sich erschüttert zurück. Sie flieht nach Rom zum Malen und er in sein immer noch so verletztes Herz, das es noch nicht fassen und ertragen kann, das Herz seiner Frau nun in der Brust seiner neuen Liebe zu wissen.

Nach drei Tagen aber wird ihm klar, seine Liebe ist stärker als die Betroffenheit. Er fliegt auf sie und ihr hinterher „bis nach Italien", wie Grace erstaunt feststellt und als überzeugenden Liebesbeweis anerkennt. Auf der Piazza Navona in Rom, wo sie malt, nimmt er sie in die Arme - und wenn sie nicht gestorben sind, leben sie heute noch...

Deutungsebene 2:

Wunder sind möglich. Und was Celine Dione singt und im übertragenen Sinn meint „my heart goes on" wird hier tatsächlich konkrete Wirklichkeit. Grace hat selbstverständlich keine Verantwortung für Elisabeths Tod, und es trifft sie natürlich keinerlei Schuld. Sie erlebt nur die Gnade, die schon in ihrem Namen schwingt, dieses größten denk- und fühlbaren Geschenks. Wahrscheinlich hat ihr Bob sogar dieses Geschenk gemacht, als er Elisabeths Organe freigab - oder vielleicht war sie es auch selbst, wenn sie zu Lebzeiten einen Spenderausweis ausfüllte.

Wir Zuschauer erkennen mit Gänsehaut den Schicksalsweg, der uns sonst meist verborgen bleibt. Hier aber wird hinter dem Wunder der Liebe der tiefere Zusammenhang sehr deutlich.

Deutungsebene 3:

Liebe - wie übrigens auch Hass - haben oft alte Wurzeln. Wir wissen das aus jahrzehntelangen Erfahrungen der Reinkarnations-Therapie. Dieses Erkennen des roten Fadens in unserem und allem Leben mit dem daraus folgenden Respekt fürs Leben an sich, ist eine unserer zentralen Lebens-Aufgaben. ***Das Suchen und Finden der Liebe*** zu den uns bestimmten Menschen, ist ein anderes großes Lebensthema, mit dem sich der gleichnamige, ebenfalls empfehlenswerte Film des Münchner Regisseurs Helmut Dietl beschäftigt. Es führt dazu, die offenen Fäden in der Kette der Leben zu schließen und das Ganze zu jener sprichwörtlichen runden Sache zu formen, der wichtigsten überhaupt.

Die Lichtseite der modernen Transplantations-Medizin wird hier *wunder*voll in Szene gesetzt - es ist geradezu ein Werbe-Film für diese inzwischen zur Industrie gewordenen Medizin-Sparte.

Deutungsebene 4:

Soweit die lichte, schöne Seite. Die andere (Schatten-)Seite, müssen wir leider auch noch ansehen, wobei dieser herzerwärmende, liebenswerte und -würdige Film es verdient hätte, vorher nochmals angesehen zu werden.

Es fällt wirklich schwer, den unterschlagenen Schatten hinzuzufügen, um das Bild zu vervollständigen. Der Film betreibt in gewisser Weise Schönfärberei. Das unschöne Thema der Überzeugung (liebender) Angehöriger zur Freigabe der Organe ihrer gerade sterbenden Nächsten, lässt er aus. Und die Ehrfurcht, die hier bei der Übergabe des Herzens unter Medizinern gespielt wird, ist schlicht realitätsfern. In Wirklichkeit wird fast immer nachts der noch lebendige Körper von Medizin-Profis ebenso gekonnt wie brutal ausgeweidet. Es braucht Narkosen, um die schrecklich anmutenden Reaktionen der gequälten ausgeschlachteten Körper zu reduzieren. Sie altern - nach vielen Zeugen-Aussagen - Jahrzehnte in dieser Nacht der Messer. Ich kenne eine Anästhesistin, die das Prozedere als unerträglich erlebt hat und auch Angehörige, die ihre Organfreigabe bitter bereuten, als sie den geschundenen Körper ihres Kindes oder Partners anschließend sahen. Das ist auch der Grund, warum Mediziner solch ein nochmaliges Sehen danach meist unter allen Umständen zu verhindern suchen.

Deutungsebene 5:

Neben dem Klischee, Organverpflanzung sei lebensrettend, schattenfrei und immer gut, das die Medizin-Industrie verbreitet, bedient dieser Film aber auch die Vorstellung, dass das Herz

1. mehr als nur ein Muskel und Motor ist und
2. auch ein Stück Identität oder Seele beinhaltet.

Tatsächlich deutet gerade dieser Film an, wie viel von den Verstorbenen in ihren Organen weiterlebt. Gorilla Sidney erkennt Elisabeths gutes Herz sogleich und begrüßt dessen neue Besitzerin wie die alte mit offener Hand, ebenso wie Hund Mel. Tiere spüren im Gegensatz zu Menschen mehr das fühlende Herz als das denkende Hirn von Menschen.

Deutungsebene 6:

Gar nicht so selten spüren aber auch Menschen in Extremsituationen - und das ist eine Organ- und insbesondere Herztransplantation immer - die tieferen Zusammenhänge. Da entwickelt jemand nach seiner Transplantation plötzlich andere Essensvorlieben und findet heraus, dass es die seines Spenders sind. Solche Erfahrungen gibt es *unheimlich* viele. Eine der letzten Ausgaben der Zeitschrift Esotera, die ich zeitweise herausgab, brachte einen Artikel über die seltsamen Erfahrungen transplantierter PatientInnen, die anfingen, ihnen völlig wesensfremde Eigenschaften und Vorlieben zu entwickeln. Nachforschungen ergaben, dass es sich um solche der Spender handelte.

Deutungsebene 7:
Persönlich habe ich als Medizin-Student im ganzen Studium nie etwas zur Sterbebegleitung gelernt, sehr wohl aber gab es Seminar-Angebote „Wie überzeuge ich Angehörige zur Organspende" – gesponsert von der Pharma-Sparte Immunssuppressiva. Das ist in der Kostenliste in der Schweiz der teuerste Punkt für die Krankenkassen, weil die teuren Pharamaka über Jahre und Jahrzehnte notwendig bleiben. Das zeigt die Prioritäten der modernen Medizin, aber auch den Erfolg der Verpflanzungen.

Deutungsebene 8:
Der holländische Pfarrer Hans Stolp berichtet im Buch „Organspende" von vielen schrecklichen (Schatten)Seiten der Transplantations-Medizin. Nach diesem harten, aber empfehlenswerten Buch, ließ ich mich aus dem österreichischen Register für Organspender streichen. In Österreich - mit Widerspruchs-Lösung - ist jeder automatisch Organspender, der das unterlässt. Danach wollte ich weder Empfänger noch Spender werden, zu unerträglich empfand ich den Gedanken der Vermischung von Lebensenergien und Karma-Strängen auf medizinisch-technischer Ebene.

Deutungsebene 9:
Allerdings zeigt der Film auch dazu einen Gegenpol. Mit dem

Wissen um diese Hintergründe in größter Achtsamkeit und Würde durchgeführte Organspenden und Transplantationen würden wieder denkbar und sogar zum Segen. Es ließe sich sehr bewusst ein dankbares Leben für sich und seinen Spender leben. So käme zu dem medizintechnischen noch ein seelisches Wunder hinzu.

Der Film könnte zu dieser Sicht anregen, Grace hätte die Gnade. für beide weiter zu leben und Bob die Chance, seine beiden großen Lieben zu lieben und mit ihnen zu leben.

Aus annähernd Jahrzehnten Erfahrung mit Reinkarnationstherapie wissen wir beide sicher, dass Elisabeth mit diesem Ausgang einverstanden wäre.

Deutungsebene 10:

Als Nebeneffekt zeigt dieser Film im tiefsten Sinne, nämlich dem des Herzens, wie entsetzlich unsere heutige Behandlung von Tieren ist, die wir momentan zu Milliarden von der Haltung bis zur Schlachtung missbrauchen, zu Millionen als Versuchstiere zu Tode quälen. Das ist Menschen- und erst recht Tier-unwürdig. Hier kann ein Dokumentarfilm wie ***Hope for all*** von Nina Messinger Licht in ein schreckliches Dunkel bringen. Die US-Dokumentation ***Gabel statt Skalpell*** zeigt im Hinblick auf uns Menschen wie sehr wir uns diesbezüglich gesundheitlich verirrt haben.

Beziehungen zu anderen Lebensbühnen:

Neben der Herztransplantation (8) haben wir eine *wunder*volle moderne Liebesgeschichte (7), wobei das Herz natürlich zur 5. Lebensbühne gehört wie der Medizin-Bezug zur 6., der zu den Tieren und ihrer Familie zur 4. Bühne, der zu Tage tretende Schatten zur 8. Das Thema der verschlungenen Lebenswege berührt die 10. und ihres Sinnes die 9. Bühne. So ist dieser weitgehend unterschätze Film ein Beispiel, mit wie vielen Lebensbühnen uns Lichtspiele verbinden können.

Fragen, die ZuschauerInnen sich stellen könnten:

1. Wie offen bin ich für die verwickelten Schicksalswege, für die Wunder der Liebe und wie folge ich ihnen und ihr?
2. Wie bereit bin ich rechtzeitig, d. h. zu Lebzeiten, mein Herz zu verschenken?
3. Wage ich überhaupt, beide Seiten, Licht und Schatten dieser modernen Medizin-Möglichkeit in Bezug auf mich selbst anzusehen?
4. Wie stehe ich zu Geben und Nehmen? Zu Organspende und -empfang? Hängen sie für mich überhaupt zusammen?
5. Wie ehrlich bin ich? Wäre ich im Extremfall gern Empfänger, möchte aber nicht spenden?
6. Bin ich bereit, mit einem wesentlichen Teil von mir in einem fremden Körper weiter zu leben?
7. Wäre ich so offen, jemand Fremden in meinem Körperhaus aufzunehmen und leben zu lassen?
8. Wie sehr schätze ich Tiere als fühlende Wesen, die in vielem fähiger und fühliger sind als moderne Menschen?
9. Welche Konsequenzen ziehe ich aus all dem?
10. Verzichte ich auf Organspende und -empfang gleichermaßen? Höre ich auf, (Tier-)Fleisch zu essen?
11. Kann ich die Verbindung zwischen Medizin-Kunst und wirklicher Heilung erkennen, die innere Verbindung der 6. mit der 12. Lebensbühne?

Für wen und welches Problem ist dieser Film Therapie?

Für all jene, die gar nicht über Organ-Verpflanzung nachdenken und für diejenigen, die sich des Tiefgangs solch neugeschaffener Verbindungen nicht bewusst sind. Aber auch für diejenigen, die empfangen würden und nicht spenden wollen.

Sieben Leben (2008, 123 Min. ausführlich in Bd.1). Ein Film in der Regie von Gabriele Muccino mit Will Smith wirkt wie ein Propaganda-Film für Transplantationen. Er betrachtet das Thema aus der Perspektive eines sehr bewussten Spenders, der sich aufopfert für die Empfänger, um eigene Schuld zu sühnen, handelt also von Wiedergutmachung von Schuld.

Tim Thomas, alias Ben, verursacht einen schweren Autounfall, bei dem sieben Menschen sterben. Tim fühlt sich für den Unfall verantwortlich und leidet unter der Last der Schuld. Auf sehr ungewöhnliche Weise ringt er um Wiedergutmachung, um seine Schuld zu tilgen. Er spendet im Laufe der Zeit Teile seiner Lunge, seiner Leber, seine linke Niere und Knochenmark. Am Schluss vollendet er seine Sühne mit einem gut organisierten Selbstmord und verschenkt auch noch sein Herz und seine Hornhaut. Alle von ihm Geretteten und mit einem neuen Leben Beschenkten hatte er im Vorfeld sorgsam ausgewählt und auf ihre Menschlichkeit überprüft.

Zwei weitere (Schatten)Filme zum Thema Organverpflanzung seien hier erwähnt: In ***Beim Leben meiner Schwester*** (2009, 109 Min. ausführlich in Bd.1) wird ein Kind nur gezeugt, um das Leben der älteren Schwester mittels Organspende zu retten.

Den absolut grauenhaften Schattenaspekt der Organverpflanzung zeigt der auch stimmungsmäßig schwer erträgliche, aber gut gemachte Film ***Alles was wir geben mussten*** (2003, 110 Min.) mit Keira Knightly, Carrey Mulligan und Andrew Garfield. Geklonte „Kinder“ werden zur Organverpflanzung in einem Waisenhaus bereit „gehalten“.

Zur realen Schattenseite der schrecklichsten Art gehört der Umgang mit dem Thema in der Volksrepublik China. Dort sollen Todeskandidaten vom Gewebe her durchtypisiert, solange in Camps gehalten werden, bis sich entsprechend für ihre Organe geeignete und bezahlende Spender finden. Dann werden sie -

gleichsam nach Bedarf - hingerichtet. So soll ein Körper bis zu 250 000,- Dollar bringen.
Die Geschichte wird noch makaberer, wenn man bedenkt, wie rasch chinesische Volksgerichtshöfe Todesstrafen etwa wegen Homosexualität verhängen.

Wo das Grauen nicht mehr zu steigern erscheint, geht das in China leider doch. Gefangen gehaltene Falun-Gong-Anhänger, die eine Art Chi Gong ausüben und in China als Staatsfeinde gelten, sollen in ähnlicher Weise zur Organentnahme missbraucht und hingerichtet beziehungsweise bis zur Todesfolge ausgeschlachtet werden. Eine Schweizerin hat diese Schrecklichkeiten von einer geflohenen Gefangenen aus solch einem Todes-Camp erfahren.

Arthritis und Rheuma

Words and Pictures - In der Liebe und in der Kunst ist alles erlaubt (2013, 111 Min.)

Den Volksseuchen Rheuma und Alkoholismus begegnen wir in diesem Film von Fred Schepisi mit Juliette Binoche als Malerin Dina Delsanto und Clive Owen als in Alkohol abgestürztem Schriftsteller Jack Markus.

Jack zehrt von seinem früheren Ruhm als gefeierter Schriftsteller und Poet - aber das ist lange her. Inzwischen ist er als Lehrer in der angesehenen College-Vorbereitungs-Schule Croyden-Prep gelandet, aber auch beim Alkohol, den er sich schon morgens in seine Thermosflasche füllt, um den Tag zu überstehen. Er ist zutiefst frustriert über sich und seine desinteressierten Schüler und deren Abhängigkeit von Social Media und entsprechender Hardware. So spült er sein Elend vorzugsweise mit Wodka hinunter. Andererseits ist er ein engagierter Lehrer, der anhand von Literatur-Beispielen zeigt, was gut gewählte Worte in uns bewegen und auslösen können. Sein großes Plus ist die Liebe zur Poesie und zur Herkunft der Sprache.

Da er aber ständig zu spät zum Unterricht erscheint und sein Literatur-Magazin „Lion" auch nicht mehr viel hermacht, er wegen seines alkoholisierten Fehlverhaltens Hausverbot im 1. Restaurant des Ortes hat, gerät er in Croyden auf die Abschussliste.

Als seine Lage schon aussichtslos ist, und ihm wegen seiner Trunksucht gekündigt werden soll, tut er Unverzeihliches, um den drohenden Rausschmiss zu verhindern. Er gibt ein Gedicht seines Sohnes aus früherer Ehe, der sein Alkohol-Problem durchschaut und sich seiner schämt, als seines aus, um in der Schule durch dieses Plagiat seine Chance zu wahren.

Aber auch, um in der Auseinandersetzung mit der gerade neu in der Schule für den Kunstkurs engagierten und ziemlich kompromisslosen Malerin Delsanto bestehen zu können. Beide bekämpfen sich beruflich mit einem Krieg von Worten gegen Bilder, da beide ihr Metier für unendlich viel wertvoller und aussagekräftiger als das des anderen halten.

Tatsächlich hat aber auch Dina Delsanto schwere Problem mit ihrer rheumatoiden Arthritis, die sie vergeblich mit immer neuen Pillen zu bekämpfen sucht. Ihr Körper gehorcht ihr nicht mehr, sie kann keine Pinsel mehr halten und hat seit Monaten nichts mehr wirklich Gutes gemalt. Die Krankheit hat ihr im wahrsten Sinne des Wortes ihr Werkzeug aus der Hand geschlagen.

So ist sie aus New York in die ländliche Croyden Prep geflüchtet, um in der Nähe ihrer Schwester zu sein, die ihr im Alltagsleben beisteht, wenn sie ein neuer Schub quält. Aber Delsanto gibt nicht auf, sondern versucht - mit mehr oder weniger Erfolg - sich gegen die Unerbittlichkeit ihres Krankheitsbildes zu stemmen.

Der zwischen beiden entbrennende Wettkampf holt jedenfalls die Schüler aus ihrer Lethargie und das Beste aus beiden Künstlern heraus. Ihr Gefecht aus Bildern gegen Worte entfacht einige Lebendigkeit und frische Lebensgeister und allmählich in beiden sogar Zuneigung und Spuren von Liebe. Sie provozieren sich ständig, aber sie mögen sich eigentlich und verlieben sich schließlich.

Bei der Anhörung der Lehrer zu seiner Person, verteidigt Delsanto Jack ebenso geschickt wie engagiert. Dafür bedankt er sich mit einem Strauß weißer Rosen bei ihr und sie zeigt ihm ein seit langem mal wieder gelungenes Bild. Schließlich landen sie sogar sehr bewusst im Bett und haben es wunderschön miteinander. Aber in der Nacht ruiniert er bei einem Alkohol-Exzess nicht nur ihr neues Bild, sondern auch die gerade aufkeimende Liebe und sie schmeißt ihn raus. Nun hasst sie ihn bild- und wortreich.

Er beichtet ihr und der Schule das Plagiat des Gedichtes seines eigenen Sohnes und kündigt in der Schule zum Jahresende. Dina hasst ihn noch mehr. Er ist so ernüchtert vom selbst angerichteten Desaster, dass er für Tage nüchtern bleibt und sich mit Erfolg der lokalen A(nonymen)A(lkoholiker-)Gruppe anschließt.

Tatsächlich gelingt es ihm so, nüchtern zu bleiben und das akademische Gefecht „Worte gegen Bilder" zu einem großen Erfolg zu machen, zu dem auch Dina im letzten Moment erscheint - und schließlich versöhnen sie sich anschließend mit einem langen, innigen Kuss.

Deutungsebene 1:

Dina Delsanto und ihre rheumatoide Polyarthritis. Sie hat es tatsächlich unsagbar schwer mit ihren schubweise auftretenden Gelenk-Entzündungen und kämpft weite Strecken auf verlorenem Posten. Ein ähnlich erfolgreiches Konzept wie die AA-Gruppen kennt und akzeptiert die Schulmedizin bei Rheuma nicht, obwohl es seit langem existiert.

Zwar gibt es mit dem Trio Fasten, Ernährungsumstellung auf pflanzlich-vollwertige Kost und ganzheitliche Psychosomatik sehr gute und fast immer erfolgreiche Behandlungskonzepte, aber diese werden seitens der Schulmedizin zugunsten der nicht heilenden, sondern höchstens lindernden und immer unterdrückenden Pharmaka (der Konzerne) ignoriert. Dabei gibt es sogar eine deutsche Studie von Prof. Andreas Michalsen, die Erfolge mit Fasten belegt.

Dina Delsanto verlässt sich - wie die meisten - auf die schlechtere Option der Schulmedizin und ist zusammen mit Millionen Betroffener verlassen. So viele wissen es einfach nicht besser, da auch die Mainstream - und die öffentlich-(un)rechtlichen Medien die wirksameren und oft heilenden Möglichkeiten - wiederum zu Gunsten der Pharma-Industrie - verschweigen.

Insofern wird in diesem wie auch im folgenden Film ***Maudie*** das Krankheitsbild nur als Teil der Story genutzt, aber gar keiner Einschätzung oder Diskussion unterzogen.

Deutungsebene 2: Jack Markus und sein Alkoholismus

Er erlebt die typische Alkoholproblematik wie später neudeutsch im Kapitel Sucht ausführlich an Hand vieler Filme dargestellt. Wahrscheinlich beginnt Jack zu trinken, um sich über seine Schreibhemmung hinweg zu helfen. Sich Mut antrinken, ist eine gängige Methode der bürgerlichen Welt. Typisch auch sein Vertuschen des Problems, indem er sich jeweils in der großen Pause in sein Auto zurückzieht und Wodka aus der Thermoskanne nachtankt, um seinen Spiegel zu halten. Als typischer Verdränger versucht er sich und anderen - etwa nach dem Eklat im Restaurant - vorzumachen, er habe da gar kein Problem, sondern nur ein Hobby.

Immerhin, am Tiefpunkt angelangt, als er seine Liebe verloren und ihr vorher noch im Vollrausch ihr seit langem bestes Bild ruiniert hat, seinen Job in der Schule praktisch los ist und seinem eigenen Sohn das Gedicht gestohlen und als seines ausgegeben hat, findet er in der AA-Gruppe wieder Halt und echte Hilfe und kann sich so aus der Sucht befreien. Hier gilt der Spruch, *nur du allein kannst es schaffen, aber du kannst es nicht allein schaffen.* Braucht er auch nicht, denn es gibt die AA-Gruppen.

Deutungsebene 3:

Die wahre Therapie aber für beide und ihr jeweiliges Krankheitsbild, die Bewegung und Lebendigkeit in ihr eingefahrenes Leben zurückbringt, ist wieder einmal die Liebe. Als sich diese langsam anbahnt, kann Dina trotz aller wirklich krampfhaft bemühten vorherigen Versuche, erstmals wieder ein gutes Bild malen und glaubt, diesmal könnten die Medikamente wirklich helfen. Ihre wahre Medizin aber ist die aufkeimende Liebe.

Auch bei Jack ist es vor allem der Wunsch, seine im Alkohol

ertränkte Liebe zurückzugewinnen, die ihm hilft, den entscheidenden Schritt der Ernüchterung zu schaffen und in der AA-Gruppe zu stabilisieren.

Deutungsebene 4:

Sowohl bei Dina als auch Jack hängt der Krankheitsausbruch mit ihrer Kunst zusammen. Jack will wohl seine Schreibhemmung und das Desaster seiner versiegenden Inspirationsquelle mit Wodka - bayrisch formuliert - „schön saufen".

Dina kann wegen ihrer rheumatoiden Arthritis ihre Malerei nicht mehr ausführen, wobei auch ihr offenbar die Inspiration abhanden gekommen ist. Ihr Krankheitsbild hindert sie an fast jeder Bewegung und zwingt sie zur Ruhe. Insofern ist ihr Rückzug vom großen hektischen New York ins kleine beschauliche Croyden, wo sie viel Ruhe hat, das zugleich ihre Heimat ist und sie ihrer Ursprungsfamilie näher bringt, weniger Flucht als stimmige Entscheidung.

Deutungsebene 5: Ausblick

Ob große Kunst Drogen braucht, wie manche Künstler behaupten, stellt der Film eher in Frage, Jacks Inspiration ist jedenfalls unter Alkohol nicht wieder aufgetaucht. Dinas Quelle wird mit den allopathisch unterdrückenden Pharmaka der Schulmedizin eher weiter verschüttet.

Das Drehbuch legt nahe, wie sehr beider Kunst von der Liebe profitiert. Schon das erste Liebesfest mit Jack kann für Dina nicht schnell genug wiederholt werden, und der anschließende Beziehungsabbruch führt zu einem neuerlichen Krankheitsschub und erlaubt ihr nicht mal, das von Jack beschädigte Bild zu restaurieren. Die Liebeserfahrung hatte sie dagegen beflügelt.

Und denkbar ist, dass der Poet in Jack mit nachlassender Alkoholabhängigkeit und neben einer Künstlerin wie Dina wieder erwacht. Mit der kann er sich zwar nicht messen, wie er bei seinem geradezu bescheiden-demütigen Auftritt bei der Schlussveranstaltung zu „Worte gegen Bilder“ offenherzig und ehrlich bekennt, aber neben ihr würde er wohl wachsen, wie sie ihm ja auch schon den Anstoß für seine Befreiung aus dem Alkohol-Elend gegeben hat. In Resonanz zu ihr erscheint es immerhin am ehesten vorstellbar für ihn, die Quelle seiner Inspiration wieder zu finden, liebt er doch die Worte und die Sprache und diese Liebe könnte sich wieder in Gedichten äußern.

Fragen, die ZuschauerInnen sich stellen könnten:

1. Wie steht es um die Künstlerin, den Künstler in mir?
2. Blockiere ich ebenfalls die Quelle meiner Inspiration? Wenn ja, wie?
3. Wie stark ist mein Drang zur Suche, wie groß meine Gefahr in Sucht abzugleiten?
4. Welche Rolle spielt die Artikulation in meinem Leben, wie gelenkig bin ich auf verschiedenen Ebenen?
5. Wie streng und unnachgiebig bin ich mir selbst gegenüber?
6. Wie offen bin ich für die erlösende Kraft der Liebe?
7. Wie bereit bin ich, mir helfen zu lassen, wenn Not an der Frau oder am Mann ist?

Maudie (2016, 116 Min.)

Der Film von Aisling Walsh ist eine kanadisch-irische Filmbiografie über das Leben der kanadischen Malerin Maud Lewis (1903–1970). Von rheumatischer Arthritis gequält, nimmt Maud (Sally Hawkins) die Stelle des Hausmädchens bei dem ebenso groben wie wortkargen Fischer Everett Lewis (Ethan Hawke) an, der im Waisenhaus aufgewachsen, ein Ausbund von Problemen ist. Maud, die unter schwierigsten Bedingungen anfängt, ihr Leben in eigene Hände zu nehmen und gegen alle Widerstände zu malen, wird mit ihren naiven Bildern zu einer der bekanntesten Künstlerinnen Kanadas.

Ihr Weg zu sich und ihrer Kunst ist hart. Maud Dowley ist eine kleine Frau Mitte 30 in einem kleinen Dorf in Neuschottland in Kanada, schwer leidend unter jugendlicher Arthritis und körperlich dadurch sehr behindert. Bei Ida, ihrer Tante, fühlt sie sich schlecht und nur ihr Hobby, Malen, bringt etwas Freude in ihr tristes Leben, wobei sie mit ihren steifen Gelenken nur mühsam und langsam damit vorankommt. Aber sie gibt nicht auf und beweist eine gewisse Beharrlichkeit, die bis zu Sturheit geht.

Um ihrer Tante zu entkommen, die nicht will, dass sie malt, nimmt sie die Stelle bei dem barschen Everett an für ein selbstbestimmteres Leben. Alles, was sie will, ist malen, aber das ist ein langer Weg. Everetts Grobheiten und Demütigungen erträgt sie, einfach weil sie eine Bleibe braucht.

In ihrem Elend beginnt Maud mit minimalen Malereien an den Innenwänden ihrer kleinen Hütte mittels einer im Haus entdeckten Farbdose. Bald fängt sie an, Holztafeln, die Everett gelegentlich bei seiner Trödlertätigkeit sammelt, zu bemalen. Allmählich gewöhnen sich die beiden aneinander, obwohl Everett sie weiter schlecht behandelt. Seine schüchternen nächtlichen Annäherungsversuche weist sie entschieden zurück.

Über Everetts Fischhandel und eine fehlende Fischlieferung

kommt Maud in Kontakt zu Sandra aus New York, die auf ihre kleinen Malereien aufmerksam wird. Nach dem ersten Verkauf eines Bildes für fünf Dollar an Sandra ist Everett sichtlich beeindruckt und ermuntert Maud plötzlich zum Malen und vor allem Verkaufen. Mittels Werbeschild an der Straße entsteht so ein anfangs bescheidenes Nebeneinkommen. Mauds naive, mit ungemischten Farben direkt aus der Tube gemalte Bilder unterstreichen ihr Talent für Farbkompositionen, die immer mehr Menschen mögen und ihr Bilder abkaufen.

Da sie mittlerweile auch miteinander schlafen, überredet Maud Everett, sie zu heiraten. Nach langem Sträuben willigt er ein. Am Zusammenleben der beiden ändert das wenig, weil Everett Maud mehr als Haushälterin und zunehmend als Einkommensquelle sieht, denn als seine Frau.

Als Tante Ida über den Dorfklatsch erfährt, dass Maud jetzt mit Everett als dessen Frau lebt, macht sie Maud Vorwürfe und erinnert sie daran, dass sie einst als junges Mädchen schwanger wurde und ihr missgestaltetes Kind bei der Geburt starb.

Mauds Popularität wächst weiter, ihr Bruder Charles kreuzt auf und will ihr Manager werden, aber sie schickt ihn weg. Als der damalige US-Vizepräsident Richard Nixon ein Bild bei ihr bestellt und das kanadische Fernsehen über das eigenartige Paar berichtet, steigt Mauds Popularität nochmals sprunghaft. Nun entwickelt Everett Minderwertigkeitsgefühle, die er rücksichtslos auf sie projiziert. Ständig betont er, der Herr im Haus zu sein, wobei sie schon längst von Mauds Einkommen leben.

Als Everett verweigert, sie zu ihrer sterbenden Tante zu fahren, lässt Maud sich nicht unterkriegen und geht den ganzen Weg humpelnd zu Fuß. Ida beichte ihr kurz vor ihrem Tod, dass Mauds Baby weder tot noch verunstaltet gewesen ist, sondern ein gesundes Mädchen. Die Familie habe es zur Adoption verkauft. Maud ist zutiefst betroffen. Bei Everett findet sie wie üblich kein Verständnis, sondern er jammert über eigene Probleme auf der

Basis seiner durchaus berechtigten Minderwertigkeitsgefühle. Schließlich reicht es ihr, und sie trennt sich.

Bald fehlen sie einander aber doch und finden wieder zusammen. Maud beruhigt Everett und versichert ihm, er sei perfekt für sie, weswegen sie gar keinen anderen wolle. Unverhofft bringt Everett sie zu einer fremden Villa und überrascht sie mit der Mitteilung, ihre Tochter lebe dort. Maud quält sich aus dem Wagen und beobachtet mit großem Abstand ein Mädchen vor dem Haus. Sie traut sich nicht näher und bricht - wieder im Auto - in Tränen aus, weil sie gar nicht fassen kann, wie schön ihre Tochter ist. Näheren Kontakt wagt sie nicht.

So leben die beiden Jahre zusammen, und Mauds Bilder werden immer bekannter und begehrter. Als sie im tiefen Winter einen schweren Holzklotz ins Haus tragen will, stürzt sie und kommt nicht mehr auf die Beine. Mit ihrer Gesundheit geht es steil bergab, Everett bringt sie ins Krankenhaus und bleibt an ihrer Seite, bis sie stirbt.

Deutungsebene 1:
Gelenke stehen für unsere Artikulation, unsere Äußerung in der Welt und damit unseren Ausdruck. Articulatio heißt lateinisch Gelenk. So ist es kein Zufall, dass beide Rheumatikerinnen, denen filmisch begegnen, Dina und Maud, Malerinnen unter erschwerten Bedingungen und trotz ihres Rheumas sind. Ausdruck ist ihr Thema und sie artikulieren sich über ihre Bilder.

Deutungsebene 2:
Beeindruckend, wie Maud, indem sie sich aufrafft, eine katastrophale in eine gute Situation wandelt und auf beiden Ebenen, Beruf(ung) und Beziehung, punktet durch ihre beharrliche Art, Bewegung ins Leben zu bringen. Maud bringt - wie Delsanto - ein gehöriges Maß an Sturheit beziehungsweise Durchsetzungswillen mit, und besteht damit in widrigsten Umständen und

unter schwierigsten Bedingungen. Etwa, wenn sie den ganzen langen Weg humpelnd schafft, weil Everett sie nicht fährt. Was ihre Tante Ida als Starrköpfigkeit interpretiert, wenn Maud sich von ihrer rheumatischen Arthritis nicht abhalten lässt, selbst lange Wege bei jedem Wetter zurückzulegen oder behauptet, für sich selbst sorgen zu können, ließe sich auch als Beharrlichkeit interpretieren. Sie schafft es schließlich gegen alle oder jedenfalls sehr viele Widerstände. Maud gibt nie auf, was ihr selbst unter schlechten Umständen dazu verhilft, eine über Kanada hinaus anerkannte Künstlerin zu werden.

Deutungsebene 3:
Aus gut(en) 40 Arztjahren habe ich die Erfahrung mitnehmen dürfen, dass Rheuma nicht nur zu bessern, sondern sogar zu heilen ist mit so einfachen Maßnahmen wie regelmäßigem Fasten und Ernährungsumstellung auf pflanzlich-vollwertige Kost. Aufwendiger ist die ebenso notwendige Auseinandersetzung mit der Psychosomatik des Rheumageschehens, der Starrheit und Sturheit, der Dickköpfigkeit und dem Festgefahrensein wie in *Krankheit als Symbol* dargestellt.

Fragen, die ZuschauerInnen sich stellen könnten:

1. Wie steht es um meine Durchsetzungsfähigkeit?
2. Wie um meine Beharrlichkeit?
3. Wie viel lasse ich mir in einer Partnerschaft gefallen?
4. Wie viel von Eltern und Verwandten?
5. Wie reagiere ich bei Schwierigkeiten?
6. Wie gut kann ich mich, mein Wesen ausdrücken?
7. Wie weit bin ich bereit, für die Befreiung der in mir und jedem lebenden Begabung zu gehen?

Vom Schicksal ganz anders gemeint sein

Minder- und Sonderbegabungen

Als Eltern von Naomi, die eine Trisomie 21 in dieses Leben mitbrachte, können wir das mit der Minderbegabung nicht recht bestätigen, denn bei intellektueller Schwäche mit einem gar nicht messbaren IQ, ist Naomi doch im seelischen Bereich hochbegabt - wie als Ausgleich. Auch was die Gedächtnisleistung angeht, kennt sie mehr Filme als wir und praktisch auswendig. Sie kann sich nachweislich über Jahre merken, wo in einem einmal besuchten Hotel das Spielzimmer ist oder wir zuletzt gewohnt haben. Ihr fehlt auch kein Chromosom, sondern sie hat ein halbes mehr.

In Forrest Gump (Bd.1) ist Tom Hanks ein überaus liebevoller „Minderbegabter", früher hätte man „debil" gesagt, heute heißt es korrekt „kognitiv eingeschränkt. Die neuen Bezeichnungen haben die Situation Betroffener aber keineswegs verbessert. Forrest Gump zeigt uns charmant und berührend, wie viel wichtiger Gefühl als Intellekt ist und wie viel weiter und uns(erer Seele) näher wir damit kommen.

In ***Ich bin Sam*** (Bd.1) spielt Sean Penn grandios einen „intellektuell Eingeschränkten" Vater, der aus Liebe zu seiner ungleich intelligenteren Tochter an der Seite einer engagierten - von Michelle Pfeiffer gespielten - Anwältin, den Kampf mit Vater Staat und dessen Gerichten aufnimmt. Auf Gefühlsebene, die vom System „Vater Staat", zu dem auch die Gerichte gehören, kaum verstanden und fast nie vertreten wird, ist er der ideale Vater.
Im leider vergriffenen Film ***Am 8. Tag*** *schuf Gott die Mongis* erleben wir, wie emotional hochbegabt sich ein junger Mann mit Trisomie 21 verhält.

Einseitige Hoch-Begabung - Autismus

Rainman (1988, 133 Min.)

In diesem US-Film von Barry Levinson spielt Dustin Hoffmann brillant einen Autisten, der sich an der Seite seines von Tom Cruise dargestellten cleveren Bruders Charlie durchs Leben schlägt oder besser schlängelt und uns in seiner Genialität und Einzigartigkeit, aber auch in den Beschränkungen seiner Zwanghaftigkeit dieses Krankheitsbild nahe bringt.

Charlie ist ein karrierefixierter, oberflächlicher Egoist. Als aalglatter, selbstverliebter, sehr gut aussehender Autohändler aus Kalifornien, lebt er mehr schlecht als recht vom Import italienischer Sportwagen. Da er seinen reichen Kunden aber Probleme mit den Umweltanforderungen verheimlicht, bekommt er Probleme. Auf dem Weg zum gemeinsamen Wochenende mit Freundin Susanna, erfährt er vom Tod des Vaters. Charlie reagiert auf die Nachricht völlig emotionslos. Aber beide machen sich doch sogleich auf nach Cincinnati zum Begräbnis. Susanna träumt von einer tieferen Beziehung zu Charlie, er aber hat oder zeigt jedenfalls keine Gefühle, sondern hält auch zu ihr seine emotionale Distanz.

Immerhin erfährt Susanna von Charlie vom Ende seiner Beziehung zum Vater. Als Charlie unerlaubt mit 16 dessen Wagen, einen 1949er Buick-Cabriolet entwendet, um mit Freunden nach bestandener Abschlussprüfung eine Spritztour zu machen, meldet sein Vater den Wagen als gestohlen und lässt Charlie zwei Tage lang in der Arrestzelle der Polizei schmoren. Charlie verlässt gleich anschließend entnervt sein Elternhaus und ward nie mehr gesehen. Für einen kleinen Moment ist er von seiner Geschichte selbst so berührt, dass er Susanna von Rain Man erzählt, einer Phantasiegestalt, die er sich als kleiner Junge ausgedacht hatte, die ihm beistand und für ihn sang, wenn er Hilfe brauchte.

Nach der Testamentseröffnung ist Charlie stocksauer über die geerbten preisgekrönten Rosenbüsche und das Buick-Cabrio des Vaters, während alles Geld an Wallbrook geht, ein Wohnheim für geistig Behinderte.

Spontan fährt er dorthin und trifft den Leiter, Dr. Bruner, der zwar seinen Zorn versteht, ihm aber jede weitere Auskunft verweigert. Dann trifft Charlie dort - zufällig (?) - einen Bewohner, dem der Buick und auch viele Details aus Charlies Familie bekannt sind. Dr. Bruner muss bestätigen, dass dieser Mann Charlies älterer Bruder Raymond ist. So erfährt Charlie erstmals von Ray, der nun offenbar die drei Millionen Dollar geerbt hat, und nimmt Ray(mond) kurzentschlossen und aus egoistischen Motiven mit sich zurück auf die Reise nach Kalifornien.

Raymond lebte bisher immer in Wallbrook als Autist mit einer besonderen Inselbegabung. Obwohl sein Gehirn in manchen Bereichen Außergewöhnliches leistet, kann Ray kaum und jedenfalls keine tiefen Beziehungen zu Menschen herstellen und einfachste Alltagshandlungen nicht ohne Hilfe bewältigen. Auch toleriert und erträgt er keine Abweichungen von seinem gewohnten Tagestrott. So muss der schon ohnehin grenzwertig genervte Charlie während der Rückreise dafür sorgen, dass Raymonds Alltag möglichst gewohnheitsgemäß weiterlaufen kann.

Hinzu kommt, dass Susanna sich empört von ihm abwendet und ihm vorwirft, alle Menschen nur für seine egoistischen Zwecke auszunutzen und zu missbrauchen, als sie entdeckt, dass Charlie seinen Bruder nur mitnimmt, um die Hälfte der Millionen zu ergattern und seinen Bruder als Druckmittel zu verwenden. Obwohl das offensichtlich wahr ist, beharrt Charlie auf seinem Recht auf das Erbe.

Da Raymond sich standhaft weigert, ein Flugzeug zu besteigen - kennt er doch alle Flugabstürze mit Flugnummern und

Anzahl der Todesopfer auswendig - und auch Highways wegen Gefährlichkeit meidet und bei Regen nicht zum Verlassen des Zimmers zu bewegen ist, haben die beiden eine lange Fahrt vor sich, fast eine Odyssee. Obendrein muss Charlie versuchen, sein vom Konkurs bedrohtes Autobusiness per Telefon zu retten. Raymonds vollständiger Mangel an Verständnis für seine Situation verschärft Charlies Verzweiflung noch. Zumal dem die gewohnte anstehende Fernseh-Sendung in dem Moment wichtiger als alles andere auf Erden ist.

Mit der Zeit bemerkt Charlie aber auch die erstaunlichen Fähigkeiten seines Bruders. Innerhalb eines Tages kann er ein Drittel eines dicken Telefonbuchs im Kopf speichern. Als eine Packung Zahnstocher runterfällt, weiß Ray auf den ersten Blick: es sind exakt 246. Komplizierte Rechenaufgaben kann er augenblicklich im Kopf lösen, scheitert aber an einfachsten alltäglichen Aufgaben.

Eines Tages zeigt Ray Charlie ein Foto im Motel, das ihr Vater von seinen beiden Söhnen machte und bezeichnet sich selbst als „Rain Man“. Da dämmert Charlie, dass Rain Man gar keine Phantasiefigur war, sondern sein großer Bruder, den er als Dreijähriger so nannte.

Ray musste wegen ihm ins Heim, weil die Eltern Angst bekamen, er könne dem kleinen Charlie unabsichtlich etwas antun. Plötzlich empfindet Charlie erstmals wirkliche Verbundenheit mit dem lange verschwundenen, wieder aufgetauchten Bruder.

Charlie kommt auf die Idee, Rays unglaubliche Fähigkeiten in Las Vegas beim Glücksspiel zum Geldverdienen zu nutzen. Tatsächlich bringt das trickreiche Nutzen von Ray Gedächtnis genug ein, um Charlies Schulden zu begleichen. Obwohl kein Betrug nachzuweisen ist, bekommen sie Hausverbot im Casino.

Unerwartet taucht die inzwischen arbeitslose Susanna bei ihnen im Hotel auf und ist ganz verblüfft, wie mitfühlend und einfühlsam Charlie inzwischen mit Ray umgeht und ihn in seinen so eigen(artig)en Bedürfniss respektiert.

Charlies Anwalt hat inzwischen eine juristische Lücke in der Vormundschaftsregelung für Raymond entdeckt und leitet entsprechende Schritte ein. Mit Dr. Bruner wird ein Treffen mit einem unabhängigen Psychologen vereinbart, der per Gutachten entscheiden soll, ob Raymond bei seinem Bruder bleiben oder besser zurück nach Wallbrook soll. Am Vorabend des Treffens bietet Dr. Bruner Charlie sogar eine Viertelmillion Dollar, wenn er seinen Bruder unbehelligt in Wallbrook leben lässt. Charlie schlägt das Angebot aus, aber jetzt nicht aus Gier, sondern da ihm sein Bruder bereits zu wichtig ist.

Beim Treffen mit dem Psychologen wird deutlich, wie unfähig Ray ist, über seine Zukunft zu entscheiden - er will beides, sowohl bei Charlie sein als auch nach Wallbrook zurück in seine Routinen. Um ihn aus der peinlichen Situation zu befreien, bekennt Charlie, dass er seinen Bruder gar nicht dauerhaft in Obhut nehmen kann und in Wallbrook besser für ihn gesorgt ist.

Am Ende bringt er ihn einträchtig und zusammen mit Dr. Bruner zum Zug und verabschiedet sich von ihm mit dem Versprechen, ihn in Wallbrook regelmäßig und öfter zu besuchen.

Deutungsebene 1:

Charlie hat den frühen Verlust seines großen Bruders, der ihn in der Not beschützen konnte, offenbar nachhaltig verdrängt. Wahrscheinlich ist er damals so emotionslos und egoistisch geworden aus der Not, plötzlich schutzlos dazustehen und seine wichtigste Beziehungsperson, den großen Beschützer, verloren zu haben. Dabei hatten die Eltern Rays Abschiebung ins Heim offenbar gerade für ihn, Charlie, gut gemeint.

Möglicherweise bricht er auch als späte Rache für dieses Desaster so emotionslos den Kontakt zu den Eltern ab. Vielleicht wollte ihm der Vater sogar im guten Sinn nur einen Denkzettel verpassen, als er ihn zwei Tage im Gewahrsam des Sherifs schmoren ließ, damit er nie mehr ein Auto entwendet. Tatsächlich saß das ja auch, denn Charlie hat das Gegenteil als Beruf ergriffen und Leute mit besonders schönen Autos versorgt.

Nachdem er jahrelang jeden Kontakt abgebrochen hatte und mit einem Bruder, der kaum Kontakt herstellen kann, mag man an ein Familien-Karma denken. Aber es kann genauso sein, dass es die frühe Traumatisierung von Charlie ist, der ja offenbar auch nie mehr von den Eltern in Kontakt zu seinem Bruder gebracht wurde. Raymond wurde so zu einem Familien-Geheimnis und verdrängt.

Deutungsebene 2:

Als Charlie so spät erfährt, dass er einen älteren Bruder hat, der das ganze elterliche Vermögen von über drei Millionen Dollar erbt, während er, Charlie, lediglich des Vaters Rosen sowie dessen Auto bekommt, ist das Kind längst in den Brunnen gefallen.

Inzwischen ist Charlie jedenfalls emotional gestört und reagiert eiskalt. Er sieht den vor Jahrzehnten verlorenen großen Bruder, der offenbar eine Art Schutzengel für ihn war, eben Rain Man, nur noch als Chance, an das ihm vorenthaltene Geld zu kommen. So befreit er den Bruder nicht aus Empathie, sondern aus Egoismus aus dem Heim. Er fürchtet wohl zu Recht, zu wenig Einfluss auf ihn zu bekommen, solange der im Heim für psychisch Kranke unter der Obhut von Dr. Bruner bleibt, dem Freund des verstorbenen Vaters, der das Vermögen von Ray verwaltet.

Charlie spekuliert, wenn er Ray mit sich nimmt und Dr. Bruner unter Druck setzt oder verklagt, an das Geld heranzukommen. Unter diesen schlechten Voraussetzungen starten die beiden Brüder, die sich erst als Erwachsene und tatsächlich erst auf der Fahrt kennenlernen auf eine Reise, bei der sie sich allmählich wieder finden... obwohl sie unterschiedlicher nicht sein könnten, der eine Narzist, der andere Autist, entwickeln sie tiefe Beziehung zueinander.

Deutungsebene 3:

So wird der Narzist Charlie durch den völlig emotionsblockierten Ray zum mitfühlenden Menschen, was auch Susanna, Charlies Freundin, miterlebt. Die Brüder, die sich so lange entbehrt und einander gefehlt haben, finden wieder zusammen, und der schwer Gestörte heilt den leichter Gestörten. Es zeichnet sich ab, dass der - frei von Spekulation - bereit ist, dem Bruder viel, nämlich sich selbst, zurückzugeben.

Deutungsebene 4:

Was wir noch viel krasser im Kapitel Psychiatrie erleben werden, zeichnet sich hier schon ab. Die Institutionen verhindern oft mehr Heilung als sie ermöglichen. Ein Dr. Bruner, der dieses von den Eltern wohl gut gemeinte, aber so elend verwirklichte Desaster mitträgt und Charlie weiterhin über die Existenz seines Bruders nicht informieren will - vielleicht auch aus Sorge um das viele Geld - wird mitschuldig.

Fragen, die ZuschauerInnen sich stellen könnten:

1. Wie emotional fit fühle ich mich?
2. Was für Familien-Geheimnisse gibt es bei uns, die lange im Dunkel des Schattens verborgen wurden?
3. Wie ist mein Verhältnis zu meinen Geschwistern?
4. Wie zu meinen Eltern? Waren Emotionen bei uns erlaubt oder wurden sie gern unter den Teppich gekehrt?
5. Was könnte ich durch die Freundschaft zu einem ganz anders gearteten Menschen gewinnen? Was ihm geben?
6. Was kann mir die Behinderung eines anderen über meine eigene sagen? Und wie aus ihr heraushelfen?
7. Was kann mir die Sonderbegabung eines anderen über meine Besonderheiten, Begabungen und Gaben sagen?
8. Wie beziehungsfähig und empathisch bin ich?
9. Welche autistischen oder narzistischen Züge finde bei mir?

Das Kartenhaus (1993, 109 Min.)

Ein Film von US-Regisseur und Drehbuchautor Michael Lessac mit Kathleen Turner als Mutter Ruth, Tommy Lee Jones als Psychiater Jake und Asha Melina als Tochter Sally.

Sally ist ein sechsjähriges, überaus sprachbegabtes Mädchen, das sich mit den Einheimischen in deren Maya-Sprache unterhält. Sie verliert ihren Vater durch einen Unfall bei dessen archäologischer Arbeit in Südamerika.

Ein Maya-Schamane, mit dem sie sich angefreundet hat, erklärt ihr die Welt auf Maya-Art, dass Menschen gar nicht sterben, sondern nur die Wohnung wechseln und ihr Vater in der Mondsichel lebe.

In die USA zurückgekehrt, hört sie auf zu sprechen, starrt die Mondsichel an und entwickelt Verhaltensweisen wie sie typisch für Autisten sind, wie unglaubliche Fähigkeiten im Sinne sogenannter Savants. Sie kann mit traumwandlerischer Sicherheit auf Dächern spazieren, ein Kartenhaus bauen, das der Schwerkraft und anderen Regeln unserer Welt trotzt, kann seltsame Rituale ausführen, und reagiert auf Veränderungen des Normalzustandes mit hysterischem Schreien.

Der von der Schule eingeschaltete Autismus-Experte und Psychiater Jake erkennt die autistischen Züge an Sally und behandelt sie in seiner Klinik, wobei seine Versuche bei ihr versagen.

Mutter Ruth erkennt die symbolische Bedeutung des Kartenhauses ihrer Tochter als Schlüssel zu Sallys Seelen-Bilder-Welt. Jakes psychiatrischer Sicht gegenüber von Anfang an skeptisch, findet sie schließlich einen unkonventionellen Zugang zu ihrer Tochter, indem sie das Kartenhaus in Groß nachbauen lässt. Tatsächlich erreicht sie Sally auf Seelenebene in einem vom großen Kartenhaus angeregten Traum und über dessen Bilderwelt. Sally erkennt sie wieder als ihre Mutter und kehrt mit ihr - geheilt von ihrem Ausflug in den Autismus - in unsere Welt zurück.

Deutungsebene 1:
Ruth, Sallys Mutter, kann nicht mit dem Verlust Ihres Mannes umgehen, sie bleibt noch Monate in Südamerika, vergießt keine Träne und kann nicht Abschied nehmen. Ihre Tochter macht es ihr nach, will aber gar nicht zurück in die USA, an die sie keine Erinnerung mehr hat. Solcherart früh entwurzelt, ist sie in der neuen Welt Südamerikas und besonders in deren mythisch-schamanistischer Variante heimisch geworden. Sie lernt deren Art zu träumen und flieht schließlich aus der ihr fremden US-Wirklichkeit in die Bilder- und Symbol-Welten, die ihr der Maya-Schamane eröffnete. In der Mondsichel-Welt kann sie bei Ihrem Vater sein und entscheidet sich dafür. In die mythische Symbolik des Schamanen gewechselt, ist sie auch nur noch dort erreichbar.

Deutungsebene 2:
Das Drama löst sich, nachdem Ruth äußerlich das Kartenhaus wie in einem Ritual nachvollzogen hat. Im Traum erlebt sie nochmals den Tod ihres Mannes, Sallys Vater. Ihn loslassend, erwacht sie aus ihrem Albtraum und zugleich gelingt es ihr, ihre Tochter wieder zu erreichen und letzterer, in die äußere Realität zurück zu wechseln und zu sagen, wie sehr sie ihren Vater vermisst und ihre Mutter liebt.

Deutungsebene 3:
Der Film verdeutlicht: Im Anfang liegt alles. Die alte ärztliche Frage: Wie hat es begonnen, bringt der Lösung nahe. Der unverarbeitete Schock sitzt noch tief in der Seele der Mutter. Sally spiegelt es ihr und zeigt, dass die Lösung in der Traum- und Symbolwelt liegt. Im Gegensatz zum Psychiater Jake eröffnet die Mutterliebe diesen Zugang.

Deutungsebene 4:
Eine weitere Möglichkeit wäre gewesen, Sally wieder mit dem Schamanen zusammenzubringen, der ihr wahrscheinlich auch einen bewussten Wechsel zwischen den Welten ermöglicht hätte, in die er sie eingeführt hat. Schon Sallys Sprechen in dessen Sprache verriet, in welcher Welt sie lebte.

Deutungsebene 5:
Nachdem alles in dieser Schöpfung Sinn hat, ist die Frage, warum das ausgerechnet bei Autismus nicht der Fall sein sollte. Jedenfalls kommt der sympathisch empathische Psychiater Jake mit seiner Art von Verhaltenstherapie seinen jungen PatientInnen kaum näher und steht damit stellvertretend für die Schulmedizin - nicht nur, aber auch bei Autismus.

Der symbolische Zugang ist nicht nur, aber auch hier, eine zusätzliche Möglichkeit und wie diese Erfahrung verdeutlicht, sogar entscheidend.

Fragen, die ZuschauerInnen sich stellen könnten:

1. Kann ich weinen, um Schmerz und Trauer auszudrücken und sie verarbeiten, indem ich sie mit den Tränen abfließen lasse?
2. Konnte ich, wo notwendig, loslassen und bewusst Abschied nehmen?
3. Wie weit kann ich mich einfühlen in Sally und ihre Symbol-Welten?
4. Wie viel Einfühlung kann ich für Ruth, ihre Mutter, aufbringen?
5. Wie sehr verstehe ich Jake, den Psychiater?
6. Wie hat sich mein Mitgefühl über den Film hin verändert?
7. Wie viel Anteil trage ich von allen dreien in mir?
8. In welchen „Kartenhäusern“ stecke ich fest?

Mozart und der Wal (2005, 90 Min.)

Ein Film von Petter Næss mit Josh Hartnett als Donald Morton und Radha Mitchell als Isabelle „Izzy" Sorenson in den Hauptrollen, ist eine Literaturverfilmung basierend auf dem Roman „Crazy in Love" von Jerry und Mary Newport. Beide geben darin ihre eigene Lebens- bzw. Liebesgeschichte biographisch wieder.

Donald hat Mathematik studiert und jobbt als Taxifahrer. Isabelle ist Musikerin und Malerin und arbeitet als Friseurin. Als Isabelle zu der von Donald gegründeten Selbsthilfegruppe stößt und sie sich einander vorsichtig annähern, wird das Leben der zwei extrem gegensätzlichen Charaktere und ihrer Verarbeitungsweisen desgleichen Krankheitsbildes völlig durcheinandergewirbelt. Ihre Beziehung stellt sie vor schwierige, aber auch heilsame Zerreißproben.

Der zurückhaltende Donald verbirgt sein Anderssein als Asperger-Autist in der Öffentlichkeit und setzt auf Anpassung an die Gesellschaft. Isabelle andererseits ist mit ihrer Extrovertiertheit und direkten und oft verletzenden Ehrlichkeit zufrieden und sehnt sich nach Akzeptanz ihres Andersseins.

Der Film beginnt mit Donald als Taxifahrer, der zwei Japaner chauffiert. Als er aus Unachtsamkeit einem anderen Auto hinten draufknallt und dessen Ladung ruiniert, nimmt Donald einfach seine Einkäufe und überlässt Taxi samt Passagieren ihrem Schicksal. Die Einkäufe bringt er zur von ihm gegründeten Selbsthilfe-Gruppe für erwachsene Autisten. Sie wollen sich mit einer anderen Autisten-Gruppe treffen, um persönliche Geschichten auszutauschen. Isabelle ist als neues Mitglied dabei und soll mit ihrer Geschichte beginnen.

Sie erzählt, wie sie die Freude ihrer Eltern zu wörtlich nahm, weil jemand einen olympischen Rekord gebrochen hatte und sie die elterlichen records (eng. für Schallplatten) (zer)brach, um den Eltern eine Freude zu machen.

Donald erzählt von seiner Fähigkeit, komplexe Summen zu bilden und auch von seiner Unfähigkeit, Freunde zu finden. Isabelle macht weiter und erzählt, wie sie vergewaltigt wurde beim Auto-Stop. Daraufhin beginnt Gracie, eine andere Teilnehmerin, hysterisch zu lachen. Donald versucht, die verletzte und wütende Isabelle zu beruhigen, wobei sie erkennen, wie viel sie gemeinsam haben und wie sehr sie sich mögen.

Sie verabreden sich an Halloween zu einem Kostüm-Fest, wohin Donald als Wal gehen will, sich aber im letzten Moment gegen seine Teilnahme entscheidet. Die als Mozart kostümierte Isabelle lässt er sitzen und warten. Trotzdem finden sie sich in einem ersten Kuss. In einem Vergnügungspark sind es Geräusche, die Isabelle schreiend zusammenbrechen lassen. Anschließend nimmt Donald sie mit in sein komplett unaufgeräumtes, zugemülltes und verdrecktes Apartment, und sie schlafen miteinander unter Isabelles einfühlsamer Führung.

Während Donald beim Einkaufen ist, fängt Isabelle an, sein Messi-Chaos zu ordnen und alten und neuen Dreck zu beseitigen. Als er heimkommt, ist er statt dankbar einfach nur entsetzt, weil nichts mehr so ist wie es war. Hat sie doch glatt gewagt, die verrottenden Lebensmittel aus dem Kühlschrank zu entsorgen, die Unordnung zu zähmen und einen neuen Duschvorhang zu installieren. Donald tobt in seiner Verzweiflung. Aber am nächsten Tag tanzt er bei Isabelle im Salon an, und sie nimmt seine Entschuldigung an.

Nach dem Ordnungstiften fängt Isabelle an, ihr gemeinsames Leben zu organisieren. Sie will ein Haus kaufen, organisiert Donald ein Job-Interview an der Uni, wo er glatt akzeptiert wird und so beginnen sie, sich häuslich einzurichten.

Aber ihre Verschiedenheit lässt ihr Leben eskalieren. Während Donald alles ordentlich will, wenn sein Chef zum Essen kommt, lässt Isabelle absichtlich die Haustiere frei und benimmt sich sehr auffällig und daneben. Donald explodiert und sie beschuldigen einander, der noch viel Verrücktere zu sein. Schließlich schmeißt sie ihn raus. Aber als ihr Kaninchen Bongo stirbt, kommt er sie trösten. Isabelle schlägt vor, in Zukunft nur noch Freunde zu sein, aber er macht ihr bald drauf einen Heiratsantrag, was sie so nervt, dass sie eine Überdosis schluckt. Donald rettet sie im letzten Moment und bringt sie ins Krankenhaus, wo man ihn bittet, sie in Ruhe zu lassen.

Schweren Herzens hält er sich daran, aber als er sie zufällig wieder sieht, folgt er ihr und sagt ihr, dass das einzig Nette, was er für sie tun konnte, war, sie in Frieden zu lassen und nicht anzurufen. Als er nun erfährt, dass sie ihn so vermisst und auf seinen Anruf gewartet hat, erneuern und besiegeln sie ihre große Liebe mit einem Kuss.

Das Ende des Films zeigt das glückliche Paar, wie es an Thanksgiving mit der Selbsthilfe-Gruppe im eigenen Haus isst und feiert.

Deutungsebene 1:

Zwei ganz verschiedene Menschen mit Asperger Autismus – bekannt geworden als das Krankheitsbild von Ökoaktivistin Greta Thunberg - verlieben sich ineinander. Sie nennt ihn Donald Duck, denn sie liebt Tiere und ihn ganz plötzlich - wie auch er Tiere liebt, schon weil es mit den Menschen bei beiden nicht klappt.

Ihre Überlebensstrategien sind grundverschieden. Donald versucht, möglichst normal zu erscheinen, Isabelle lebt mit großer Lust ihre eigene Art kreativer Verrücktheit. Obwohl diese Verschiedenheit zu vielen Kontroversen führt, finden sie in ihrer Liebe doch immer wieder zusammen und helfen einander auf die Sprünge.

Deutungsebene 2:

Sie verbinden auf wundervoll verrückte Art und Weise die beiden großen Tendenzen der Partnerschaftsthematik: ‚Gleich und gleich gesellt sich gern', die Beziehung zum Wohl, weil sie beide das gleiche Krankheitsbild teilen. Aber auch ‚Gegensätze ziehen sich an', die Beziehung zum Heil, durch ihre extreme Verschiedenheit.

Sie lebt ihren Autismus hysterisch, er seinen zwanghaft, woran sie immer wieder ausrastet und ihn verlässt, obwohl ihre Seele ihn ebenso liebt wie braucht.

In ihrer - für Außenstehende - verrückten Liebe erleben sie Probleme wie die meisten Partner und sind in dieser Hinsicht ganz normal, wie Donald auch einmal treffend bemerkt.

Deutungsebene 3:

Beide können sie besser mit Tieren als mit Menschen, wobei Donald sich intensiv bemüht, in der normalen US-Gesellschaft anzukommen. Aber schon die erste Szene zeigt, wie ihm als Taxifahrer die notwendige Konzentration fehlt.

Andererseits organisiert er die Gruppe für Autisten, in die schließlich auch Isabelle findet, sodass sie sich finden können. Donald inszeniert sich gleichsam seine Rettung selbst.

Deutungsebene 4: Liebe, die Berge versetzen kann

Izzy verführt ihn auf ihre einfühlsame, wundervolle und direkte Art, die die Kunst einschließt, ihm seine Versagensängste und Minderwertigkeitsgefühle sanft zu nehmen und ihm ihre schöne Sexualität eröffnet.

Eine Sexual-Therapeutin wie Isabelle bräuchten so viele in dieser Beziehung verängstigte und von mangelnder Erfahrung und Minderwertigkeitsgefühlen Geplagte.

Dabei ist Isabelle schon früh vergewaltigt und meist nur als Sexual-Objekt gesehen worden. An Donald schätzt sie deshalb besonders seine verlässliche tiefe Liebe.

Izzys große Liebe kann hier deutlich Berge versetzen und in diesem Fall Mauern abbauen und immer wieder zum Wesentlichen, der anderen Seele, durchdringen und manchmal auch - stoßen. Donald ist ein entsetzlicher Messi und Schmutzfink, der in typisch neurotischer Weise an diesen Problemen festhält.

Aber auch seinerseits ist es die große Liebe und wohl auch Dankbarkeit zu ihr, die ihm erlaubt, seine angesammelten Müllhalden entsorgen und seine Dreck Depots sanieren zu lassen.

Deutungsebene 5:

Isabelle hat keine so herausragende Begabung wie Donald in seiner genialen Zahlenverspieltheit, aber sie erkennt sein Genie und nutzt es, ihm eine angemessenere Stelle an der Uni zu verschaffen, anstelle des seinen brillanten Geist unterforderndes Taxifahrens. Letzteres konnte nie klappen, denn Donald hat einen Vogel, nur im Unterschied zu normalen Bürgern trägt er diesen immer mit sich auf der Schulter. Zu Hause hat er sogar einen ganzen Schwarm Vögel, ein deutlicher Hinweis auf seine uranischen Neigungen der 11. Lebensbühne, zum „Vögeln" ist er aber zu verängstigt. Als leicht störbarer Verrückter ist er doch ein sehr lieber und liebender Mensch, wie er gegenüber den anderen Verrückten seiner Gruppe immer wieder zeigt und auch in seiner großen, heilsamen Liebe zu Isabelle, die sein Messi- und Schmutzthema fast nebenbei wegwischt und -fegt.

Nicht alle Menschen mit Asperger-Autismus haben herausragende Fähigkeiten wie die Zahlengenialität von Donald, aber doch einige können als sogenannte Savants oder Weise auf ihre Art gelten.

Nicht alle Menschen mit Asperger-Autismus sind auch so hübsch und begabt wie Donald und Isabelle, das demonstrieren die übrigen Mitglieder der Gruppe sehr, sie sind aber trotzdem liebenswert auf ihre Art.

Deutungsebene 6:

Die beste Therapie ist wohl, seine Verrückt- und Besonderheiten zu leben und das Beste daraus zu machen wie Donald und Isabelle und auf ihre ganz andere Art Greta Thunberg. Und alle drei zeigen in ihrer Verschiedenheit auch den gängigen Irrtum, dass alle Menschen mit solch einer Diagnose gleich seien. Sie sind so verschieden wie die drei, aber auf einer für die Mehrheit ähnlich verrückten Ebene. Für zwanghafte Spießer wie den deutschen Liberalen-Chef, ist Greta nur eine verrückte Göre, die sich gefälligst aus der Politik heraushalten soll. Kinder gehören in die Schule, egal wie bedroht ihre Zukunft ist. Aber er befürwortet als Liberaler Zwangsimpfungen. Ist das nicht verrückt? Wie viel ehrlicher ist da Donald, der seinen Vogel sichtbar auf der Schulter mit sich trägt!

Deutungsebene 7:

Wieder begegnet uns die Liebe als heilsamste Therapie, nur kommen hier noch die Tiere als Therapeuten hinzu. Donald lernt langsam, zuerst seinen Tieren Liebe zu geben, dann den TeilnehmerInnen seiner Gruppen viel Zuneigung und schließlich ist er reif, „Izzy" zu lieben.

Die liebt ihn und braucht ihre Tiere, die sie wiederum brauchen und mögen und nicht immer nur Sex von ihr wollen, sondern sie und ihre Seele meinen.

Ein Tier als Therapeut war uns schon in ***Bob, der Streuner*** begegnet, als der eigentlich erfolgreiche Drogentherapeut. Hier sind es die Vögel von Donald, die Kaninchen zum Kuscheln von Izzy.

Fragen, die ZuschauerInnen sich stellen könnten:

1. Welche Rolle spielen Tiere in meinem Leben?
2. Was kann ich mit ihnen üben, bevor ich es mir mit Menschen zutraue?
3. Wie wäre es, meinen Vogel auch so sichtbar mit mir herumzutragen?

4. Wie reagiere ich auf meine eigene Andersartigkeit und Besonderheit?
5. Verstecke ich sie wie Donald oder mache ich was daraus wie Izzy?
6. Welche Abgründe durfte die Liebe in meinem Leben schon überbrücken?
7. Wie reagiere ich auf Verrücktheiten, die ich draußen sehe?
8. Erlaube ich mir, mich davon an eigene Verrücktheiten erinnern zu lassen?
9. Wie wichtig sind mir Ordnung und Anpassung?
10. Wie viel kreative Unordnung gestehe ich mir zu?
11. Wo neige ich zum Messianismus?

Vom Schicksal, anders zu sein

Benny und Joon (1993, 99 Min.)

Ein Film mit Johnny Depp als Sam, Mary Stuart Masterson als Joon und Aidan Quinn als ihr Bruder Benny macht uns mit Hochbegabung und Vernachlässigung gepaart mit „ein bisschen Schizophrenie“ bekannt. Seit ihre Eltern bei einem Unfall ums Leben kamen, ist Benny neben seiner Arbeit als Chef einer kleinen Autowerkstatt auch als Eltern- und Familienersatz und obendrein Vormund von Joon im Dauereinsatz, sodass ihm gar nichts anderes übrig bleibt, jedenfalls kein eigenes Leben. Flirtversuche seitens seiner Kundinnen lässt er an dieser Situation abblitzen.

Joon leidet seit der tragischen Nacht an Schizophrenie und folgt immer wieder ihren spontanen Impulsen, wodurch sie ständig mit allen, vor allem aber mit der Polizei, in Konflikt gerät. Trotz eklatanter Überforderung und dringendem Rat ihrer behandelnden Psychiaterin, Dr. Garvey, will Benny sie keinesfalls ins Heim geben.

Joon ist zwar erwachsen, erlebt aber trotz vom Bruder fürsorglich verabreichter Neuroleptika immer wieder Einbrüche impulsiv-kindischer Verhaltensmuster und sobald sie die Medikamente weglässt, auch psychotische Episoden. Durch beides vertreibt sie einerseits mutwillig, andererseits krankheitsbedingt eine Haushaltshilfe nach der anderen. Zu Beginn des Films sind sie mal wieder ohne…

Als Joon eines Abends, von Benny genötigt, ihn zu seinem wöchentlichem Poker-Abend begleitet, gewinnt sie dabei – in einem kurzen, von Benny unbeobachteten Moment - den psychiatrisch gesehen retardierten, Bildungs-vernachlässigten Cousin eines Mitspielers, den Sonderling Sam. Widerwillig muss Benny zustimmen, ihn in ihre Wohngemeinschaft aufzunehmen, wodurch verblüffendes Leben bei ihnen einzieht.

Sam verbessert auf seine ebenso originelle wie einzigartig clowneske Art vieles. Er verfügt neben seiner, wahrscheinlich nur der Vernachlässigung geschuldeten Retardierung, über faszinierendes Bewegungstalent und zieht durch gelungene Imitationen von Buster Keaton und Charlie Chaplin viel Aufmerksamkeit auf sich. So bringt er Benny und Joon zum Schmunzeln und manchmal zum Lachen, oft auch zum Staunen. Vor allem löst er Joons Einsamkeitsprobleme und bringt wieder Leben in die Stressgemeinschaft der Geschwister, in der es bisher nur ums Überstehen mühsamer Tage für Benny und wenigstens ansatzweise kreativer für Joon ging. Außerdem ist Sam auf seine absolut unkonventionelle Art die bisher beste Haushaltshilfe.

Allmählich entwickelt sich zwischen Joon und Sam eine ebenso zarte wie witzige Liebesgeschichte. Sam, der weder lesen noch schreiben kann, aber unglaublich viele Filme auswendig kennt, bringt mit seiner einerseits ruhigen, andererseits völlig unbesonnenen, aber sonnigen Art ein Gegengewicht zu Joon mit ihren Temperamentsausbrüchen ins Spiel ihres Lebens. Beide ergänzen sich auf bezaubernde Art und Weise. Anfangs begrüßt Benny die Freundschaft zwischen ihnen und will sogar Sam helfen, sein Talent weiter zu entwickeln. Tatsächlich hat auch er einiges von der neuen Situation, wird beispielsweise nicht mehr ständig von Joon wegen fehlender Marmelade und Ansprache bei der Arbeit gestört.

Aber als Joon und Sam sich richtig verlieben, dreht Benny durch, schmeißt Sam hinaus und offenbart sein eigenes Problem hinter aller Fürsorge.

Nach seinem Rausschmiss stellt Sam auf seine originell-geschickte Art wieder Kontakt zu Joon her, und sie beschließen gemeinsam zu fliehen, was sie - ihrer Art entsprechend - spontan umsetzen. Aber schon nach kurzer Busfahrt wird Joon, nun ohne Neuroleptika, von einer psychotischen Episode geschüttelt und die Flucht endet für sie in der geschlossenen Abteilung der Psychiatrie bei Dr. Garvey, ihrer wohlmeinenden Psychiaterin, die Benny absolutes Besuchsverbot erteilt.

Auf sich zurückgeworfen und in der gemeinsamen Sorge um Joon kommen sich Benny und Sam wieder näher, wobei Sam nun Bennys Angst vor ihm als Rivalen um Joon durchschaut und sich darauf einstellt. Gemeinsam planen sie, Joon zu befreien, beziehungsweise für sich zurückzugewinnen, ja zurück zu erobern. Bei Sam steckt seine Liebe dahinter, aber was ist es bei Benny? Mit Hilfe von Sams außerordentlichem Bewegungstalent und seiner Phantasie gelingen ihre Annäherungsversuche sogar.

Am Ende gesteht Dr. Garvey den beiden sonderbaren, ja absonderlichen Verliebten einen Lebens-Versuch in weitgehend eigener Regie in einer gemeinsamen Wohnung zu. Vor allem aber ist nun Benny, den völligen Verlust seiner Schwester an die Psychiatrie vor Augen, einverstanden, dass die beiden zusammenziehen und ihre Liebe leben.

Dieser Versuch scheint zu gelingen und sich für alle zu lohnen, denn auch Bennys Beziehung zu seiner Liebe Ruthie gewinnt dadurch an Aussicht.

Deutungsebene 1:

Joon ist beim plötzlichen Verlust der Eltern viel jünger als Benny und kann die Situation und ihre Konsequenzen nicht verarbeiten und erst recht nicht in ihr Leben integrieren. Sie regrediert immer wieder auf die Kinderebene vor dem tragischen Unfall und Einbruch in ihr Leben. So lebt sie ständig ihr Inneres Kind in seiner schattigsten Ausprägung, mischt sich überall und völlig rücksichtslos ein, ob in den Verkehr, in die Arbeit ihres Bruders oder ins Pokerspiel. Dort allerdings gewinnt sie - schicksalhaft - ihrer aller Lösung in Gestalt von Sam.

Deutungsebene 2:
Die familiäre Situation beider Geschwister hat dazu führt, dass sich in Joons gestörtem Leben keine Besserung abzeichnen kann und Bennys gar nicht erst stattfindet. Benny (miss)braucht Joons Bedürftigkeit und ihre Situation tatsächlich, um sich seine eigene Lebensverweigerung nicht einzugestehen und als ideale Quelle von Ausreden, um nichts an seinem perspektivlosen Gelebe ändern zu müssen. So lässt er auch seine sich anbahnende Beziehung zu Ruthie sogleich scheitern, statt erstmals ein Stück eigenes Leben zu wagen.

Ihn steuert neben seiner brüderlichen Sorge um die Schwester vor allem seine Angst, mir ihr alle Vorwände und Ausreden zu verlieren. Ohne Joon müsste er selbst (s)ein Leben wieder aufnehmen.

Dr. Garvey durchschaut diese Lage, scheitert aber an Bennys Lebensangst, zumal dessen allgemein anerkannte brüderliche Aufopferung eine optimale Ausrede darstellt.

Deutungsebene 3:
Benny und Joon enthüllt die Nähe von Genie und Wahnsinn auf reizende Art mit seiner Situationskomik und Hochachtung vor dem ausgefallenen Speziellen, Individuellen und Originellen der 11. oder uranischen Lebensbühne.

Johnny Depp spielt die ihm wie auf den Leib geschriebene Rolle genial: Sam ist ein einerseits zurückgebliebener, andererseits mit unglaublichem Bewegungstalent, Rhythmusgefühl und Phantasie begabter Junge, der sich zum idealen Partner von Joon entwickelt. Er gewinnt sie, indem er sie einfach normal behandelt und sich nicht davon abschrecken lässt, dass sie - wie er sagt - „ein bisschen schizophren“ ist.

Deutungsebene 4:
Die Schizophrenie von Joon erklärt sich aus ihrer Weigerung, die Welt nach dem Unfall zu akzeptieren, unbewusst bevorzugt sie

die Flucht zurück ins Kinderleben, wo ihre Familie noch intakt war. Statt auf Entwicklung setzt sie auf gnadenlose Projektionen, findet jede Menge Schuld bei allen anderen und übernimmt kein bisschen Verantwortung für sich selbst und ihr Leben.

Sams Situation erklärt sich aus einem wohl mitgebrachten ungewöhnlich originellen Bewegungs- und Rhythmus-Talent, das ihn in seinem Bereich zum Genie macht bei grundsätzlicher (Bildungs-)Vernachlässigung.

Deutungsebene 5:

Da in unseren modernen Industrie-Gesellschaften alles Absonderliche routinemäßig ausgegrenzt wird, hätte Sam alle Chancen, in der Regel-Schule zu scheitern und in die Sonderschule abgeschoben zu werden, nicht trotz, sondern sogar wegen seiner beispiellosen Körper-Intelligenz. Im modernen Leben könnte er sogar in der Psychiatrie landen, so wie Will Hunting als autodidaktisches Mathematik-Genie im Gefängnis.

Eine Pädagogik, die dieser Bezeichnung gerecht wird, hätte seine Begabung als Gabe erkannt und ihn dahingehend gefördert, bei zusätzlich begleitender besonderer Unterstützung bei seinen Schwachpunkten. So könnte er statt Ausgrenzung zu erleiden, auch zum Star und Stern erhoben werden und anderen Sternstunden des Staunens vermitteln.

Benny lebt ein ungleich verbreiteteres Muster als die beiden. Wie Joon ist er mit dem Verlust beider Eltern in der Schicksals-Nacht nicht fertig geworden. Er hält sein mit diesem schrecklichen (Schicksals)Schlag unerträglich und aussichtslos gewordenes Leben in diesem Moment an und klammert sich an das wenige, was ihm noch geblieben ist, seine Schwester Joon. Deren Schizophrenie liefert ihm noch ein ideales gesellschaftlich höchst anerkanntes Alibi für seine Lebensverweigerung. Unbewusst (mis)braucht er ihre Krankheit geradezu und nimmt die destruktive Steilvorlage des Schicksals – unbewusst? - an und gibt den bemitleidenswerten Bruder, der alles für seine kranke Schwester gibt und opfert, sogar sein eigenes Leben. Dr. Garvey erkennt das und versucht gegenzusteuern.

Wir erleben hier, wie die Vertreterin der Institution die Seite der Entwicklung und des Wachstums vertritt, um das Leben wieder in Gang zu bringen statt auszubremsen.

Die Mehrzahl der Psychiatrie-Filme polt uns im Gegenteil darauf, den Institutionen und ihren VertreterInnen zu misstrauen. Aber es gibt nach dem Polaritätsgesetz nichts ohne Ausnahme.

Deutungsebene 6:
Sam durchkreuzt Bennys (unbewusstes) Spiel, Joon ganz für sich zu behalten, und löst entsprechende Reaktionen bei ihm aus. So kann es mit Benny und Joon nicht weitergehen, weil einfach nichts mehr bei ihnen (weiter) geht. Statt in eines der beiden Extreme führt die Lösung auf einen dritten Weg, dem Mittelweg zwischen einer überfordernden Familien-Situation und einer institutionellen Unterbringung: in der Eigenverantwortung der Betroffenen. Daraus könnte sich eine verblüffende Synergie ergeben.

Sam ist ein uranisch verrückt, komplett unangepasster Gaukler und Spaßmacher, der alle zum Lachen bringt über seine Situationskomik. Alles wird zur Lachnummer bei ihm. Nur die von ihm unterschätzte Schizophrenie von Joon überfordert ihn - während ihrer gemeinsamen Flucht aus Liebe. Er wird im Zusammenleben mit Joon aber auch Verantwortung übernehmen müssen.

Joon kann weiter malen und mit Farben zaubern, mit Sam Spaß haben, aber auch sie wird in der Beziehung Verantwortung übernehmen und aus dem einfachen Projektions-Muster heraus sich weiterentwickeln müssen. Mit ihrem bisherigen Muster, immer allen anderen alle Schuld zu geben und die Verrückte zu geben, wird es nicht gehen. Das wäre keine konstruktiv-erlöste Zukunft und würde auf Dauer nicht funktionieren.

Benny wird Ruthie gegenüber zum Mann werden müssen,

denn einen überbesorgten Bruder kann sie sicher nicht als Partner brauchen.

Deutungsebene 7:

Joon und Sam könnten sogar Karriere machen wie das Klavier-Genie David Helfgott. Das könnte ihnen nützen auf ihrem Weg, so wie die Karriere die neuseeländische Schriftstellerin Janet Frame vor der grausamen Gehirn-Operation bewahrt.

Angenommen, David Helfgott wäre für immer in der Psychiatrie verschwunden, weil die Liebe seiner beiden Frau ihn nicht gerettet hätte. Er wäre ja trotzdem der *wahnsinnig* geniale Pianist gewesen, das könnte auch für Joon und Sam gelten.

Möglicherweise verschwinden bei uns viele Genies in der Psychiatric, wo sie einfach fehl am Platze sind. Stan Grof, der Psychiater aus Tschechien und später Chicago sieht viele Menschen, die lediglich in spirituellen Krisen sind, dort verschwinden. Was aber ist mit den nicht hochbegabten Genies?

Deutungsebene 8:

Die Lösung für Joon und Sam, die der Film vorstellt, ist - als dritter Weg - ideal: sie einfach mehr lassen. Statt psychiatrisieren und krank schreiben, einfach ganz anders sein und eigene Wege finden lassen. Auch die sympathische Psychiaterin, die Benny und Joons Familien-Drama durchschaut, vertritt trotz allem die Anstaltsmedizin, die alle Verantwortung ab- und übernimmt.

Deutungsebene 9:

Das Wundervolle an diesem zauberhaften Film ist, dass er psychisch kranke Menschen als facettenreiche Charaktere darstellt, schrieb ein begeisterter Kritiker. Im Lexikon des internationalen Films steht: „Märchenhaft angelegtes Plädoyer für den normalen Umgang mit psychisch Kranken". In Deutschland bekam der Film das Prädikat „besonders wertvoll."

Fragen:

1. Wie gehe ich mit seelische Kranken um? Tue ich es überhaupt? Oder (ver)meide ich sie?
2. Neige ich zum Eingreifen oder zum Geschehenlassen?
3. Wenn ich Hilfe brauche, wende ich mich an Vater Staat oder helfe ich mir selbst?
4. Welchen Teil meines eigenen Genies habe ich nicht gelebt, sondern abgeschoben?
5. Wo nutze ich Aufgaben und andere Menschen, um nicht zu mir und meinem Weg finden zu müssen?
6. Wie steht es um mein Inneres Kind? Lebe ich es in Regressionen wie Joon, habe ich es verdrängt oder werde ich wieder zu diesem Kind?
7. Habe ich meine - vielleicht auch absonderlichen - Begabungen mit Hingabe zu geben gelernt oder worauf warte ich damit? Auf die Pension?
8. Wo projiziere ich mein Versagen auf andere und spiele verrückt?
9. Welche Macht haben psychiatrische Diagnosen auf mich?
10. Welche Rolle spielt Eifersucht in meinem Leben?

Hochbegabt

Der gute Will Hunting (1997, 122 Min.)

Ein Film von GusVan Sant nach einem Drehbuch der beiden Freunde Matt Damon und Ben Affleck, mit Matt Damon als Will Hunting, Robin Williams als Sean Maguire, Ben Affleck als Wills Freund Chuckie Sullivan und Minnie Driver als seine Freundin Skylar.

Mit 20 bewohnt Will eine nicht mal eingerichtete, vernachlässigte Wohnung in einer heruntergekommenen Gegend im Süden Bostons und vergeudet seine Zeit mit seinen Freunden bei Baseballspielen, Saufereien in Bars und mit Prügeleien. Seine Vorstrafen wegen Autodiebstahls bis Körperverletzung können sich sehen lassen auf dem Weg ins gesellschaftliche Abseits. Sein Geld verdient er als Putzmann am weltbekannten Massachusetts Institute of Technology in Cambridge. Als er dort höchst anspruchsvolle und komplizierte, für fortgeschrittene Studenten erdachte, mathematische Aufgaben nebenbei löst, entdeckt Mathematik-Professor Gerald Lambeau das Genie in ihm und versucht, es Will und sich selbst zuliebe zu fördern.

Wieder vor Gericht gelandet und wegen seiner Vorstrafen zu Gefängnis verurteilt, trifft Professor Lambeau mit dem Richter die Vereinbarung, Will unter Beobachtung aus dem Gefängnis zu entlassen, geknüpft an die Bedingung, sich einmal pro Woche mit ihm, Lambeau, zu treffen und sich in Behandlung zu begeben. Als Will den fünften Therapeuten in Folge verschlissen und zum Aufgeben gebracht hat, sieht Lambeau die letzte Chance im Psychologen Sean Maguire. den er aus Studienzeiten kennt und der aus dem gleichen Arbeitermilieu von Boston stammt wie Will und dessen Sprache spricht.

Tatsächlich findet der allmählich Zugang zu Will und bringt ihn dazu, statt ständig zu flüchten, sich kleineren Herausforderungen zu stellen und entwickelt sich so immer mehr zu (s)einem väterlichen Freund. Zusammen tauchen sie in ihrer beider Lebensgeschichten ein - inklusive mannigfaltig erlittener Verletzungen. Sean überschreitet die Grenze des Therapeutischen, wenn er Will an seinen eigenen Problemen teilhaben lässt. So öffnet sich Will ihm langsam und zunehmend auch dem Leben und verliebt sich in die Studentin Skylar.

Prof. Lambeau möchte Will möglichst rasch in eine gute Stellung vermitteln, die seinen herausragenden Fähigkeiten entspricht, Will aber traut sich (noch) nicht, das vertraute Hilfsarbeiterleben mit Freund Chuckie gegen ein ihm fremdes, bürgerliches einzutauschen. Auch von Skylar trennt Will sich wieder, weil er sie nicht liebe. In Wirklichkeit hat er nur Angst, sich für sie und ein neues eigenes Leben zu entscheiden. Skylar reist enttäuscht nach Kalifornien ab zum Medizinstudium. Prof. Lambeau reagiert mit Unverständnis und gibt Will und den Kontakt zu ihm fast auf.

Sean dagegen weiß inzwischen aus den Gerichtsakten, wie schwer Will in einer Pflegefamilie misshandelt wurde und hat Ähnliches mit seinem alkoholkranken Vater erlebt. Indem er Will beharrlich vermittelt, keine Schuld an all den Scheußlichkeiten zu haben, die ihm widerfahren sind, kann er allmählich die Mauer um dessen Seele durchbrechen. Während Will in Tränen ausbricht, bricht auch sein Panzer und Sean in die Arme sinkend, zerbröselt sein Widerstand gegen das Leben, als er seinen Schmerz erstmals herauslässt.

Entscheidende Impulse, seine Situation zu verändern, bekommt Will ausgerechnet auch von seinem besten Freund Chuckie, der ihm geradezu vorwirft, aus seiner Begabung nichts zu machen, als er sagt: „Du hast einen Lottoschein mit sechs Richtigen in der Tasche und bist zu feige, ihn einzulösen, das ist Schwachsinn!" Er animiert ihn, sich einfach davonzumachen, um etwas Großartiges zu leisten.

Am Filmende macht sich Will - Chuckies Wunsch entsprechend - auf und davon in seinem uralten Auto nach Kalifornien zu Skylar, die er eben doch liebt. Sean hinterlässt er zum Abschied die Kurznachricht: „Ich muss mich um mein Mädchen kümmern." Dieselben Worte, die Sean vor Jahrzehnten benutzte, als er um seine Frau warb.

Deutungsebene 1:
Will muss sich ständig prügeln und schlagen, um sich im Schmerz überhaupt noch zu spüren, so sehr hat er sich der feindlichen Welt gegenüber verschlossen. Insofern kann er auch die Zuwendung von Prof. Lambert gar nicht wirklich annehmen. Stattdessen rächt er sich aggressiv prügelnd für die Schläge, die er erhalten hat und die seine Seele nie verarbeiten konnte.

Deutungsebene 2:
Will ist dem Schicksal beleidigt und hält sich für selbst Schuld an all den Misshandlungen, die er erfahren und erleiden musste. Er missinterpretiert das zweitwichtigste der Schicksalsgesetze, das der Resonanz. Tatsächlich hat er eine Beziehung zu dieser Lebensgeschichte und auch Verantwortung dafür in dem Sinne, Antworten darauf zu finden. Es geht um „responsibility, the ability to respond", die Fähigkeit, Antworten auf Herausforderungen zu finden. Aber mit Schuld hat es nichts zu tun.

Möglicherweise ist das auch ein Thema des Schauspielers Matt Damon, der schon in ***Die Legende von Bagger Vance*** (Bd.1) den dem Schicksal beleidigten Super-Golfer Rannulph Junuh spielt, der erst von seiner Ex-Verlobten Ardell ins Leben zurück gelockt werden will.

Deutungsebene 3:
Entsprechend sind die Freunde für Wills Lebenswende letztlich entscheidend, der langjährige beste Freund Chuckie, auch wenn ihn mit dem vor allem Unsinniges verbindet wie Sauftouren, Schlägereien und etwas Baseball. Aber Chuckie durchschaut das selbst und vor Will und schickt ihn gleichsam weg aus diesem Milieu der Aussichtslosigkeit.

Sean Maguire verlässt Will gegenüber den Therapeuten-Status und wird sein älterer Freund, und so erreicht er ihn schließlich, im Gegensatz zum gutwilligen Mathematik-Professor, der zwar Wills Bestes will, aber aus menschlicher Distanz. Er findet es wohl einfach schade, solch ein Talent zu verschwenden. Das aber reicht nicht, um Wills schwer verletzte Seele auch nur zu erreichen, geschweige denn zu heilen. Aber immerhin hat er sein Genie entdeckt und den ersten Anstoß gegeben.

Chuckie und Sean, dem gleichaltrigen besten Freund und dem älteren väterlichen Freund geht es um Will, um seine Seele. Insofern ist der Film auch ein berührendes Plädoyer für einen besten Freund und einen älteren, väterlichen im Sinne des Mentors der Antike.

Deutungsebene 4:
Weil er sich so einlässt, ändert die Auseinandersetzung mit Will auch Sean Maguires Leben, der sich nach dem Tod seiner geliebten Frau allem Neuen und dem Schicksal gegenüber ähnlich verschloss wie Will. Beide waren dem Schicksal auf ihre jeweilige Art beleidigt. Die Therapie therapiert - nach dem Resonanz-Gesetz - auch den Therapeuten, was das Therapeuten-Leben so besonders spannend bereichert. Auch in ***Don Juan de Marco*** ist am Ende unklar, wer wen mehr therapiert hat. Dr. Mickler Don Juan oder der Dr. Mickler.

Am Ende entschließt sich Sean, eine Weltreise zu wagen. Prof. Lambert hat also sowohl dem alten Freund, als auch dem jungen

Genie auf eigene Beine geholfen - was für ein Psychotherapeut im Mathematiker-Pelz!

Deutungsebene 5:
Zusammengefasst ergeben die Erfahrungen bezüglich des (und der) verkannten Genies, dass Will Hunting fast unerkannt geblieben wäre wegen seiner Herkunft aus dem gesellschaftlichen Prekariat.

Wir wissen und erleben, belegt von den Pisa-Studien, was für undurchlässige Barrieren in Deutschland gesellschaftliche Schichten darstellen.

Andererseits erleben wir ein Viertel-Jahrhundert nach Entstehen des Films eine Welle und neue Modeströmung: überall werden Hypersensibilität, Hypersensitivität und Hochbegabung entdeckt, allerdings im Wesentlichen im weitgehend privaten Coaching-Bereich und noch keineswegs von der offiziellen Pädagogik.

Nehmen wir noch Prof. Gerald Hüthers Erkenntnis hinzu, dass bei Schuleintritt 98 % der Kinder in Deutschland in ihren Lösungsansätzen genial seien, aber am Ende der Schulzeit nur noch 2 %, ergibt sich ein weiterer Grund, pädagogisch endlich aufzuwachen und einen relaunch zu wagen.

Das alles wiederum zusammen genommen mit Malcolm Gladwells gut belegter These, dass Genies vor allem aus intensivem Üben und insofern Fleiß erwachsen und nach 10.000 Stunden Übens praktisch jeder von den weniger Fleißigen für genial gehalten wird, offenbart sich hier eine unglaubliche Chance. Vor allem Pädagogen könnten anfangen, mit gutem Willen die Good Will Huntings dieser Welt aufzuspüren. Sie würden überreichlich fündig, so sie nur früh genug begännen, nämlich bevor es zu spät ist. Für Good Will Hunting war es schon fast zu spät.

Würden wir uns kollektiv dieser Zusammenhänge bewusster, könnten wir wohl viele seelische Abstürze in Scheitern oder gar

Kriminalität verhindern und statt dessen Genies finden und fördern zu ihrem und zum Segen unserer Gesellschaft und Welt.

Deutungsebene 6:

Unterstützend wirkt in jedem Leben noch das zweitwichtigste der Schicksalsgesetze, das der Resonanz, wie beim guten Will Hunting. Immerhin zieht es ihn unbewusst zur Mathematik, denn er hätte auch woanders Gänge schrubben können als ausgerechnet im Massachusetts Institut of Technology (MIT) einem weltbekannten Ort wissenschaftlicher Höchstleistungen.

Fragen, die ZuschauerInnen sich stellen könnten:

1. Wo habe ich (mich) schon aufgegeben?
2. Wo könnte ich mich noch fordern und fördern?
3. Habe ich all meine Begabungen ausgeschöpft, die als Gaben erkannt, dem Leben mit Hingabe zu geben sind?
4. Habe ich auch irgendwo solch einen Lotto-Sechser-Schein in der Tasche und traue mich nicht, ihn einzulösen?
5. Weil sich dann alles ändern würde? Weil ich dann alles ändern müsste?
6. Wo wartet noch Leben auf mich, das entdeckt werden will? Wo noch Genie?
7. Habe ich einen besten Freund, mit dem ich alles teilen und der mir auch die Meinung sagen kann? Ließe ich sie mir sagen und nähme sie auch an?
8. Gibt es in meinem Leben einen älteren Freund, der sich eignet, mir - wo notwendig - Start- und Entwicklungshilfe zu geben?
9. Würde ich den Fleiß für 10.000 Übungs-Stunden aufbringen, um mein Genie zu finden und meine Begabung in jene Gaben zu wandeln, die zu geben ist? Würde ich alles Notwendige aus mir herauszuholen, mein ganzes Potential zu entfalten, um es zu verschenken?

Vitus (2006, 123 Min.)

Ein Schweizer Film des Regisseurs Fredi Murer mit Bruno Ganz und Teo Gheorghiu als Vitus, der die Geschichte eines Genies erzählt, das lieber keines sein will.

Vitus ist ein in vieler Hinsicht außergewöhnlicher Junge wie aus einer anderen Welt und voller nicht endender Sternstunden: Er spielt unglaublich Klavier und liest und versteht schon im Kindergarten den Brockhaus. Besonders seine Mutter, die sein Genie mangels Resonanz erst nach Hinweis eines Freundes erkennt, der Vitus Klavier spielen hört, spekuliert sogleich auf eine ehrgeizige Karriere als Pianist. Doch ihr Ehrgeiz nervt das kleine Genie, das auch mit enormer Intelligenz begabt, viel lieber in der Schreinerei seines eigenwilligen Großvaters (Bruno Ganz) mit dem bastelt, und von einer ganz normalen Kindheit träumt - zwischendurch allerdings auch vom Fliegen.

Sind seine Eltern weg, passt das Mädchen Isabel auf Vitus auf und wird seine Freundin. Aber das verbietet die Mutter. Isabel ist ihr viel zu gewöhnlich für ihr kleines Genie. Sie will sich von nun an selbst seiner Förderung und letztlich ihres eigenen Ehrgeizes annehmen, was Vitus so richtig auf die Nerven geht. Er ist auch frühreif und sieht die ältere Freundin schon als seine zukünftige Frau, die er liebt und Isabel damit überfordert.

Vitus überspringt verschiedene Klassen, was ihn auf der Schattenseite zum Kleinsten unter seinen Mitschülern und damit wiederum zum Ziel ihres Spotts und ihrer Verachtung werden lässt, zumal er so viel schlauer ist als sie. Das aber verzeihen weder Mitschüler noch Lehrer leicht, erinnert es sie doch an eigene Mittelmäßigkeit. Probleme mit Lehrern sind vorprogrammiert, weil Vitus sich - wie die meisten Hochbegabten - langweilt und folglich frech und überheblich wird. Diesem wachsenden Stress entflieht er durch immer häufigere Besuche beim Opa in dessen Schreinerei und normalem Leben.

Als die verbissen ehrgeizige Mutter ihm zu viel wird und mit Vorspiel - Vorstellungen bei einer großen Pianistin nervt, verweigert er. Schließlich reicht es ihm ganz und er wagt einen dramatischen, im wahrsten Sinne des Wortes waghalsigen Sprung, bei dem er sein Leben riskiert, um es in die eigenen Hände zu bekommen. Er spielt einen Unfall und obwohl er nur eine Gehirnerschütterung erleidet, dramatisiert er das Ergebnis, spielt seinen IQ von 180 auf 120 herunter. Er darf wieder in seine alte Klasse und die Pianisten-Karriere ist vom Tisch und er zurück im normalen Leben. Ins Geheimnis seines Downsizings auf Intelligenz-Ebene weiht er nur seinen Opa ein.

Nun vergnügt er sich mit seiner Intelligenz und den Ersparnissen seines Großvaters an der Börse und macht Opa rasch und mit links zum Millionär. Nebenbei erfüllt er ihm seinen Traum vom Fliegen. Er richtet sich eine eigene Firma ein, die zum Schein auf seinen Großvater läuft und mietet sich eine leere Wohnung, wo er nach Lust und Laune Klavier übt und das sogar regelmäßig und engagiert, aber eben in Eigenregie.

Dann hat er eine Pechsträhne, als eine heimliche Verabredung mit Freundin Isabel völlig entgleist, und vor allem sein Opa vom Dach stürzt und daran stirbt. Mit Großvaters geerbtem Vermögen kauft Vitus nun die bankrotte Firma, in der sein Vater Chef war, um ihn und die Firma zu retten.

Schließlich und aus eigenem Willen beschließt Vitus, den Weg einzuschlagen, den seine Eltern für ihn vorgesehen hatten und geht beziehungsweise fliegt sogar freiwillig zu jener Klavierlehrerin, bei der er ehemals vorspielen sollte und gibt jetzt neuerlich den Überflieger.

Der Film endet mit Vitus, wie er in der Züricher Tonhalle als Solist das Klavierkonzert von Schumann spielt. Mit dieser Sequenz begannen die Dreharbeiten, als der Schauspieler Teo Gheorghiu - auch außerhalb des Filmes tatsächlich ein Wunderkind - dort live und vor großem Publikum auftritt. Das Publikum war eingeweiht und wurde sogleich zu Statisten des Films. Eine typisch Schweizer-Lösung, sehr effektiv, geradezu speditiv, die allen Freude machte und dem Film-Team großen Aufwand ersparte, mit einem unvergleichlichen, einmaligen Ende.

Deutungsebene 1:

Auch Genies sind Menschen, was ehrgeizige Eltern oft vergessen, besessen vom Wunsch, mit ihnen Ansehen und Reichtum zu erwirken und die Welt zu erobern und sie so letztlich für eigene unerfüllte Wünsche zu instrumentalisieren.

Malcolm Gladwells in „Überflieger" vertretene These, dass Genies lediglich gut begabt, vor allem aber extrem fleißig sein müssen, wird hier nebenbei belegt. Vitus will zwar nicht unter der Fuchtel seiner Mutter ständig zum Üben getriezt werden, aber in Eigenregie übt er viel und regelmäßig und folgt damit doch seinem - gleichsam von der Begabung vorbestimmten Weg, auf großen Bühnen großem Publikum seine Gaben zu geben.

Dafür, dass jeder seiner Bestimmung folgen muss, spricht die Erfahrung auf dem Gegenpol des übersehenen und unerkannten Genies, dem wir in Good Will Hunting begegnen. Genie will sich irgendwie äußern und verlangt Förderung, die hier der Professor, sogar gegen Widerstand des unerkannten Genies, anbietet und mit großem persönlichen Einsatz durchzusetzen sucht.

Deutungsebene 2:

Vitus muss seinen eigenen Weg gehen und sich folglich erstmal aus der Umklammerung der Mutter befreien, um dann freiwillig dem vorgezeichneten Weg auf eigene Art und im Einklang mit seiner Seele zu folgen. Er lehrt seine Eltern gleichsam zurückzustehen. Mit seinem Vater fällt ihm das leicht, der lässt sich leicht retten von seinem genialen Sohn. Aber bei der Mutter braucht es schon lebensbedrohliche Aktionen, um ihrer Übergriffigkeit zu entkommen.

Deutungsebene 3:
Sowohl minder- als auch hochbegabte Kinder brauchen ein normales Leben, aber das ist schwer zu gewährleisten. Dabei könnten sie sich und den anderen so viel geben, müssten sie nicht ihre ganze Energie im Kampf mit der auf Mittelmaß getrimmten Gesellschaft verausgaben oder im Kampf dagegen verschwenden und zu oft daran scheitern. Das Mathematik-Genie meiner Schulzeit hatte es schon schwer mit den Lehrern im Gymnasium. Ein Besserwisser mit dem unverzeihlichen Problem, es wirklich besser zu wissen, scheiterte er später an den Uni-Professoren und wohl am Leben.

Deutungsebene 4:
Hochsensible werden heute zum Thema in einer Gesellschaft, die zu oft alle über einen Kamm scheren und vor allem gefügig machen will. Der Grundtenor unserer Antipädagogik: „Spiel‘ nicht, schlaf‘ nicht, träum‘ nicht, spinn‘ nicht herum, tanz‘ nicht aus der Reihe, konzentrier‘ dich“ ist für alle Kinder Gift, aber besonders für Hochbegabte.

Dabei wäre tatsächlich das normale Leben auch für sie so wichtig, egal ob hochsensibel oder hochbegabt oder beides. Einfach ideal und letztlich genial wäre, alle zusammen wachsen zu lassen, wie Maria Montessoris Idee, wo Behinderte und (normal) Begabte miteinander und voneinander lernen und viel bekommen und haben. Da ließen sich auch Hochbegabte wundervoll integrieren, die ebenfalls normale Beziehungen und ein normales Beziehungs- und Alltags-Leben bräuchten, aber auch - sich und der Gemeinschaft zuliebe - gezielte Anforderungen und Förderungen im Bereich ihrer außerordentlichen Begabung. Dafür wäre Voraussetzung, dass wir nicht alles Außerordentliche automatisch gleich für unordentlich halten.

Fragen, die ZuschauerInnen sich stellen könnten:

1. Inwieweit habe ich meine mitgebrachten Begabungen als Gaben erkennen, durch Fleiß entwickeln und zurückgeben dürfen?
2. Wie war der Einfluss meiner Eltern? Habe ich mit ihren Augen meinen Beruf und meine(n) Partner(in) gesucht?
3. Wie frei konnte ich meine Wahl treffen und inwieweit haben da andere mitgespielt und gewirkt?
4. Habe ich mich und wenn ja, wie und wodurch von ihrem Einfluss freigespielt oder gestrampelt?

Powder (1995, 111 Min.)

Ein Film mit Sean Patrick Flanery, Mary Steenburger, Lance Henriksen unter der Regie von Victor Salva entführt uns in eine ganz besonders eigenartige und skurrile Welt der Genialität.

Kurz vor seiner Geburt wird Jeremys hochschwangere Mutter vom Blitz getroffen und stirbt daran. Jeremy wird noch aus dem Bauch seiner Mutter befreit und kommt als Albino mit schneeweißer Haut, ohne jede Körperbehaarung und violetten Augen zur Welt. Als ihn sein Vater das erste Mal sieht, wendet er sich entsetzt mit den Worten ab: „Das ist nicht mein Sohn." Aufnahme findet Jeremy, der sich selbst auf Grund seiner Hautfarbe Powder nennt, bei den Großeltern. Dort hat er sich - unterirdisch im Keller - sein kleines, sicheres Reich, geschützt vor Sonnenlicht und den erschrockenen Blicken seiner Umwelt, eingerichtet. Er verlässt nie das Haus und lebt mit und in den unzähligen Büchern, die er nicht nur liest, sondern Zeile für Zeile auswendig beherrscht.

Mit dem Tod seiner Großeltern endet sein Leben in sicherer Abgeschiedenheit. Einem Aufgebot an Polizei gelingt es nicht, ihn aus seinem Keller zu locken. Erst die Psychologin und Schulleiterin Jessie schafft es, sein Vertrauen zu gewinnen. Sie nimmt ihn mit an ihre High-School. Dort aber erwartet Powder die Anfeindung der anderen Schüler, und sein Leben entartet zum Spießrutenlauf, ist es ihm doch unmöglich, den gesammelten Bosheiten seiner vergleichsweise minder- bis mittelmäßig begabten Mitschüler und -menschen zu entkommen.

Jessie erkennt schnell seine überdurchschnittliche, mit üblichen Kriterien nicht messbare Intelligenz. Seine unerklärlichen, paranormalen Fähigkeiten rufen auch rasch Wissenschaftler auf den Plan, um ihn - völlig uninteressiert an seiner Seele - als Phänomen zu erforschen.

Während des Physikunterrichts entgleist ein Experiment zur Veranschaulichung der Elektrizität allein durch Powders bloße Anwesenheit. Wie seine Mutter, die vor seiner Geburt vom Blitz getroffen, diesen irgendwie wohl auch angezogen hat, zieht Powder magisch Blitze und elektrische Energien auf sich und setzt andere wie eine Art menschlicher Defibrillator unter Strom. Obendrein verfügt er über telepathische Fähigkeiten und sieht und spürt, was andere denken und fühlen.

Sein Aussehen und seine außergewöhnlichen Fähigkeiten lassen ihn fast allen Bewohnern des Ortes suspekt erscheinen und ein gerüttelt Maß an Ablehnung und Misstrauen erfahren. Läuft irgendetwas in der Gemeinschaft schief, wird Powder als Verursacher des Unheils und Sündenbock verdächtigt. Dabei ist seine Wirkung in Wahrheit segensreich, denn er kann mit seinen Fähigkeiten Frieden und Heilung stiften, wie etwa zwischen dem Sheriff und seiner im Koma liegenden Frau. Aber gegen die Mischung aus Vorurteilen, Dummheit und Projektionsleidenschaft wie sie sich in dessen Hilfs-Sheriff ballt, ist auch er machtlos. Zutiefst unglücklich flüchtet Powder zurück ins Haus seiner Großeltern, aber auch dort findet er nicht lange Frieden.

Deutungsebene 1: Die Ausgangssituation des Andersseins

Powder ist durch sein Aussehen und seine Fähigkeiten so ganz anders als „normale“ Menschen. Er passt in keine Schablone und kann nicht in der Masse untertauchen. Was immer anders, fremdartig ist, wird von der Herde verstoßen. Als Außenseiter bekommt er deren Grausamkeit zu spüren. „Wer nicht ist, wie wir, ist ein Werk des Teufels und muss eliminiert werden“, lautet das Gesetz des Schwarmes, das wir aus dem Film ***Die Möwe Jonathan*** kennen. Da richtet ihn der Schwarm-Älteste als Bann gegen den jungen, neugierigen Jonathan.

Da der Mensch ein soziales Wesen ist, ein Zoon politicon, wie schon die Griechen der Antike erkannten, bedeutete in alten Stammeskulturen ein Ausschluss aus der Gemeinschaft und Sippe den Tod.

Die Herde verabscheut alles, was nicht ihren Gesetzen und Regeln (der Norm) folgt. Was nicht sein kann, darf nicht sein und wird deshalb verfolgt und - wo möglich - ausgelöscht. Dieses Schicksal widerfuhr in der Geschichte vielen Menschen, die außergewöhnlich und mit ihrem Geist oder ihren Fähigkeiten der Zeit voraus waren.

Zu erkennen: „Ich bin nicht so, wie die anderen“, ist ein wahrhaft hartes Schicksal für Seelen in dieser Welt. Nicht selten bedeutet es weitgehende, schwer erträgliche Einsamkeit und oft Ächtung und Tod.

Berufene und Auserwählte waren immer in irgendeiner Form ihrer Zeit voraus und insofern gefährdet. In anderen nicht oder kaum zugänglichen Gedankenwelten lebend, wurden sie ausgeschlossen und gebrandmarkt und ihre Gedanken, weil nicht bekannt, für falsch und gefährlich oder für beides erklärt.

Die Masse versucht meist mit allen Mitteln, das Bekannte und Bestehende als absolute Wahrheit und Wirklichkeit zu verteidigen, wenn nötig mit Gewalt und Hinrichtungen. Die Tatsache, dass sich im Laufe der Geschichte beinahe alles, was wir für die absolute Wahrheit gehalten haben, irgendwann als falsch herausstellte, geht nicht in die Köpfe. Zu groß ist die Angst vor damit verbundener Unsicherheit.

Deutungsebene 2:
Hinter Hass und Ablehnung, die Powder wie anderen Außergewöhnlichen entgegenschlagen, steckt praktisch immer Angst. Das ist keine Entschuldigung für die begangenen Grausamkeiten, kann aber Verständnis wecken und schließlich die Teufelskreise durchbrechen, in denen sich Menschen gegenseitig quälen.

Powder steigt nie auf die Anfeindungen ein, denn er sieht und spürt, was in anderen vorgeht, erlebt ihre große Angst mit und lässt sich davon berühren. Er, den lange Zeit niemand berührt oder gar gestreichelt hat, der unberührt vom wirklichen Leben im Keller in den Geschichten seiner Bücher lebte, wird durch die Menschen innerlich berührt, weil er hinter ihre Fassade sieht und dort verunsicherte, ängstliche Seelen erkennt.

Mit seinen über-sinnlichen und -menschlichen Fähigkeiten kann er auf natürliche Art und Weise Dinge bewirken, die wir anderen als Wunder erleben und höchstens in ferner Zukunft verstehen werden.

Und doch ist er menschlicher und insofern mehr Mensch als all die anderen. Er besitzt in gewisser Weise beides, ein außergewöhnliches Gehirn und im wahrsten Sinne des Wortes die Fähigkeit, den Menschen ins Herz zu schauen. Als ihn seine einzige Freundin danach fragt, wie denn die Menschen in ihrem Inneren sind, antwortet er: „Die meisten haben das Gefühl, abgetrennt zu sein. Aber sie sind Teil von allem."

Ein paar wenige hat die Begegnung mit Jeremy verwandelt wie den Physiklehrer. Die Masse der Herde hält an ihrer Angst fest, ein bekanntes, Sicherheit vermittelndes Gefühl. Es gab und gibt bis heute so viele Menschen, die ihr Glück auf dem Altar der Sicherheit opfern.

Jemand wie Powder, der sich ständig zwischen Lebensbühne 11, dem Außer- und Ungewöhnlichen und 12, dem Wundervollen bewegt, hat da weder Platz noch Chance, obwohl er über die Maßen notwendig wäre für uns alle.

Fragen, die ZuschauerInnen sich stellen könnten:

1. Wie verhalte ich mich Andersartigem, Fremdem gegenüber?
2. Mit welchem Gefühl betrachte ich Außenseiter, mit Misstrauen und Argwohn oder mit Mitgefühl und Respekt?
3. Mit wie viel Misstrauen und Ablehnung begegne ich Phänomenen, die ich weder kenne noch verstehe?
4. Habe ich schon einmal die Grausamkeit der Herde zu spüren bekommen?
5. War ich schon einmal Teil einer (möglicherweise) grausamen Herde?
6. Bin ich schon einmal mit Mobbing in Berührung gekommen als Opfer oder Täter?
7. Wäre ich selbst - trotz allem - gern außergewöhnlich? Wie fühlt es sich an, es zu sein?
8. Kann ich mir die damit verbundene Einsamkeit vorstellen, traue ich mir zu, sie zu ertragen?
9. Verstecke ich mich lieber in der Masse oder der Einsamkeit?
10. Traue ich mir den Mut zu, mich - wo notwendig - gegen die Herde zu stellen oder sogar zu stemmen?
11. Auf welchen „Herdenregeln" beharre ich selbst?
12. Wie viel Sicherheit und Wärme (der Herde) brauche ich?
13. Was habe ich schon für vermeintliche Sicherheit geopfert?
14. Wie viel Angst habe ich vor dem Unbekannten, Außergewöhnlichen, Anderen?
15. Wie viel Angst, ausgestoßen zu werden, nicht mehr dazu zu gehören, kenne ich?
16. Wie viel Energie investiere ich in Anpassung und Tarnung, um dazu zu gehören?

Psychiatrie: Sucht und Suche

Alkohol

***The Doors** (1991, 141 Min.).* Ein US-amerikanischer Film von Oliver Stone, der die Geschichte der Gruppe The Doors und vor allem den Werdegang ihres Sängers Jim Morrison thematisiert, dargestellt durch Val Kilmer. Morrison ist eine Ikone der 1960er-Jahre-Rock-Kultur und des Hippie-Lebensstiles, dessen Leben von einem Geflecht aus Alkohol, halluzinogenen Drogen, Esoterik und einer Obsession vom Tod geprägt war.

Zur detailgenauen Darstellung der Band, ihrer Umgebung und insbesondere der Konzertszenen trug die Mitarbeit der Doors - Mitglieder Robby Krieger und John Densmore bei. Doors - Keyboarder Ray Manzarek, sowie zahlreiche Weggefährten kritisierten den Film wegen fehlender Authentizität und unrealistischer Darstellung des Hauptdarstellers. Der Soundtrack enthält zahlreiche Stücke der Doors. Hauptdarsteller Val Kilmer beeindruckt mit seinem Gesang, der im Film über die instrumentalen Originalaufnahmen der Doors gelegt wurde.

Der Film illustriert den frühen Tod von Jim Morrison, der als Sohn eines US-Generals auch politisch provoziert und an dem erwähnten Geflecht von Drogen und Umständen zugrunde geht und sich so in die Reihe der früh entflohenen Ewigen Jünglinge und Legenden des Rock‘n‘roll einreiht, wobei der Film dem Alkohol eine entscheidende Rolle zuweist.

Leaving Las Vegas - Liebe bis in den Tod
(1995, 107 Min.)

In dem Film mit Nicolas Cage und Elisabeth Shue unter Regie von Mike Figgis geht es um Liebe und Tod in Form von Selbstmord durch Alkohol. Ben Sanderson ist schwer alkoholkrank und beruflich als Drehbuchautor wie auch privat gescheitert. Um mit sich und dem Leben abzuschließen, verbrennt er seinen Hausrat und geht nach Las Vegas, um sich zu Tode zu trinken. Dabei lernt er die Prostituierte Sera kennen und bald auch lieben. Ihre Beziehung stellt die normalen Regeln auf den Kopf. Sera muss ihm versprechen, ihn nicht zu retten und ihn nicht davon abzuhalten, sich zu Tode zu trinken, dafür ignoriert er Seras Job. Trotz dieser extremen Abmachung oder gerade deswegen entwickeln sie eine ganz besondere Form der Liebe, die Ben aber nicht hindert, seinen Selbstmord-Plan schlussendlich zu verwirklichen.

Deutungsebene 1:
Der Film macht deutlich, wie nah Filmgeschichte und Realität sich oft kommen. Das Drehbuch beruht auf dem gleichnamigen Roman von John O'Brien, in dem er seine persönlichen Erfahrungen mit seiner eigenen Alkoholsucht verarbeitet. Zwei Wochen vor Drehbeginn von ***Leaving Las Vegas*** nahm er sich mit 33 Jahren das Leben, als er erfuhr, dass seine Novelle als Vorlage für den Film dienen sollte. Sein Vater sagte anschließend, der Roman seines Sohnes sei gleichzeitig sein Abschiedsbrief.

Für seine beklemmend realistische Darstellung des alkoholkranken Ben erhielt Nicolas Cage sowohl den *Oscar* als auch den *Golden Globe Award*, die beiden höchsten Auszeichnungen der Filmwelt. Er soll sich zuvor betrunken und dabei filmen lassen haben, dass er sich selbst als Alkoholiker kennen lernen und dessen Sprache sprechen lernen konnte. Insofern dürfte er mit diesem Film auch einiges erlebt und abgearbeitet haben.

Deutungsebene 2:
Dieses Psychodrama verspricht keine Rettung, es zeigt schonungslos die Obsession des Alkohol-Deliriums und Dilemmas in aller abscheulichen Hässlichkeit. Und trotzdem hat die Liebesgeschichte auf dem Weg in den Abgrund des Drogen-Todes etwas Anrührendes und das Grauen dieses Sterben-Müssens auf diese abgründige Art etwas eigenartig Verklärendes. Es ist die Ungeheuerlichkeit dieser verzweifelten Liebe, die dem Film seine Faszination, seinen schrecklichen Zauber gibt und einmal mehr zeigt, dass die Liebe immer, auch im tiefsten Desaster und bis in den Tod unser Thema bleibt.

Deutungsebene 3:
Leben ohne Sinn = Verzweiflung und Auswegslosigkeit. Nur im Sinn ergibt sich ein Weg. Hier wird die dritte Forderung der Salutogenese, der Heilwerdung, überdeutlich. Und deren erste Schritte sind Voraussetzung dazu: das Problem 1. erkennen, um es 2. wandeln zu können und in Sinnfindung und Einordnung in den größeren Sinn münden zu lassen.

Fragen, die ZuschauerInnen sich stellen könnten:
1. Wie groß ist mein Suchtanteil?
2. Wie weit bin ich auf meiner Suche und wie groß ist die zu ihr umgekehrt proportionale Suchtgefahr?

Für wen und welches Problem ist dieser Film Therapie?
Für alle mit dem Thema Sucht und Suche Ringenden.

A Star is born (2018, 136 Min.)

Ein Film von Bradley Cooper mit Lady Gaga als Ally und Bradley Cooper als Jackson Maine.

Das Remake des Remake des Remake und wieder ein wundervoller Film, was zeigt, wie sehr dieses Muster ein Archetyp ist. Die eine Hälfte ist das Aschenputtel-Thema, ergänzt durch die Variante, dass Aschenputtel an ihrem Prinzen vorbei wächst, sich selbst untreu wird, er damit Schwierigkeiten bekommt und er am Versuch, sie und sich zu retten, scheitert.

Ein super erfolgreicher Popstar, aber durch Drogen und seine Geschichte und einen die Karriere bedrohenden Tinnitus ziemlich fertig, säuft sich von Gig zu Gig. Bei einer seiner Sauftouren nach einem bejubelten Konzert trifft er in einer kleinen Transvestiten-Bar, in die er „zufällig" gerät, beziehungsweise in die es ihn zieht, die verunsicherte, sich hässlich fühlende, musikalisch hochbegabte Sängerin Ally, die sich nichts zutraut. Mit Hingabe und Charme gewinnt er sie für ihren Weg, baut sie selbstlos und aus Liebe auf, holt sie in sein von Erfolg geprägtes Feld, nötigt sie gleichsam zu ihrem ersten und sofort bejubelten Auftritt mit ihm zusammen auf großer Bühne. Ally wächst tatsächlich über sich hinaus und besteht nicht nur an seiner Seite, als sie mit ihm tourt, sondern wächst sogar rasch an ihm vorbei.

Überhaupt wird der Film durch die beiden Hauptdarsteller zum Genuss auf vielen Ebenen. Dass Lady Gaga singen kann, wussten wir schon, aber dass sie auch so eine gute Schauspielerin ist, zeigt sie Szene für Szene. Dass Bradley Cooper schauspielern kann, war auch klar, aber dass in ihm auch ein großartiger Regisseur steckt, war uns bis zu diesem, seinem Regie-Debut, neu und auch, wie sehr gut er singen kann. Ihr gemeinsamer Titel-Song „Shallow" gewann den Oskar.

Wir erleben mit, wie der Sänger und Gitarrist Jackson Maine, wundervoll von Bradley Cooper gespielt, immer tiefer in Alkohol- und Drogensucht versinkt. Offenbar ertränkt er die Leere und Einsamkeit nach abendlichen Erfolgen in Alkohol. Auftritte schafft er nur noch mit Pillen, auch weil ihn ein Gehörschaden von Kindheit an quält. Sein nachlassendes Gehör und Tinnitus plagen ihn und nagen spürbar an seiner Seele, zumal beide seine Karriere bedrohen und laute Musik nicht gerade die ideale Therapie ist.

Ziemlich gleich schwer verliebt, lassen uns beide an ihrer ebenso wunderschönen wie tragischen Liebesgeschichte teilhaben. Dem Charme und der Liebe von Jackson kann Ally nur sehr kurz widerstehen. Und so bricht mit seiner Hilfe ihr großes Talent doch noch durch und neben ihrem beeindruckenden Gesang schreibt sie begnadete Songs wie nebenbei und mit links. Ihr Talent und Jackson machen sie über Nacht zum leuchtenden Star, der Jacksons Licht überstrahlt und in den Schatten stellt.

Während Ally, dem Zeitgeist entsprechend, zum Bühnen-Show Star mit bombastischem Spektakel inszeniert wird und weiter aufsteigt, spürt Jackson, wie sie sich immer mehr von sich selbst und damit auch von ihm entfernt und entfremdet, was ihn noch tiefer in seine Alkoholsucht treibt. Hinter Allys weiterem Aufbau steckt ihr Manager, ein typisch moderner Mensch, der für den Erfolg über Leichen geht, dem sich Ally für ihren Erfolg aber auch ergibt bis zum bitteren Ende.

Mit ihrer Heirat versuchen Ally und Jackson, das Ruder noch einmal herumzureißen und ihre Liebe zu retten. Jackson geht zu den Anonymen Alkoholikern und auf Entziehungskur. Aber der Manager, der Jackson als Konkurrent und obendrein geschäftsschädigend empfindet, treibt ihn mit Vorwürfen und Schuldgefühlen bezüglich Allys Karriere schließlich zur (Selbst-)Aufgabe. Während sie auf großer Bühne glänzt, räumt er sich (ihr) aus dem Weg und folgt damit seinem Vater.

Deutungsebene 1:
Die Tabletten- und Alkohol-Sucht, die schon im ersten Bühnenauftritt von Jackson deutlich wird, ist vom Vater übernommen, der bereits mit ihm, als er noch Kind war, trank. Bei jeder Belastung verschärft sich das Thema. Alkohol wird zu seiner Fluchtdroge. Für die Bühne trinkt sich Jackson in Form, ansonsten trinkt er sich die harte Welt weich und das Hässliche schön. Die darin liegende Aufgabe will ihn auf die Suche schicken nach Lebenssinn.

Sein Tinnitus weist in ähnliche Richtung, nämlich nach innen zu horchen, statt seine äußere Stimme immer lauter verstärken zu lassen.

Deutungsebene 2:
Seine Ausgangssituation war wie bei so vielen Stars, schwierig. Das ist so auffällig, dass man glauben könnte, Stars bräuchten solch frühe tiefe Schattenerfahrungen, damit ihr Stern aufgehen und geboren werden kann. Seine Mutter starb 18-jährig bei seiner Geburt, und von seinem Vater lernte er früh vor allem Saufen.

Ally hat einen Vater, der promigeil seiner eigenen Karriere als Schmalzsänger nachtrauert und gebetsmühlenartig wiederholt, wie Paul Anka ihn für besser als Sinatra hielt. Seinen ganzen Ehrgeiz projiziert er auf seine Tochter, die sich nach Kräften unter Hinweis auf ihre zu große Nase wehrt.

Deutungsebene 3:
Ally und Jackson heiraten, um mit sich und seiner Sucht zurande zu kommen. Bei den Anonymen Alkoholikern findet er eine der besten Methoden, um damit zu leben ohne zu trinken, in dem Bewusstsein, ein trockener Alkoholiker zu sein und nicht mehr in diese Falle zu tappen.

Willig und wohl aus Liebe den Kampf aufnehmend, unterzieht

er sich obendrein einer Behandlung in einer Suchtklinik und wird als geheilt entlassen. Aber wie alle Alkohol- und letztlich Suchtkranken bräuchte er danach weiter Schutz und Fürsorge, trifft aber auf das Gegenteil. Allys Manager treibt ihn vorsätzlich in den Rückfall, indem er ihm nicht nur sagt, sondern suggeriert, er werde zwangsläufig wieder rückfällig und untergehen. Deswegen möge er sich von Ally fernhalten und ihre Karriere nicht weiter gefährden, der er schon genug geschadet habe. So schafft er Schuldgefühle und würzt sie mit Angst, eine fatale Mischung.

Deutungsebene 4:

Jackson, der schon genug Schuldgefühle wegen seiner unwürdigen öffentlichen Alkohol-Auftritte bei Allys Ehrung hat, folgt der Prophezeiung des Managers: Er schafft sich Ally, die er so liebt, aus dem Weg, indem er, nach dem Vorbild seines Vaters, aus dem Leben flieht.

Am Ende des Films singt Ally bei seiner Gedenkfeier, die mehr eine Show vor riesigem Publikum ist, ein von Jackson für sie geschriebenes Liebeslied. Das passt zu Hollywood, aber diese Inszenierung ihres ganzen Lebens bis in den Tod des Partners ist letztlich auch der Grund für dieses, von wundervoller Musik begleitete Scheitern einer Liebe und eines Lebens.

Deutungsebene 5:

Der Film offenbart auch sehr deutlich, wie fatal es ist, Schuldgefühle bei Süchtigen, aber überhaupt Kranken zu wecken. Niemand ist schuld an seinem Krankheitsbild, aber jede(r) trägt Verantwortung dafür, Antworten und (s)einen Ausweg zu finden.

Auf ganz ähnliche Art wie der teuflische Manager treibt in ***Auf Messers Schneide*** (Bd.1) die frühere Partnerin von Darrel dessen spätere Alkoholsüchtige Freundin in den Tod.

Deutungsebene 6:

Nebenbei zeigt der Film auch, wie die Ego-Welt des Show-Business genau das nicht bietet, was Süchtige nach dem Entzug bräuchten: Schutz und Geborgenheit. Statt „the show must go on" müsste das wirkliche Leben beginnen. Aber das geht für Jackson nicht, er wird zum 5. Rad der Ally Show. Er soll später nachkommen und geht dann lieber.

Ally lässt sich von ihrem ehrgeizigen Manager verbiegen, was auf der Basis ihrer Lebensgeschichte mit dem ebenso ehrgeizigen Vater leicht gelingt. Nach anfangs noch schwachem Wehren - sie wirft die Tänzerinnen bei einer Veranstaltung hinaus - ergibt sie sich der Show. Jacksons Hinweise in Richtung ihrer Selbstentfremdung (miss-)deutet sie als Eifersucht und Missgunst und verliert ihn damit letztlich.

Natürlich ist auch er - wie sie später - (s)einem Ego-Trip folgend, auf der großen Bühne vor Tausenden von Fans gelandet. Das ist eine unglaublich Ego-aufpolsternde, aber für die seelische Entwicklung toxische Situation. Nicht zufällig scheitern so viele Stars an dieser Herausforderung, jeden Abend mit- und hinreißend zu sein und anschließend allein mit ihren seelischen Problemen zurück zu bleiben.

Deutungsebene 7:

Deutlich macht der Film auch die Macht der alten mitgebrachten Muster: Jackson folgt mit seinem Selbstmord seinem Vater, dem er auch schon in den Alkohol gefolgt ist. Dessen Alkohol-Elend und Welt-Schmerz sogar durchschauend, idealisiert er ihn doch und setzt ihm posthum ein Denkmal. Und obwohl er seinen Bruder und späteren Manager bewundert, der dies alles vermeidet, sagt er es ihm erst sehr spät. Auch seiner Mutter, die er höchstens sterbend bei seiner Geburt kurz gesehen hat, folgt er früh in den Tod.

Ally, von deren Mutter wir gar nichts erfahren, folgt ihrem Vater mit seinem gescheiterten Promi-Trip, der selbst nie einer wurde, aber als Chauffeur wenigstens einige herumfahren durfte. Sie bekommt einen richtigen großen Promi für sich ganz allein und wird dann selbst ein noch größerer.

Deutungsebene 8:

Hier zeigt sich auch die Verantwortung von Eltern für ihre Kinder, aber überhaupt die von Menschen, die sich für andere zu Vorbildern entwickeln. Jackson ist seinen Eltern (zu) früh gefolgt, Ally folgte den Wünschen ihres Vaters und machte alles bis zur Selbstverleugnung, um - für ihn? - sogar weit an ihm vorbei zu wachsen. Auch Jackson, der für sie durchaus eine auch väterliche Rolle spielte, wurde von ihr überflügelt. Der Liebhaber und Ehemann in ihm vertrug das schlecht. Der väterliche Freund war wohl mehr in Sorge um ihre Selbstentfremdung durch diese Art inszenierter Karriere.

Wir können unseren Eltern im Guten folgen, wenn sie ein entsprechendes Leben lebten, wir können hinter ihnen zurückbleiben, wenn sie groß(artig) waren, was auch nicht leicht ist. Wir können sie überflügeln, was ihnen bestenfalls gefällt, aber der Seele des Überfliegers oft weder entspricht noch bekommt.

Oder - am besten, wir finden unseren ureigenen Weg und machen uns rechtzeitig unabhängig von ihnen. Das (uns) zu ermöglichen, verlangt viel, nämlich ein eigenes Leben und erst recht von den Eltern, nämlich zu fördern ohne viel zu fordern und eine Lebensbasis zu (ver)schaffen, ohne im Geringsten im Wege zu stehen.

Fragen, die ZuschauerInnen sich stellen könnten:

1. Wie wichtig ist mir Erfolg?
2. Wie weit würde ich dafür (von mir weg) gehen?
3. Welche Programme meiner Eltern haben mich geprägt?
4. Wie stark ist meine Suche?
5. Wie groß ist die Gefahr, mich mit Ersatz zufrieden zu geben?

6. Wie viel ist mir (m)eine große Liebe wert?
7. Wie weit würde ich dafür gehen?
8. Zu ihm oder ihr? Von mir weg oder zu mir hin?
9. Bin ich wirklich Regisseur in meinem eigenen Lebensfilm?

Befreiung aus Drogensucht am Beispiel Alkohol

Die folgenden nur *angedeuteten* Filme zeigen verschiedene Wege aus und im Umgang mit der Sucht. Sie können die Vielfalt der Ansätze und Auswege aufzeigen, aber auch die Schwierigkeiten illustrieren in Gesellschaften, die das Thema Sinn-Suche kollektiv aus den Augen verloren haben.

Die drei Schritte aus der Sucht, aber auch aus jedem anderen Krankheitsbild macht der Fernsehfilm über den Begründer der Anonymen Alkoholiker Bill Griffith Wilson deutlich.

My Name is Bill W. mit James Woods, JoBeth Williams und James Garner. Er schildert - von der wahren Geschichte des Börsenmakler Bill Wilson ausgehend - wie es zur Gründung der Anonymen Alkoholiker (AA) kam. Bill, der im Börsencrash 1929 sein gesamtes Vermögen verliert und anschließend Alkoholiker wird, kämpft zusammen mit seinem von James Garner gespielten Freund und Arzt gegen den Alkohol-Drachen. In ihrem Ringen mit der Suchtkrankheit gründen sie schließlich zusammen die Anonymen Alkoholiker (AA) - die bis heute mit Abstand erfolgreichste Gruppe im Kampf gegen Alkoholsucht. Entscheidend für den Erfolg der AA-Gruppen ist das Bekenntnis zum Alkoholismus und das Eingeständnis, weiter mit dem Problem zu ringen, aber auch der zu Beginn jeder Gruppe gegebene Hinweis, wie lange dieser andauernde Kampf schon erfolgreich ist. Im 12-Punkte-Programm der AA geht es entscheidend um Sinnfindung.

When a man loves a woman *(1994, 120 Min.)* mit Meg Ryan als Alkoholkranke und Andy Garcia als ihr Ehemann. Der Film zeigt das langsame Abrutschen in den Alkoholismus und die Reaktionen des Ehemannes und beider Töchter. Er erntete von der Kritik vor allem Verrisse, kann aber doch typische Verhaltensweisen des Weges in den Alkoholismus aufzeigen. Auch die Schwierigkeiten, die entstehen, wenn in einem Paar einer Entwicklungsschritte macht und der andere sie nicht nachvollziehen kann. Obendrein bietet er einen guten Einblick in die erfolgreiche Arbeit der Anonymen Alkoholiker und ihrer Unterstützungsgruppen für Angehörige.

In 28 Tagen (*28 Days*, 2000) von Betty Thomas/Jenno Topping mit Diane Ladd, Sandra Bullock und Viggo Mortensen spielt Sandra Bullock eine Party-Queen, die dauernd betrunken, sich und andere gefährdet und völlig unbelehrbar ist - eben typisch Alkoholiker(in). In einem harten Entzug lernt sie sich wieder finden. Ein Film, der diese auf verhaltenstherapeutischer Basis ablaufende Entzugs- und Therapie-Methode realistisch zeigt.

In ***Die Legende von Bagger Vance*** - ist Matt Damon Captain Randolph Junuh, der dem Leben, Gott oder seinem Schicksal beleidigt ist wegen der Zumutung schrecklicher Kriegserlebnisse. Ausführlich in Bd.1 gedeutet, ist dieser brillante Film von Robert Redford auch ein Lehrstück zum Alkohol-Problem und enthüllt nebenbei einen erfolgreichen Ausweg.

In ***Unterwegs mit Jungs*** *(126 Min, 2001)* mit Drew Barrymore helfen sich zwei beste Freundinnen durchs Leben. Die 1950 geborene 15-jährige Beverly Donofrio lebt in einer Kleinstadt in Connecticut und möchte Schriftstellerin werden. Sie lernt den kaum älteren Ray Hasek kennen, verliebt sich in ihn und wird schwanger. Dem Druck der gesellschaftlichen Normen und Moralvorstellungen der 50er Jahre ausgesetzt, entschließt sie sich zur Heirat, obwohl sie Ray erst kürzlich kennengelernt hat. Ihr Vater Leonard, ein Polizist, bedankt sich während der Hochzeit bei den Gästen, dass diese der Familie in der Zeit dieser *schweren Probe* beistehen. Anschließend hält Fay, die beste Freundin von Bev, eine Rede, in der sie ihrer Freundin beisteht und sagt, dass Bev schön aussehe und dies noch keiner bemerkt habe. Am Ende der Rede gesteht sie vor allen Gästen, ebenfalls schwanger zu sein.

Beverly schafft es, trotz aller Hindernisse Anglistik zu studieren und hofft auf eine Stelle an der Universität. In der Zeit des Bewerbungsgesprächs soll Ray auf den gemeinsamen Sohn Jason aufpassen, erscheint aber trotz der Verabredung nicht. Beverly nimmt Jason zum Vorstellungsgespräch mit und wird als nicht belastbar genug angesehen. Zu Hause angekommen, sieht sie Ray am Auto stehen, woraufhin sie ihn anschreit, weil dies der wichtigste Tag in ihrem Leben gewesen sei. Da sie abgelehnt wurde, sei sie nun nur noch eine normale Hausfrau. Sie arbeitet daraufhin in einem Fast-Food Laden, um die Familie durchzubringen. Nachdem sie sich von Ray wegen seiner Drogensucht getrennt hat, zieht sie ihren Sohn allein groß. Als das Geld knapp wird, trocknet sie in ihrer Küche mit Fay Marihuana und wird von der Polizei erwischt. Fay muss daraufhin zu ihrem Bruder nach Arizona ziehen.

Weitere Jahre später will Beverly es zur Schriftstellerin schaffen und ein autobiografisches Buch herausgeben. Der Verlag verlangt, Ray müsse schriftlich genehmigen, Details aus dem gemeinsamen Leben zu veröffentlichen. Beverly und ihr inzwischen erwachsener und studierender Sohn Jason fahren in die alte Heimatstadt zu Ray. Dessen neue Lebensgefährtin verlangt für die Unterschrift unter der Einwilligung eine hohe Summe. Ray unterschreibt trotzdem heimlich das Papier und steckt es Jason unauffällig zu. Dabei gesteht er seinem Sohn, wie viel Mist er in seinem Leben gebaut habe und sich oft vorstelle, wie gern er ihn, seinen Sohn mit großgezogen hätte, dass er, Jason, das Beste in seinem Leben sei, das er je hinbekommen habe. Jason ist schockiert, seinen inzwischen völlig heruntergekommenen Vater in solch einem erbärmlichen Zustand zu sehen und wird sich wohl bewusst, was seine Mutter sich und ihm erspart hat durch die Trennung von seinem dem Heroin erlegenen Vater.

Picknick mit Bären (2015, 104 Min.)

Ein Film von Bill Bryson in der Regie von Ken Kwapis mit Robert Redford und Nick Nolte als Bill und Stephen in den Hauptrollen, erleben wir nebenbei, wie der alkoholkranke Stephen seiner Sucht im wahrsten und besten Sinne des Wortes davon läuft.

Auf dem Heimweg von einer Beerdigung will Reiseschriftsteller Bill Bryson noch ein paar Schritte gehen und bleibt am Wegweiser zum nahen Appalachian Trail hängen. Gegen alle Widerstände, vor allem seiner Frau Catherine, will er es trotz fortgeschrittenen Alters nochmals wissen und wagen. Sie versucht alles, ihn davon abzubringen und zu hindern und fordert schließlich, er möge wenigstens einen zuverlässigen Freund mit auf Tour nehmen. Aber Bill findet unter seinen gleichaltrigen Freunden keinen, der solch einen Weg noch wagen würde. Unerwartet ruft ihn sein alter Kumpel Stephen Katz an, der ihm noch Geld schuldet und bittet Bill, ihn mitzunehmen. Obwohl Stephen genauso alt, obendrein übergewichtig und völlig unfit und eben auch Alkoholiker ist, nimmt Bill ihn mit.

Der Weg ist lang und jede Steigung beschwerlich und macht ihnen ihr Alter und ihre Lebenslasten bewusst, Stephen auch die Folgen seines Lasters. Immer wieder will er Abkürzungen per Auto nehmen oder abbrechen, aber da hat er die Rechnung ohne

Bill gemacht, der in enger Zusammenarbeit mit dem Weg sein Therapeut wird und Stephen sozusagen beiläufig zwingt, sich vom Alkohol zu trennen. Es wäre zu beschwerlich, ihn die ganze Strecke mitzuschleppen.

Aber beide haben zu zahlen für Ignoranz und die Unterschätzung von Warnungen. Den angesagten Schnee etwa ignorieren sie und landen mitten im Schneesturm. Sie wollten sich auch keinen Bären aufbinden lassen und haben dieselben ignoriert, aber dann doch mit ihnen ihr Picknick geteilt und konnten froh sein, nicht zu deren Picknick zu werden.

Der Weg macht ihnen auf seine eigene originelle Art ihre mitgeschleppten Probleme deutlich, etwa als der übergewichtige Stephen vom oberen Stockwerk des Doppelbetts zu Bill durchbricht. Sie stürzen beide mit ihrem Gepäck ins Seelenelement Wasser, kommen vom Weg ab und fallen auf eine tiefere Ebene, auf der sie nach durchwachter Nacht lernen können, sich von jüngeren Wanderern helfen und retten zu lassen.

In einem Hotel kann Bill der Geschäftsführerin Jeannie noch knapp widerstehen, im Waschsalon daneben Stephen einer rundlichen Frau aber nicht, was ihn zu einer überfordernden, geradezu abenteuerlichen Flucht zwingt.

Nachdem sie hunderte Kilometer hinter sich gebracht und noch nicht einmal die Hälfte des Trails geschafft haben, sind sie zu geschafft, um noch weiter zu gehen und erkennen ihre Grenzen (an). Sie entscheiden sich, die Wanderung rechtzeitig abzubrechen, bevor es Winter wird - in ihrem Leben.

Deutungsebene 1:

Manchmal knapp - aber dennoch sind sie durchgekommen und nicht auf der Strecke geblieben. Stephen konnte seine Alkoholsucht dort irgendwo zurück lassen, Bill seine Begeisterung für Reisegeschichten wieder finden. Denn obwohl er nichts mehr schreiben wollte, fängt er, nach Hause zurückgekehrt und seine

Frau Catherine glücklich wieder in die Arme nehmend, anschließend gleich an zu schreiben unter dem Titel: *Picknick mit Bären.*

Deutungsebene 2:

Wenn wir laufen, läuft etwas. Wenn wir gehen, geht etwas weiter und kommt voran. Martin Sheen etwa verarbeitet im Film ***Dein Weg** (2010, 121 Min.)* seine entgleiste und verunglückte Beziehung zu seinem auf diesem Weg tödlich verunglückten Sohn, indem er den Weg anstelle seines Sohnes für ihn geht und seine Asche auf dem Camino verstreut. Im Leben konnten sie nicht miteinander oder gar zusammen gehen, aber danach ist es dem Vater möglich und tut ihm sichtbar gut und dem vorausgegangenen Sohn wahrscheinlich ebenso.

Fragen, die ZuschauerInnen sich stellen könnten:

1. Wie weit muss ich gehen, um zu mir zu kommen?
2. Kann auch mir „Gehen" helfen, meine Grenzen realistisch zu erkennen?
3. Hilft mir Wandern, meine altersgemäßen Möglichkeiten richtig einzuschätzen?
4. Worum geht es in meinem Leben (noch)?
5. Geht da noch etwas, und auf welcher Ebene?
6. Wo will ich noch hingehen?
7. Wo stehe ich noch an und was steht als nächstes an?
8. Wäre möglicherweise die eigene persönliche Liste vor der Kiste für mich mittlerweile die bessere Landkarte für meine Seelen-Wanderung?

Sucht - als Schatten der Suche

Walk the line (2005, 136 Min.)

Dieser Film ist Johnny Cashs Film-Biographie von James Mangold, der zusammen mit Gill Dennis auch das Drehbuch schrieb. Obwohl in Bd.1 gedeutet, sei hier der Suchtaspekt nochmals ausführlich dargestellt. Mit Joaquin Phoenix als Johnny Cash und Reese Witherspoon als June Carter, seine große Liebe. Beide Schauspieler wurden von den Originalen ausgesucht.

Kurz vor Kriegsende lebt J.R. Cash mit seinen Eltern und Geschwistern ärmlich auf einer gepachteten Baumwollfarm in Arkansas. Er singt gern in der Kirche und auf dem Feld zusammen mit Mutter Carrie. Als sich sein Bruder Jack bei einem Kreissägen-Unfall schwer verletzt und daran stirbt, gibt der Vater J.R. die Schuld, weil der sich vom Bruder zum Angeln wegschicken ließ. Da Jack der Lieblingssohn des Vaters war, verschlechtert sich damit sein schon schlechtes Verhältnis zu J.R. weiter, zumal der Vater dessen Vorliebe für Country Music und speziell die von June Carter absolut nicht teilt.

1952 landet J.R., nun bei der Air Force John genannt, in Landsberg am Lech in Deutschland. Hier kauft er sich die erste Gitarre und schreibt erste Songs wie bereits Folsom Prison Blues. Selbst mit dem Atlantik dazwischen verfolgt er das Leben seiner Lieblings-Country-Sängerin June Carter und erfährt von ihrer Hochzeit. Drei Jahre später ist er selbst verheiratet und lebt mit Frau und zwei Kindern in Memphis, wo er als wenig erfolgreicher Vertreter von Haushaltsgeräten von Haus zu Haus tingelt, von seiner Musik träumt und mit Freunden Gospelmusik spielt und singt. Er ist zutiefst unzufrieden, kann die Miete nicht bezahlen, seine Frau ist sauer auf ihn und seine Musik, für die er sich mehr interessiere als für den Familien(unt)erhalt.

Da kommt als Rettung ein Plattenvertrag mit Sun Records, wo er beim Vorspielen mit einem Gospelsong schon abgeblitzt war, aber für *Folsom Prison Blues* einen Vertrag erhält. Nun startet seine Karriere richtig durch: ab jetzt nennt er sich Johnny Cash, geht auf Tourneen, spielt mit Stars wie Roy Orbison, Elvis Presley und Jerry Lee Lewis. In Texarkana lernt er June Carter erstmals persönlich kennen. Seine eigene Frau nervt ihn, wenn er selten genug heimkommt. Sie ist eifersüchtig wegen der Fan-Post junger Groupies, dabei liebt Johnny wirklich nur eine einzige - June Carter und gesteht sich und erst recht June das noch gar nicht ein. Stattdessen fängt er an zu trinken, Tabletten zu schlucken und wird drogensüchtig. Inzwischen hat er es geschafft, June Carter zu einer gemeinsamen Tournee zu überreden, aber sie kündigt ihm die Zusammenarbeit wegen seiner Drogen-Abhängigkeit bald wieder auf. Jahre später trifft er sie erneut und überzeugt sie, wieder mit ihm auf Tour zu gehen. 1965, nach einem gemeinsamen Konzert in Las Vegas, schlafen sie erstmals miteinander, aber June verlässt ihn gleich wieder, als sie merkt, dass seine Drogenfreiheit gelogen war. Sie wirft noch alle Drogen weg, dann ist auch sie weg.

Cashs Drogensucht eskaliert, er wird sogar wegen Drogenschmuggels verhaftet und verbringt eine Nacht in der Gefängniszelle. Seine Ehe-Krise eskaliert ebenfalls, seine Frau verlässt ihn schließlich mit den Kindern und lässt sich scheiden.

Versuche, June Carter wieder für gemeinsame Tourneen zu gewinnen, scheitern. Schließlich bricht Cash zusammen, nachdem er bei einem Essen, an dem auch June und ihre Eltern teilnehmen, erlebt, wie sein Vater ihm weiterhin die Schuld am Tod seines Bruders Jack gibt und ihn und seine Musik verachtet.

Letztlich sind es June Carters Eltern, die Cash aus dem Drogensumpf helfen. June weigert sich standhaft, seine Frau zu werden, obwohl er sie oft bittet. Schlussendlich macht er ihr auf offener Bühne, während sie den Song Jackson spielen, einen weiteren Antrag, den sie öffentlich annimmt.

Ihre unendliche Liebesgeschichte verläuft von nun an glücklich und sie bleiben in Liebe verheiratet bis zu Junes Tod, den Johnny nur gerade vier Monate überlebt. Der Film aber zeigt dieses fast gemeinsame Ende schon nicht mehr, wie er zugunsten der großen Liebes-Geschichte auch Johnny Cashs ganze lange Erfolgsphase mit einem Hit nach dem anderen auslässt.

Deutungsebene 1:
Im Film erscheint Johnny Cash manchmal wie ein großes Baby mit einem unbewältigten Vater-Komplex und unverarbeiteten Schuldgefühlen wegen seines Bruders Tod. Dieser Zusammenhang zwischen seinen familiären (Miss-)Verhältnissen und seiner wachsenden religiösen Spiritualität sowie sein Faible für Tod und Verdammnis, scheint im Film nur zwischen den Zeilen durch, spiegelt sich aber deutlich in seinen Texten. Tatsächlich hat er einen großen Bogen gelebt, so wie er auf Feldern mit seiner Mutter Gospels zu singen begann, nimmt er kurz vor seinem Tod noch das „*Song-Book of my Mother*“ auf, wie ein Abschiedsgeschenk mit einem christlichen Bekenntnis zu seinen Wurzeln. Das Filmende deutet an, dass sich selbst das Verhältnis zum Vater vor dessen Ende besserte.

Deutungsebene 2:
Vor allem aber erleben wir ein weiteres Mal mit, wie es die Liebe ist, die ihn aus Suff und Drogen-Sumpf rettet. Als ihm nämlich dämmert, dass June Carter, die Liebe seines Lebens, ihm sonst für immer verloren geht, macht er ernst, wird clean und kann sie schließlich für sich und seinen großen Traum gewinnen.

Deutungsebene 3:
Fast immer in Schwarz auf der Bühne, wird Cash zu einer Art

schwarzem König der Country-Music, der es gut meint mit den Schwachen und Gescheiterten, die ihn wohl an seine Anfänge erinnern. Er wird ihr Held und Hoher Priester - und gibt sich manchmal auch etwas wie ihr Märtyrer. Wie sein großes Vorbild - jedenfalls zu Beginn und Ende des Lebens, Jesus Christus, beschäftigt er sich vor allem mit den Abgestürzten der Gesellschaft, spielt gern im Gefängnis für Gefangene, fühlt und singt mit ihnen, die ihn irgendwie auch als einen der ihrigen erleben. Das reicht bis zu Gerüchten, er sei selbst im Gefängnis gewesen, aber es war nur die eine erwähnte Nacht. Seine Texte ergreifen die Seite der Opfer und er fühlt selbst in seiner schwersten Drogenzeit mit ihnen, stürzt ebenfalls ab, droht alles zu verlieren und geht, beziehungsweise schluckt sich bis knapp an den Abgrund.

Deutungsebene 4:
Seine Karriere ist geradezu typisch für US-Stars: Aus einfachsten, sogar ärmlichsten Verhältnissen spielt sich ein zorniger junger Mann gegen alle Widerstände in die Herzen der Menschen und an in Spitze der Charts. Typischerweise bezahlt er für seine Karriere mit einem Martyrium aus Drogensucht und Depressionen, aus verlorener Liebe und lebenslanger Suche nach spiritueller Erfüllung und erlebt schließlich (s)ein Happyend. Sein Leben spiegelt das Muster des amerikanischen Traumes „vom Tellerwäscher zum Millionär“ wider.

Deutungsebene 5:
Auch wenn der Film in unserer Sammlung für das Alkohol- und Drogen-Problem steht, das Johnny Cash mit so vielen Pop-Stars teilt, geht es doch auch um die große Liebesgeschichte zwischen Cash und Carter, die im Laufe des Films immer größeren Raum bekommt und kaum eine der Höhen und Tiefe auslässt, in der sich Augenblicke der Zärtlichkeit und größter Sehnsucht mit solchen von Verletzungen abwechseln, so dass die Liebesge-

schichte in vielen Szenen der Biographie den Rang abläuft und es sich mindestens zugleich um einen wundervollen Liebesfilm handelt, eine himmlische Liebes- und Lebensgeschichte, die die Hölle nicht auslässt und über lange Strecken auf offener Bühne im Licht der Öffentlichkeit spielt und manchmal tobt. Und jedenfalls ist es wieder die Liebe, die Cash rettet. Nicht un- sondern archetypisch auch sein Ende: er folgt seiner großen Liebe nach nur vier Monaten. Über 60 % derjenigen, die in der zweiten Lebenshälfte ihren langjährigen Lebenspartner verlieren, sterben innerhalb des folgenden Jahres an Krebs.

Fragen, die ZuschauerInnen sich stellen könnten:

1. Habe auch ich irgendwann (m)eine große Liebe aus den Augen verloren?
2. Oder habe ich sie - wie Johnny Cash - immer im Auge behalten?
3. Welche Erfahrungen habe ich mit der Nähe zu Abgrund und -sturz?
4. Wie steht es bei mir mit der Verarbeitung der Beziehung zu meinen Eltern?
5. Habe ich - wie Johnny Cash seine Mutter - auch einen Teil idealisiert und dafür den anderen als Schattengestalt behalten?
6. Wie stehen meine Chancen, die offenen Enden und Aufgaben am Ende zusammenzubringen?
7. Was sagen mir die Themen von Johnny Cashs Songs? Kenne ich die Nähe zu den Schwachen und Abgestürzten, den Gescheiterten und Hilfsbedürftigen?

Heroin-Sucht

Ray (2004, 152 Min.)

Der Film beschreibt die Lebensgeschichte von Soul-Legende Ray Charles Robinson von Taylor Hackford mit Jamie Foxx in der Hauptrolle. In Bd.1 gedeutet, sei der Film wegen der Heroin-Suchtaspekte hier nochmals betrachtet. Es gibt einige Parallelen zur Geschichte von Johnny Cash.

Als Schwarzer in Georgia geboren, wird Ray noch viel mehr vom Schicksal gebeutelt als der. Auch er kommt aus ärmlichsten Unterschicht-Verhältnissen. Statt eines ekelhaften, hat er gar keinen Vater. Mit seinem Bruder George (Terrone Bell) wird er unter schwierigsten Umständen von seiner Mutter Aretha (Sharon Warren) in einem kleinen Nest in Georgia aufgezogen. Fünfjährig muss er - in einer Art Erstarrung - mit ansehen, wie sein Bruder in einem Waschzuber ertrinkt. Ihn nicht gerettet zu haben, traumatisiert und verfolgt ihn lebenslang. Als könnte er das Elend nicht mehr mit ansehen, erblindet Ray ein Jahr später. Seine Mutter versucht, ihm den Rücken zu stärken und schärft ihm ein, sich nicht und von niemandem wegen seiner Erblindung schikanieren oder auch nur schlecht behandeln zu lassen.

Mit 15 Jahren verliert er auch die Mutter und versucht sein Glück in Seattle, wo er von sogenannten Freunden gnadenlos ausgenommen wird. Als er es merkt, verlässt er sie und Seattle und versucht einen neuen Anlauf seiner Piano-Karriere in Los Angeles. Dort wird er zum großen Star, dem Inbegriff des Soulmusikers - einer Legende. Doch der Erfolg bringt neben dem (Bühnen-)Licht auch tiefe Schatten mit sich, wie (s)eine frühe Heroinabhängigkeit.

Der Film zeigt seinen Aufstieg, die einzigartige Karriere, seine

Heirat, seine Kinder, die Geliebten und die Heroinsucht mit ihren Auswirkungen. Er endet kurz nach einer Entziehungskur Ende der 1970-er Jahre.

Die Dreharbeiten begleitet Ray Charles persönlich und prägt weite Strecken des Films nach seinen Erinnerungen und Vorstellungen. Kurz vor Ende der Dreharbeiten stirbt er, ohne die Premiere noch zu erleben.

Sein Leben findet einen versöhnlichen Abschluss, als sein Hit *Georgia on my mind* - zur offiziellen Hymne von Georgia ernannt wird, nachdem Ray lange in seiner Heimat, wo er auch Auftrittsverbot wegen seines Engagements gegen Rassendiskriminierung hatte, verboten war.

Deutungsebene 1:

Selbstverständlich wäre Ray Charles auch als Sehender ein begnadeter Musiker geworden, aber für diesen Lebensweg war seine Erblindung sicher Voraussetzung. Der Film verrät uns die medizinische Ursache nicht wirklich, aber die seelische liegt nahe in seiner eigenen Schuldzuweisung dafür, den Bruder nicht gerettet zu haben. Stattdessen war er in unerklärliche Erstarrung verfallen, als müsse und wolle er zuschauen, wie das Schicksal seinen Lauf nahm.

Ob sich seine Soul- oder Seelenmusik, die um die Welt ging und so viele Seelen berührte, aus seiner gequälten Seele auch ohne den Schicksalsschlag der Erblindung hätte befreien können, muss unbeantwortet bleiben. Wahrscheinlich hätte er vieles, was er nur fühlen, aber nicht sehen konnte, nicht so singen und spielen können, wenn ihn äußere Welt und Wirklichkeit in Gestalt von visuellen Vorstellungen geprägt hätten.

Deutungsebene 2:

Seine Schuldgefühle ließen ihn wohl nie los und wurden eine Art Dünger für sein künstlerisches Schaffen, vielleicht auch die Ursache für seine Fluchtversuche mittels Heroin und den unbewussten Wunsch, sich nach seinem schweren Schicksal frühzeitig in die Welt eines Heroen zu katapultieren. Dieses Schicksal jedenfalls teilt er mit vielen Popstars.

Deutungsebene 3:

Das Empfinden nach einem Schuss Heroin vermittelt offenbar ein Gefühl von Unbesiegbarkeit und Größe, so jedenfalls haben es PatientInnen mit entsprechender Erfahrung geschildert. Und Pop-Stars wollen offenbar gern zum King of Pop, zum größten Rock'n'roller aller Zeiten, zur Soul- oder Country-Legende, Schlager-Queen oder eben Königin werden. Die Nachhilfe mittels Heroin oder auch Kokain scheint ihnen obendrein jene Stimmung und ekstatische Ausstrahlung zu verleihen, die ansonsten das allabendliche Abspielen der immer gleichen Hits kaum bewirkt.

Außerdem kommen sie über ihre Veranstalter relativ leicht an diese verbotenen Hilfsmittel, weil die sie ihnen verschaffen (müssen). Als die Organisation meiner Vorträge für einige Zeit ein Veranstalter übernahm, der schon bekannte Popstars organisiert hatte, fragte ich, wie ich denn zu dieser Ehre käme. Erst Monate später vertraute er mir an, wie sehr er es schätze, für mich keine Drogen besorgen zu müssen und dass er es gegen Ende seiner Karriere satt hatte, für Stars die Unterwelt auf Drogensuche zu durchkämmen. Ich war sozusagen sein Vorruhestands-Programm.

Fragen, die ZuschauerInnen sich stellen könnten:

1. Wo haben sich in meinem Leben Licht- und Schattenseiten die Hand gegeben?
2. Habe auch ich schon erlebt, wie frühere Unglücke späteres Glück befördert oder gar bewirkt haben?
3. Kenne ich für mich den Unterschied zwischen natürlichen

Hilfen zur Förderung von Vitalität und Stimmung und dem Schaden künstlicher Drogen?
4. Habe ich schon erfolgreiche Entzugskuren erlebt? Den Ausstieg aus Industrie-Nahrung, den Abschied von raffinierten Kohlenhydraten wie Weißmehl, Fabrikzucker und Kaffee oder Nikotin?
5. Ist mir oder meinem Umfeld bewusst, wie hilfreich und ungeheuer erleichternd dabei Fasten wirkt?

Christiane F. - Wir Kinder vom Bahnhof Zoo (1981, Min.)

Der 40 Jahre alte Film von Uli Edel ist eine detaillierte Darstellung der Heroin-Sucht bei Jugendlichen mit allen Folgen wie Kriminalität, Prostitution auf dem Baby-Strich, Folge-Krankheitsbildern wie Gelbsucht, Tod durch Überdosierung, auch „goldener Schuss" genannt. Er hat leider nicht viel an Aktualität verloren. In der Abschiedsszene erklärt sich Christiane F. seit anderthalb Jahren für clean, was auf den ersten Blick Hoffnung macht.

Deutungsebene 1:
Die reine Abschreckungs-Strategie des Films ist allerdings fragwürdig, sehr realistische Darstellungen des „Fixens", des „Cold Turkey" genannten Entzugs mit minutenlangen Erbrechen gegen die Wand, mit dem Kopf in eine verdreckte Toilettenschüssel stürzen oder Christane F.s Erfahrungen auf dem Babystrich sind schockierend, aber für gar nicht so wenige offensichtlich sogar faszinierend - wie Erfolge von Büchern wie „Feuchtgebiete" zeigen.

Im angelsächsischen Bereich wurden diese Szenen eliminiert und die DVD-Fassung erst ab 18 Jahren freigegeben, womit der

Abschreckungs-Effekt vollends zunichte gemacht wurde. Die Kritik monierte berechtigt, dass der Film „auch hin und wieder der grellen Faszination des Milieus“ verfällt. Immerhin umgeht er „die heimliche Idolisierung der Figur Christiane F.“, die in Talkshows und Presse unübersehbar war.

Der Kritiker Friedrich Koch schrieb damals: „Wo das Drehbuch Präventionspädagogik vorgibt, verfolgt die szenische Realisierung eine fragwürdige, weil unglaubwürdige Abschreckungsstrategie, die sich sowohl in der Drogenprävention als auch in der allgemeinen Erziehung längst als wirkungslos erwiesen hat. Schlimmer noch: unter Umständen kann sie sogar stimulierend wirken. Diese Tendenz wird nicht zuletzt durch eine unkritische Ästhetisierung der Drogenabhängigkeit unterstützt, die in einigen Szenen fast zur Heroisierung der Hauptfiguren wird.“

Deutungsebene 2:

Dieser dem Polaritätsgesetz geschuldeten Faszination für das Entsetzliche ist am besten durch Kenntnis der Schicksalsgesetze zu begegnen. Der gezeigte Entzug „Cold Turkey“ ist in Wahrheit absolut überflüssig und durch begleitendes Fasten jederzeit vermeidbar. Es ist ein schreckliches Vergehen der Psychiatrie, das seit Jahrzehnten nicht zur Kenntnis zu nehmen.

Deutungsebene 3:

Der Film widmet sich zu wenig den Ursachen, die zu kennen notwendig ist, um die Entstehung von Drogensucht zu durchschauen, nämlich der Suche nach Sinn und einem anderen, besseren Leben. Christiane F. will der entsetzlichen häuslichen Situation mit gewalttätigem Vater und überforderter Mutter entfliehen, vor allem aber sucht sie etwas ganz anderes. Der entscheidende Gegenpol beim Thema Sucht und Suche kommt mit letzterer nur am Rande und zu kurz vor.

Der große Trip - Wild (2014, 115 Min.)

Der Film des Regisseurs Jean-Marc Vallée schildert die Erlebnisse einer jungen Frau, Cheryl Strayed, aus ihrem Buch „Der große Trip: Tausend Meilen durch die Wildnis zu mir selbst“ gespielt von Reese Witherspoon. Auf dem langen Weg des Pacific Crest Trail im Westen der USA, sucht Cheryl, nach dem Krebstod ihrer idealisierten Mutter, der eigenen Heroinsucht und einer gescheiterten Ehe ihren eigenen neuen Weg zu sich selbst.

Nach einigen Schicksalsschlägen, vor allem dem Tod ihrer Mutter Bobbi, ihrem Heroinkonsum, einem ziemlich wahllosen Sexualleben und der Scheidung von ihrem Ehemann Paul, macht sich die 26-jährige Cheryl auf den Weg zu sich selbst. Neben den Naturgewalten und den Strapazen der Wanderung muss sie vor allem mit sich selbst fertig werden und ihr bisheriges Leben ordnen, um wieder Perspektive zu gewinnen.

Während der Wanderung gibt es immer wieder Rückblenden in die Vergangenheit, sie durchlebt nochmals ihre Kindheit in materieller Armut mit einem gewalttätigen Vater, die enge Beziehung zur alleinerziehenden Mutter, gemeinsame Schritte sozialen Aufstiegs. Aus kurzen Rückblicken beim Gehen entwickeln sich auf dem Weg und im *Laufe* des Films ein immer tieferes Einlassen auf ihre Vergangenheit, und Cheryl kann immer mehr Zusammenhänge erfassen und den roten Faden finden. Sie erlebt nochmals, wie sie sich an die in ihrer Erinnerung verklärte Mutter Bobbi klammert, sich sogar zusammen mit ihr im College einschreibt und wie ihr Leben auseinanderfällt, als die Mutter an Krebs stirbt. Mit ihrem Ex-Ehemann verbindet sie weiterhin Freundschaft, die Scheidung begehen sie mit einem gemeinsamen Tattoo, und er hilft ihr auf ihrer Wanderung zu sich selbst mit Paketen, die er an Stationen des Wegabschnitts schickt.

Deutungsebene 1:
Cheryl erlebt konkret und im übertragenen Sinn, wie sie auf ihrem Lebensweg einen viel zu großen und zu schweren Rucksack mitschleppt. Sie hat viel zu viel unnütze Ausrüstung dabei, die sie sich von anderen hat aufschwatzen lassen.

Andererseits fehlt ihr Wesentliches wie Brennstoff für ihren Kocher. Sie lernt Schritt für Schritt, kann loslassen und sich verabschieden und zu sich selbst hin wachsen.

Deutungsebene 2:
Am Ende ihrer Reise an der Bridge of the Gods - der Brücke der Götter - angekommen, hat sie mit ihrer Vergangenheit abgeschlossen und den Einklang mit sich und der Welt gefunden. Sie schaut voraus und gönnt sich und uns ZuschauerInnen einen hoffnungsvollen Ausblick auf ein neues, erfülltes Leben.

Deutungsebene 3:
Auch wenn ihre offensichtlich überstandene Heroinsucht keine zentrale Rolle im Film spielt, wird doch klar und deutlich, dass es einen Neubeginn und ein neues Lebensmuster braucht, um aus der alten Sackgasse zu finden. Ob es die Liebe zu einer Katze wie in ***Bob, der Streuner***, oder wie hier die neu entdeckte zu sich selbst und zum eigenen Leben ist, ein Neuanfang ist notwendig, um wieder Fuß zu fassen.

Ein langer symbolischer Weg wie der Pacific Crest Trail oder für Europäer der alte Pilgerweg nach Santiago de Compostela bieten gute Chancen, wieder in Gang zu kommen. Während man geht, geht wieder etwas, können alte Lasten und Laster zurückbleiben, wie Stephens (Nick Noltes) Alkohol-Problem, als er sich mit Bill (Robert Redford) auf den Appalachian Trail macht, und seine Alkohol-Sucht auf der Strecke bleibt beziehungsweise er sie zurücklassen kann. Neue Wege können sich - laufend - in Gehirn und Seele verfestigen.

Fragen, die ZuschauerInnen sich stellen könnten:

1. Was geht in meinem Leben (voran)?
2. Komme ich bei dem, was mir wirklich wichtig ist, gut in die Gänge?
3. Bin ich bereit, neue Wege zu gehen, wenn eine neue Lebensebene ansteht?
4. Was nehme ich auf mich, um vorwärts zu kommen?
5. Wie viel überflüssiger Ballast ist in meinem Rucksack?
6. Kann ich Wesentliches von Unwesentlichem unterscheiden?
7. Was fehlt mir, um mit mir vorwärts zu kommen?
8. Was ist mein wirkliches Ziel?
9. Was bin ich für dessen Verwirklichung bereit, auf mich zu nehmen und zu unternehmen?
10. Wo geht es hin mit mir, wenn alles so weiter läuft wie bisher?
11. Will ich das?

Bob, der Streuner (2016, 103 Min.)

Ein britischer Film von Roger Spottiswoode, basierend auf dem Buch „*Bob, der Streuner: Die Katze, die mein Leben veränderte*" von James Bowen, das auf einer wahren Geschichte beruht. In den Hauptrollen Luke Treadaway als James und Bob als Bob der Streuner.

James ist ein Junkie auf Entzug und kämpft mit Hilfe (s)einer wundervollen Sozialarbeiterin Val (Joanne Froggatt) in einem Methadon-Entzugs-Programm gegen das Elend (s)einer Heroin-Sucht. Sein Einkommen als Straßenmusiker lässt ihn gerade so überleben. Alles wird ein wenig besser, als ihm seine engagierte Betreuerin zu einer kleinen Sozialwohnung im Londoner Stadtteil Hackney verhilft, nachdem er mal wieder - verführt durch seinen „Freund" Baz - einen Rückfall hatte, der ins Krankenhaus führte.

Und alles wird viel besser, nur nicht gleich, als James einen völlig abgemagerten und verletzten rot getigerten Kater vor seiner Tür findet. Obwohl er praktisch nie und jetzt wieder kein Geld hat, nimmt er Bob, den seine Nachbarin Betty (Ruta Gedmintas) auf diesen Namen getauft hat, bei sich auf und hilft ihm wieder auf die vier Beine.

Tierfreundin Betty organisiert eine kostenlose Tierarztbehandlung, doch für die teuren Medikamente muss James sein letztes Geld opfern. Er versucht, den wieder fitten Kater zurück in die Freiheit zu entlassen, doch da hat er die Rechnung ohne Bob gemacht, der lieber bei seinem neuen Freund und Wohltäter bleibt und das auch konsequent durchzieht. Er (ver)folgt James auf Schritt und Tritt und verändert so dessen Leben erst gehörig und dann von Grund auf zum Besseren. Beide werden rasch unzertrennliche Freunde und so wie James Bob zurück ins Leben geholfen hat, macht der es nun umgekehrt mit James.

Bob folgt James zum Musizieren in die Stadt und der merkt rasch, wie viel mehr Geld die Passanten geben, seit sie zu zweit arbeiten. James gewinnt Bob rasch lieb und tritt nun immer mit ihm auf. Bob sitzt oder besser thront auf seiner Schulter und wirkt (magisch anziehend auf die PassantInnen).

Aber das Glück erweist sich als trügerisch und es geht nochmals mit einer Pechsträhne bergab. Zu Tierfreundin Betty entwickelt sich zwar eine Beziehung, wobei James allerdings seine Drogenabhängigkeit verschweigt, weil Betty eine Abneigung gegen Drogensüchtige hat, da ihr Bruder, in dessen Wohnung sie lebt, an einer Überdosis starb.

James vertraut ihr an, dass seine Eltern sich in seiner Kindheit trennten und seine Mutter nun in Australien lebe, während sein Vater ihn ablehne, vor allem dessen neue Lebensgefährtin. Ein vage ausgemachter, aber unangemeldeter Neujahrsbesuch entpuppt sich eher als Überfall und endet in einem umwerfenden Fiasko, da Bob eine Vase und den Weihnachtsbaum umstößt.

Seinen ehemaligen Drogen-Kumpel Baz findet James eines Tages leblos nach einer Überdosis. Obwohl er sich sofort kümmert und der Notarzt schnell kommt, stirbt Baz. Als James schuldlos in eine Schlägerei verwickelt wird, erhält er Auftritts-Verbot in der Stadt. Zwar bekommt er einen Job als Verkäufer einer Obdachlosenzeitung und auch hier verhilft ihm Bob auf seine magische Art zu gutem Verkauf, aber weil er im „Revier" eines Kollegen eine Zeitung verkauft, bekommt er ein zeitweiliges Verkaufsverbot. Das wiederum bringt die finanzielle Not zurück. Betty bekommt mit, wie James in der Apotheke Methadon bekommt und trennt sich sofort und entsetzt von ihm.

Aber dann (be)wirkt Bob erneut ein Wunder. Als James wieder verkaufen darf, schreibt ein kleines Lokalblatt einen Bericht über das Duo James und Bob. Inzwischen ist James soweit, seine Methadon-Entwöhnung anzugehen. Betty kehrt zurück und unterstützt ihn, und vor allem die Betreuung durch Bob lässt ihn diese schwierige Entzugszeit (ge)heil(t) überstehen. Betty bleibt in Kontakt mit ihm, James besucht erneut seinen Vater, und sie entschuldigen sich gegenseitig für den letzten, verkorksten Abend.

Die Literaturagentin Mary, die James und Bob bei ihren Auftritten immer wieder beschenkt hat, findet den Zeitungsbericht über sie und entwickelt die Idee, über das originelle Gespann eine Geschichte herauszubringen. Obwohl es ihm wirklich schwer fällt, überwindet sich James, der ja nun Schlimmeres hinter sich hat, und schreibt dieses Buch. Als er es bei einer Lesung vorstellt, bedankt er sich bei allen, die ihm geholfen haben. Zuvorderst bei Bob, der ihm gezeigt hat, dass ein anderes, besseres Leben möglich ist.

Deutungsebene 1:
James sucht Beachtung und letztlich natürlich sogar Liebe bei seinem Vater, nachdem sich die Mutter nach Australien und ohne

Kontakt zu halten, abgeseilt hat. Er scheitert aber an der zweiten Frau seines Vaters. Das Fazit ist schrecklich: Beide Eltern fallen aus, die Mutter ist weit weg, der Vater ablehnend.

James sucht - bedürftig - wie jedes Kind - die Liebe der Eltern. In seiner Situation wie auch der der meisten Süchtigen bleibt aber im späteren Leben nur die andere Lösung, die eigene Liebe zu den anderen: bei James vor allem zum Kater Bob und ganz zart und fragil zur Tierfreundin Betty.

Deutungsebene 2:

Für den Absturz ins Drogenproblem hat James einige Gründe. Von der Mutter früh verlassen, vom Vater aus Feigheit und letztlich Angst vor dessen zweiter Frau abgelehnt, war er praktisch früh in der Großstadt Mutter-Seelen-allein. Er musste notgedrungen viel zu früh stark sein, ein Held in eigener Sache. Das Heroin machte ihn Schuss für Schuss dazu.

Um vom Heroin wieder freizukommen, ist Methadon zwar nur ein Umweg, aber immerhin ein Weg. Vor allem aber geht es darum, die zu früh geforderte Stärke von innen heraus, also aus sich selbst nachzuentwickeln. Kater Bob gibt James Zuneigung und Zuwendung, verschafft ihm Anerkennung und verhilft sogar zu einem auskömmlichen Einkommen.

Seine Sozialarbeiterin entpuppt sich als wahre Therapeutin, die ihm - durch ihr berufliches Engagement, aber auch wieder darüber hinausgehenden Einsatz, eine Grundlage und Aussicht auf Entkommen aus dem Elend schafft.

Deutungsebene 3:

Der Heroin-Entzug ist in aller Regel und völlig überflüssigerweise ein Horror wie ihn der Film zeigt. Unnötig, weil eine begleitende Fasten-Zeit dem ganzen Elend die Spitze nimmt, und nicht nur bei Heroin, sondern allen Drogen und Suchtmitteln von körperlichen bis zu seelischen.

Deutungsebene 4: Schicksalshilfen

Beispiel für Synergien, die retten können: Der Kater Bob kann ihm als verlängerter Arm des Schicksals die Pfote reichen. Er sucht ihn und bittet um Hilfe für sich. Als er sie bekommt, gibt er sie überreichlich zurück. Das ist ein Urmuster oder Archetyp, dem wir auch im Märchen Sterntaler begegnen. Das arme Mädchen muss erst alles, was es hat, noch ärmeren Mitmenschen geben, dann regnen die Sterntaler vom Himmel und beschenken es reich. James muss auch erst alles geben, um dann so viel geschenkt zu bekommen.

Bei Menschen ist das manchmal so, bei Tieren fast immer. Bob meint ihn, James, und, wo sie beide allein scheitern, werden sie zusammen ein Hit, sowohl beim Singen als auch Zeitungs-Verkaufen und später als Medien-Stars.

Und das Schicksal braucht und bekommt weitere Hilfskräfte: die gute Betreuerin, die engagierte Verlegerin.

Es ist ein wahre Geschichte: Nachdem James und Bob von der Lokal-Zeitung entdeckt wurden, bekamen sie über eine Million Clicks auf Facebook, Twitter usw. und daraufhin nahm das Buch Gestalt an, das eine Bestseller -Vorlage zum Film wurde.

Deutungsebene 5:

Tiere als Therapeuten im Film: die Vögel von Donald, die Kaninchen zum Kuscheln von Izzy und Bob für James. Bob, der Kater, ist hier der eigentlich erfolgreiche Drogentherapeut, neben der wirklich kompetenten Sozialarbeiterin, die sich bei ihrer schweren Arbeit noch Empathie bewahrt hat und der Herausgeberin, die James und Bob und vielen anderen hilft.

Vom selben Regisseur Roger Spottiswoode stammen auch Filme wie *Scott & Huutsch (1989)* und *Midnight Sun (2014)*, in denen es ebenfalls um Mensch-Tier-Beziehungen geht.

In Deutschland wurde dem Film das Prädikat „besonders wertvoll“ verliehen.

Fragen, die ZuschauerInnen sich stellen könnten:

1. Welche Schicksals-Hilfen habe ich schon bekommen und dankend angenommen?
2. Welche habe ich einfach übersehen?
3. Kenne ich das Muster „Sich wie Phönix aus der Asche erheben“ aus eigener Erfahrung?
4. Was hat das Märchen Sterntaler mit mir zu tun?
5. Was bedeutet mir der Bibel-Satz: Geben ist seliger denn Nehmen?
6. Welche Rolle spielen Tiere in meinem Leben?
7. Habe ich sie eingeladen, angenommen wie auch die Geschenke, die sie zu geben haben?
8. Tiere, die gerettet werden wollen, und nur darauf warten, sich reichlich und liebevoll auf den notwendigsten Ebenen zu bedanken, gibt es in großer Zahl in Tierheimen. Sie kosten nichts und geben alles.

Bühnen-Koks

Danny Collins (2015, 107 Min.)

Ein Brief von John Lennon ändert sein Leben - ein Film nach einer wahren Geschichte von Dan Fogelman mit Al Pacino als Danny Collins, Annette Bening als Hotel-Chefin, Bobby Cannavale als Dannys Sohn.

Der alternde Rocker Danny Collins blickt auf ein ausschweifendes, rücksichtslos-egoistisches Leben zurück. Das ändert sich mit seinem 64. Geburtstag von Grund auf. An diesem Tag entdeckt Dannys Manager Frank Grubman (Christopher Plummer) einen 40 Jahre alten Brief, den John Lennon einst an Danny geschrieben und den der Rocker bisher nie bekommen hat, weil er ihm lange aus finanziellen Gründen unterschlagen wurde. Schlussendlich findet der Brief aber doch seinen Adressaten und rettet und befreit ihn aus seiner Koks- und Bühnensucht und macht ihn, wenn auch spät, zu einem fast einfühlsamen Menschen.

Danny findet seinen einzigen Sohn, der aus einer flüchtigen Beziehung stammt und dessen Familie. Die einander längst verloren hatten, bekommen sich wieder. Danny kauft der hyperaktiven Tochter Hope eine entsprechende Schulbildung und gewinnt als Vater seinen Sohn zurück in der schweren Zeit, als der an Leukämie erkrankt.

Während dieses Prozesses macht er der Hotel-Direktorin Mary den Hof auf seine Pop-Star-Art, aber verliebt sich - zu seiner eigenen Überraschung - dabei wirklich in sie. Durch sie findet er auch die Liebe zu seiner Musik zurück und komponiert ihr und sich ein ganz neues Lied, das einem völlig anderen Lebensgefühl entspricht.

Sein Publikum lässt ihn aber nicht aus den alten Mustern und Erwartungen heraus, sondern zwingt ihn geradezu in die nervenden alten Bahnen seiner Gassenhauer-Lieder zurück - und vorerst ergibt er sich den Wünschen des Publikums und fällt zugleich zurück in die Bühnen- und Kokain-Sucht.

Im Kampf um seine neue Liebe im Alter und das Leben seines Sohnes entscheidet er sich - auch aus Finanzgründen - für eine neue Tournee, aber auch für (s)einen neuen Stil - ohne Drogen und mit (s)einer neuen Musik.

Deutungsebene 1:

Dannys Drogensucht ist die typische vieler Bühnenmusiker, die sich künstlich stimulieren (müssen), um sich in (Hoch)Stimmung zu bringen für diese immer gleichen Abende mit den immer gleichen Liedern auf den immer gleichen Bühnen. Was sie im Aufwind ihrer Karriere anmachte und beflügelte, wird bald Routine, die der Ausstrahlung und dem Erfolg schadet. Also muss die Droge für fake-Ekstase sorgen.

Typisch, wie Danny für sein neues Lied und Leben keine Droge braucht, aber vom Publikum in sein altes Muster zurückgebuht wird, zu dem eben auch die Drogen gehörten.

Deutungsebene 2:

Alte Muster und ihre Macht, Abhängigkeit, Sucht und Suche und die Chance und Schwierigkeit neu anzufangen, werden hier deutlich. Zum neuen Leben nach Drogen gehört immer auch ein neues Muster. Um aus dem Drogenfeld herauszufinden, muss das alte Muster geschwächt und das neue gestärkt werden. Das alte Muster hat viele Ausreden und faule Kompromisse auf seiner Seite, das neue braucht viel Motivation, also wirksame und heilsame Motive beziehungsweise Bilder, die die Seele nähren, statt die alte Schiene zu bedienen.

Sich alte Masken „abzuschminken“ und Muster „abzugewöhnen“ braucht Zeit, Überwindung, Selbstdisziplin und tägliche Übung und Geduld (mit sich). Im positiven Sinn ist ein eingeübtes Muster unser Können und Vermögen. Auch Klavierspielen und Autofahren sind eingeübte Muster, die uns nützen. Alte negative Muster wie Drogen-Konsum sich wieder abzugewöhnen, ist fast so schwer wie das Verlernen des Klavierspielens. Helfen kann dabei ein sinnvoller Ersatz, wie er sie sich über Ur- oder Lebensprinzipien am besten ergibt, der den Impuls in Richtung des alten Musters ersetzt.

Deutungsebene 3:
John Lennons Brief kommt 40 Jahre zu spät bei Danny an, aber es ist nicht zu spät, weil es im Leben nie zu spät ist. Ein Brief mit der richtigen Botschaft kann zauberhaft wirken wie in ***Ein Brief für Dich*** (Bd.1), wo ein geheimnisvoller anonymer Brief ein Leben rettet, wie hier der Promi-Brief von der Spitze der Popwelt.

Wenn John Lennon schreibt, es ginge letztlich nur um die Liebe, sitzt das, und Danny will vom Moment an spontan sein ganzes Leben ändern und völlig neu anfangen. Er beschließt endlich und Jahre zu spät, aber nicht zu spät, seinen leiblichen Sohn Tom zu treffen, was er jahrelang versäumt hat - will die Beziehung zu ihm und seiner Frau Samantha (Jennifer Garner) erneuern. Dafür reist er nach New Jersey, und das Schicksal hilft ihm. Wirklich reif für die Wende, trifft er auch gleich noch die charmante Mary, Besitzerin des kleinen Hotels, in dem er absteigt, lernt sie kennen und lieben.

Deutungsebene 4:
Es ist die Elternliebe, die alles gibt und nichts erwartet, in der Danny die göttliche Liebe, Agape, erleben darf. Zugleich findet er die erotische Liebe, in der er die Rückkehr zur Einheit im Orgasmus erfährt. Es sind also zwei von drei Arten der Liebe, die Danny auf einmal heimsuchen und -führen.

Deutungsebene 5:
So bewahrheitet sich für Danny und so viele letztlich John Lennons Botschaft, der zufolge „all you need is love" oder „Love, love, love" es letztlich nur auf die Liebe ankommt. Allerdings braucht es dafür Geduld und einen langen Atem. Was Jahrzehnte verpasst wurde, lässt sich nicht in Stunden reparieren, aber der entscheidende Entschluss fällt in Sekunden.

Fragen, die ZuschauerInnen sich stellen könnten:

1. Wie schaut meine wahre Geschichte von meiner Suche und meinen Süchten aus?
2. Wenn ich meine Lebensrichtung ändern wollte, welche Ausreden stünden auf Seiten des alten Musters, welche Motive für die neue Richtung?
3. Welche Zeichen - wie den Brief - habe ich bekommen? Welche übersehen?
4. Wenn es nie zu spät ist, was steht dann für mich jetzt an?

Schattendurchbruch nach „Pilztrip"

Die dunkle Seite des Mondes (2015, 97 Min.)

Ein deutsch-luxemburgischer Spielfilm von Stephan Rick mit Moritz Bleibtreu als Urs Blank und Jürgen Prochnow als Pius Ott in den Hauptrollen nach dem gleichnamigen Bestseller von Martin Suter.

Urs Blank ist erfolgreicher Wirtschaftsanwalt, der gerade die Übernahme einer Pharmafirma für einen Konzern juristisch vorbereitet hat. Dem Firmenbesitzer, Dr. Fluri, bleibt am Ende keine Wahl, er muss unterschreiben, obwohl ihn die von Blank eingearbeitete Haftungsklausel ruiniert. Fluri erschießt sich daraufhin direkt vor Blanks Augen, was diesen sehr schockiert. Seelisch angeschlagen, macht er sich davon und will nichts mehr von der Sache wissen und damit zu tun haben.

Auftraggeber Pius Ott versucht das zu verhindern, indem er ihm verdeutlicht, wie wichtig die Klausel ist, weil sie den Konzern vor millionenschweren Verlusten bewahre und damit viele Arbeitsplätze rette. Ott fordert Blank auf, weiter für ihn zu arbeiten und die Fusion erfolgreich über die Bühne zu bringen.

Urs Blank aber flieht in den Wald, trifft dort die junge Lucille und ist von ihr fasziniert. Er lässt sich, nachdem er mit ihr geschlafen hat, zu einem Trip mit halluzinogenen Pilzen verleiten bei einem Joe Gasser, der abgelegen in einer Waldhütte eine Drogenparty gibt.

Der diesbezüglich gänzlich unerfahrene Blank erlebt Wahrnehmungsillusionen und irrlichtert den Irrlichtern hinterher, die ihn in den ansonsten dunklen Wald hinaus locken. Lucille holt ihn zurück, aber nicht von seinem Trip, der geht unvermindert weiter. Urs Blank verlässt Tags darauf seine Frau und zieht zu Lucille, wo der Trip weiterläuft und Blank spürt, wie er aggressiver wird. Lucilles Katze bringt er um, weil sie ihn beim Frühstück nervt. Er wird zunehmend aggressiver und provozierender, in seiner Kanzlei wie auch beim Autofahren, wo er einen Unfall heraufbeschwört. Blank glaubt, seine eigenartige Wesensveränderung ginge auf die Pilze zurück, jedenfalls kann er sie sich nicht anders erklären. Ein Arztfreund sagt ihm, für ein Gegenmittel bräuchte er den Pilz, der die Veränderung bewirkt habe. Blank wendet sich an Joe Gasser, doch ein Streit eskaliert rasch und Blank erwürgt ihn. Entsetzt über sich und seine Tat versucht er Gasser wiederzubeleben, aber das bleibt vergeblich. Auch mit Lucille gibt es Streit, und sie wirft ihn hinaus. Getrieben, den ursächlichen Pilz aufzuspüren, flieht Blank immer öfter in den Wald, und beschäftigt sich wie besessen mit Pilzen. Auf der Suche nach Fachliteratur fällt ihm eine medizinische Studie in die Hände, die belegt, wie gefährlich das Medikament ist, das Dr. Fluri entwickelt hat und das Ott jetzt auf den Markt bringen will. Blank will nun die Fusion verhindern, aber Ott holt zum Gegenschlag aus und erpresst ihn mit der Fahrerflucht nach dem provozierten Unfall.

Als Blank nach langer Suche seinen Pilz findet, ist die Analyse ernüchternd, denn der hat überhaupt keine halluzinogene Wirkung. Blank erkennt, dass der eingebildete Pilztrip nur der seelische Auslöser war, der ihn zum aggressiven Mörder machte und sein dunkles Ich heraufbeschwor.

Inzwischen von der Polizei gesucht wegen Mordes an Gassner, versucht sich Blank das Leben zu nehmen durch Sprung von einer Brücke. In seinem Abschiedsbrief gesteht er den Mord an Gassner. Aber wider Erwarten überlebt er den Sprung ins Wasser. Verzweifelt flieht er neuerlich in den Wald (des Unbewussten). Ott bezweifelt Blanks Tod, da keine Leiche gefunden wurde. Um sich von ihm nicht im letzten Moment die Fusion vereiteln zu lassen, sucht er Blank, bewaffnet mit einem Jagdgewehr im Wald. Es kommt zum Zweikampf, bei dem Blank eine Chance hat, Ott zu töten, die er aber bewusst nicht wahrnimmt, und so tötet Ott am Ende ihn.

Deutungsebene 1:

Wir werden Zeuge, wie ein nicht unsympathischer Mensch, der kürzlich einiges ein- und wegstecken musste wie den ihn anklagenden Selbstmord direkt vor seiner Nase, einen Durchbruch seines Schattens erlebt, wie ihn nicht selten auch Drogen heraufbeschwören. Wer an führender Stelle für moderne Konzerne arbeitet, wird sicher viel mit- und abbekommen und in Folge verdrängen müssen, um weiter zu funktionieren. Selbstmordserien, wie vor Jahren in einem französischen Konzern, legen solche Vermutungen nahe.

Dazu braucht es nicht mal halluzinogene Drogen, da reichen schon Erwartung und der Glaube daran. Der Film verdeutlicht, wie dramatisch lang gestauter Schatten ausbrechen und die Führung übernehmen kann.

Deutungsebene 2:
Mit der Psycho- und Pseudo-Drogengeschichte verwoben ist der Krimi über Firmen- und Konzern-Politik, verblasst aber gegenüber der Erfahrung des Schattendurchbruchs. „Pharma-Konzerne gehen über Leichen" ist der Tenor. Die hohen Todesraten, bevor sie ein Medikament zurückziehen, belegen das in nüchternen Zahlen. Hauptsache der Rubel rollt, da wird gedroht und erpresst und zur Not muss auch jemand über die Klinge springen, zeigt der Film. An der Spitze gibt es CEOs - Chief Executive Officers, die als Chef-Exekutions-Offiziere derlei offenbar verantworten (können müssen).

Deutungsebene 3:
Moritz Bleibtreu als Urs Blank verkörpert den Wandel vom karrierefixierten Anwalt zum unbeherrscht aggressiven Schattenwesen ungemein glaubwürdig und gleichzeitig bewegend. Zuerst Büro - fixiert, ist er plötzlich vor allem im dunklen Wald zu finden und mit seiner dunklen wilden Seite beschäftigt. Die gestaute Aggression entlädt sich ungehemmt, wenn der Bann einmal gebrochen ist.

Er ist nicht ganz im Schattenreich versunken, denn nach jedem Aussetzer seines kühlen Verstandes und Ausrastens in seine wilde Seite ist Blank entsetzt über seine archaische Gewaltbereitschaft und Gnadenlosigkeit.

In *Dr. Jeykell und Mr. Hide* haben wir den Prototyp der Geschichte, das archetypische Muster, bei dem aggressive Instinkte die Herrschaft über menschliches Bewusstsein übernehmen.

Deutungsebene 4:
Sympathische Menschen, die der Karriere zuliebe Aggressionen aufstauen, Dinge hinunterschlucken und oft genug -würgen, gibt es heute viele, sie werden in dem Maße mehr, wie Konzerne gieriger. Die geballte Schattenenergie, die sich jederzeit entladen kann, hat große Kraft und Macht und ist keineswegs domestiziert. Drogen bringen sie nie aus sich hervor wie auch in diesem Fall, wo die Pilze pharmakologisch „nur" Placebos waren und insofern die (Schatten)Auslösung auf Einbildung beruhte. Aber da die Möglichkeit der Auslösung von solchen Horror-Trips bekannt ist, reicht das offensichtlich.

Mark Twain sagte, jeder sei ein Mond und habe eine dunkle Seite, die er niemandem zeige. Die Schatten-Psycho-Therapie verrät, solch eine wilde Bestie lebt in den meisten von uns. Wie gefährlich sie ist, hängt davon ab, wie sehr wir sie durch Verdrängung des *Schattenprinzips* nähren und mästen. Irgendwann ist das Fass voll und dann reicht ein Tropfen, es zum Überlaufen zu bringen, wie hier die eingebildete psychedelische Pilzwirkung.

Deutungsebene 5:
Neben dem archetypischen Muster des Schattendurchbruchs bleibt der inkludierte Wirtschaftskrimi blass, genau wie die Selbstheilungsversuche Blanks, der immer mehr statt ins Büro, in den Wald strebt und Mutter Natur Vater Staat vorzieht. Die in der Buchvorlage entscheidende Ebene des Rückzug des Staranwalts in die Natur, sein wochenlanger Überlebenskampf in der Einsamkeit des Waldes, ist im Buch als Abwendung von der kapitalistischen Leistungsgesellschaft zu verstehen, als Sehnsucht nach dem dunklen Unbewussten der eigenen Natur. Der Film erhielt in Deutschland das Prädikat „besonders wertvoll".

Fragen, die ZuschauerInnen sich stellen könnten:

1. Wo schlucke ich zu viel, was mir eigentlich gegen den Strich geht? Wo staue ich diesbezüglich Aggressionen? Wie voll ist mein Fass?
2. Wo lasse ich meine gestauten Emotionen wieder heraus?
3. Welche Auslöser im Hinblick auf Schattendurchbrüche vermeide ich entschieden? Gegenüber welchen bin ich offen?
4. Wie ist meine Einbindung ins Wirtschaftssystem dieser Gesellschaft? Wie oft muss ich Kröten schlucken, Dinge tun, die mir gegen den Strich gehen?
5. Wie stehe ich zur Pharmaindustrie? Wie sehr nähre ich sie mit der Einlösung von Rezepten?
6. Auch wenn ich nicht über Leichen gehen würde für die Firma, den Konzern, wie weit würde ich gehen? Mich wie weit treiben und nötigen lassen?

Angst und Ängstlichkeit

Der deutsche Psychologe Dr. Fritz Riemann schrieb mit *Grundformen der Angst* ein Standard-Werk zu Angst und Enge, das sich weit über die Psychiatrie hinaus verbreitete und zum Bestseller wurde. Danach lassen sich die meisten Probleme aus dem Kreis psychiatrischer Krankheitsbilder einordnen und verstehen.

Ängste kennt praktisch jeder aus eigener Erfahrung. Sie sind der Klebstoff der bürgerlichen Gesellschaft, der überall zur Anwendung kommt: „Wenn ihr der Atomkraft nicht zustimmt, werden die Lichter ausgehen!" - „Wenn ihr den Gürtel nicht enger schnallt, wird es bald gar keine Arbeit mehr geben!" In der Schulmedizin: „Wenn ihr nicht zur Vorsorge kommt, werdet ihr noch Krebs bekommen." - „Wer seine Kinder nicht impfen lässt, riskiert ihren Tod." Nach dem Corona-Koma: „Wenn ihr nicht gehorcht, bekommt ihr Eure Grundrechte nie mehr wieder." Oder: „Wenn ihr euch nicht impfen lasst, dürft ihr nie mehr reisen." Angst macht die Bürger gefügig und zu fast allem bereit, denn letztlich geht es dabei um Todesangst - ob vor der neuen Seuche, vor der Impfung dagegen, vor der Diktatur oder dem wirtschaftlichen Zusammenbruch. Selbst die Angst vor der Angst ist noch solche vor dem Untergang.

Insofern sind Filme über den Tod und die Angst davor auch als solche der Depressions-Vorbeugung und Angst-Minderung wichtig. Wie der wundervolle, in Bd.1 ausführlich vorgestellte deutsche Film ***Angsthasen*** konfrontieren sie möglicherweise noch rechtzeitig mit diesem Thema und bringen es ins Leben, statt Betroffene ums Leben.

In ***Angsthasen*** von Franziska Buch spielt Edgar Selge den klassischen Hypochonder und Angstneurotiker Adrian Zumbusch. Der Film macht überdeutlich, wie die Angst vor der Angst und dem Tod das Leben verhindert. Mit der Diagnose als Todesurteil vergeht in dieser Geschichte plötzlich alle Angst.

Patch Adams von Tom Shadyac mit einem wundervollen Robin Williams bringt den zentralen Punkt der - oft auch berechtigten und hier unterschätzten Angst vor psychiatrischen Patienten auf den Punkt mit einem bitterem Ende.

Angst essen Seele auf - der Klassiker von Altmeister Rainer Werner Faßbinder mit Brigitte Mira ist auch noch immer sehenswert.

Der Wechsel von einer Angst-Neurose in die Angstfreiheit der Psychose wird in ***Fearless*** (Bd.1) mit Jeff Bridges deutlich nach vollziehbar als Flucht nach vorn.

Außerdem zeigt der Film noch viel vom Wesen der Allergie. Die ist immer gebunden an Bewusstsein und die entsprechende Bewusstseinsebene. In seinem Normalleben ist Jeff Bridges Architekt und geplagt von neurotischer Flugangst. Die verliert er, als er einen ihm vom Schicksal beziehungsweise seinem Chef aufgezwungenen Flug(zeugabsturz) überlebt. Dadurch verschwindet auch seine Erdbeer-Allergie. Sie wird gleichsam zum Anzeiger für seine Bewusstseinsebene. Als er schließlich aus der Psychose zurückkommt, tritt die Erdbeer-Allergie wieder massiv auf, woran seine Frau erkennt, dass sie jetzt wieder den Mann zurück hat, den sie geheiratet hat.

Psychiatrie - Filme

Einführung: Was ist eigentlich normal? Ist es der Durchschnitt, der Mainstreamer, der normale Bürger mit seinen Neurosen? Phasenweise hat die italienische Antipsychiatrie um Franco Basaglia und Agostino Pirella die PatientInnen der Psychiatrie für ganz normal erklärt und nach Hause geschickt. Sie waren ungleich politischer und deutlich weniger naiv motiviert als Sam in ***Benny und Joon***, als er letztere liebevoll als „ein bisschen schizophren" bezeichnet. Die Bürger von Arezzo kamen aber mit ihren entlassenen Verrückten und Wahnsinnigen nicht zurecht, so dass die Psychiatrie doch bald wieder in Betrieb genommen werden musste. Die Arretini waren schlicht überfordert mit dieser Umkehrung der Diagnose und stehen damit wohl stellvertretend für die meisten Bürger.

Barefoot (2015, 90 Min.)

Ein Film mit Evan Rachel Wood als Daisy und Scott Speedman als Jay von Andrew Fleming ist ein Remake des deutschen Films Barfuss aus dem Jahr 2005 von Til Schweiger mit ihm und Johanna Wokalek in den Hauptrollen. Schweiger war zudem Regisseur, Koproduzent und Ko-Drehbuchautor. Der Film lief durchaus erfolgreich in den Kinos, wurde aber, wie viele Schweiger Filme, von der Kritik verrissen, für uns inhaltlich schwer nachvollziehbar.

Jay, Sohn eines reichen Amis, der als typisch verkrachte Existenz bisher nichts als Scheitern auf die Reihe gebracht hat, soll zur Hochzeit des gut etablierten Bruders anreisen. Er nimmt die Patientin Daisy aus der Psychiatrie mit, wo er zur Bewährung als Putzmann arbeitet und sich schon wieder mit allen und besonders dem Chefarzt angelegt hat. Um aus der Rolle des schwarzen Schafes herauszukommen, präsentiert er die Patientin, die er wie zufällig vor dem Selbstmord bewahrte, als seine Verlobte. Sie gewinnt mit ihrem völlig naiven Charme die Herzen aller und erscheint als die am wenigsten Verrückte in einer ziemlich verrückten Welt.

Ein aufsässiger Sohn reicher Eltern, der am Leben und seiner eigenen Aufsässigkeit scheitert und eine in die Psychiatrie eingelieferte Tochter, die von ihrer Mutter eingesperrt und missbraucht wurde, kommen zusammen und retten einander auf einer abenteuerlichen Odyssee voller Komik und Tragik. Es stellt sich heraus, dass Daisy ganz zu Unrecht in der Psychiatrie landete, dass nicht sie, sondern ihre Mutter Stimmen hörte, und sie keine Schuld an deren Tod trifft. Am Ende wird ein Happyend der wirklichen Problematik nicht gerecht, Jays Vater bezahlt dessen Schulden und holt ihn aus der Untersuchungshaft, während ein einsichtiger Chefarzt die beiden aus der Psychiatrie in ein „normales Leben" entlässt.

Deutung:

Letztlich handelt es sich um eine Pubertäts-Geschichte, die aber auch offenbart, wie verrückt das Normale oft ist und wie menschlich das Verrückte, beziehungsweise in der Psychiatrie Weggesperrte.

Wie schon oft und noch oft erweist sich die Liebe als letztes und wirksamstes Heilmittel. In Til Schweigers, in Deutschland wie schon fast selbstverständlich ungnädig kritisierten Film, ist das Ende realistischer. Dort werden die beiden von einer verständnisvollen Therapeutin nach Monaten ent- und ihrer Liebe überlassen und wir sehen sie - später - im normalen Leben im Supermarkt einkaufen.

Auch die US-Version bekam herbe Kritiken, was wohl damit zusammenhängt, dass Kritik und Publikum keinen Gefallen daran fanden, die Grenzen zwischen Psychiatrie und Normalwelt so verschwimmen zu sehen. Über lange Strecken macht der Film glauben, die wahrhaft Verrückten liefen frei herum, während die Gesunden mit der Normalität immer wieder rasch in Konflikt geraten und von ihr eingesperrt würden.

Das ist überhaupt die entscheidende Frage des Psychiatrie-Themas und wird uns noch beschäftigen. Möglicherweise war das Publikum 2014 noch weniger geneigt, diese Problematik zu akzeptieren als 1976, als ***Einer flog über das Kuckucksnest*** erschien.

Das Normale und das Verrückte

In der Psychiatrie kommt alles zusammen, was die bürgerliche Welt weder verstehen noch ertragen mag. Insofern ist der Klassiker der Psychiatrie-Filme ***Einer flog über das Kuckucksnest*** von Milos Foreman. Kirk Douglas wollte diesen Roman ursprünglich verfilmen, aber übergab das Projekt an seinen Sohn Michael, wobei er immer noch die Hauptrolle des McMurphy spielen wollte. Aber Michael wollte einem jungen, unbekannten Schauspieler eine Chance geben: Jack Nicholson, der uns später als Schauspieler die Welt der Krankheitsbilder und insbesondere der neurotischen und psychiatrisch-relevanten auf beeindruckende Art nahe brachte.

In dem für seine Zeit ausgesprochen mutigen und brillant gespielten Film wird Jack Nicholson als McMurphy Opfer einer als Machtinstrument missbrauchten Psychiatrie, nachdem er die Psychiatrie missbrauchen wollte, um dem Gefängnis zu entgehen. Schließlich wird er mittels Gehirn-Operation elend verstümmelt, bevor er gleichsam den Gnadentod unter den Händen des Häuptlings, seines indianischen Freundes, sterben darf. Der hat sich taub gestellt und will nach der medizinischen Verstümmelung seines Freundes dem entsetzlichen Ort eines für die damalige Zeit typischen psychiatrischen Krankenhauses entfliehen und seinen Freund nicht hilflos in den Händen professioneller Psychopathen zurücklassen.

Der Film entstand in einer Zeit, wo in der Sowjetunion Dissidenten - wie etwa Sacharow, systematisch psychiatrisiert wurden. Aber wenn auch nicht gerade Dissidenten, so kamen doch auch bei uns schwierige Menschen, die sich nicht eingliedern wollten oder konnten - wie McMurphy - unter die Räder einer schrecklichen Psychiatrie. Nach dem Modell der Projektion wurde das hier wie dort leicht übersehen.

Als ehemaliger Amnesty-International-Mitarbeiter und jemand mit Einblick in unsere Psychiatrie wurde mir das besonders deutlich. Wenn ich diesen Film hier bespreche, doch sehr in der Hoffnung, dass uns diese Vergangenheit nie einholen möge.

Einer flog über das Kuckucksnest (1976, 134 Min.)

Ein Film von Milos Forman, mit Jack Nicholson, Danny de Vito u.a. ist eine Reise in den Schatten der Psychiatrie und zeigt, wie eine Gesellschaft schlimmstenfalls mit dem Thema umgeht. Bei aller Hoffnung, dass sich vieles, wenn nicht alles gebessert hat, wird die Psychiatrie im Film als Herrschaftsbereich deutlich, und das bleibt bis heute ein entscheidendes Thema.

Die böswillige Patientenverwaltung einer als Strafe missverstandenen Psychiatrie wird an vielen Punkten deutlich wie etwa der Drohung, Spritzen mit Gewalt zu verpassen, statt Tabletten auszuteilen, um Patienten gefügig zu machen. Schon nur die Frage nach dem Inhalt der Pillen wird als Aufsässigkeit und Widerstand interpretiert. Sogar Demokratie wird zur Schikane benutzt, um den Patienten ihre Ohnmacht zu demonstrieren, Elektroschocks werden als Züchtigung und Instrument der Rache missbraucht, verstümmelnde Gehirnoperationen als ultima ratio einer zutiefst unmenschlichen Macht-Medizin.

Der Hauptdarsteller McMurphy ist ein Krimineller, der sich gleichsam als Betrüger in die Psychiatrie einschleicht, um (s)einer Gefängnisstrafe zu entgehen. Da er sich aber seine Menschlichkeit bewahrt hat, wird er von dieser Psychiatrie am härtesten und brutalsten „therapiert" beziehungsweise operativ verstümmelt.

Eine Parade seelischer Muster

Der Film zeigt Stereotypien, bei denen einige Patienten einrasten wie der ewige Tänzer, der stotternde Billy, der bei seinem Flirt eingerastet ist und seine beängstigende Mutter durch die noch beängstigendere „Ober-Schwester" vertauscht und genau wie McMurphy vom Regen in die Traufe kommt und ebenso auf der Strecke bleibt.

Besonders deutlich macht der Film wie Heilung nur gilt, wenn sie durch Pharmaka erreicht wird. Sehr typisch wird das an Billy, der durch die Liebe zu einer Prostituierten, die McMurphy einschleust, von seiner Selbstunsicherheit und seinem Stottern geheilt ist. Aber anstatt diese heilende Tendenz zu unterstützen, ruiniert die Oberschwester das sofort wieder durch entsprechende Drohungen nach dem Motto: das werde ich deiner Mutter sagen. Seelische Besserungen oder Heilungen gelten eben nicht, wenn sie nicht durch Medikamente oder wenigstens ärztliche Maßnahmen erreicht werden. Dabei ist die Liebe auch noch in dieser Psychiatrie eines der mächtigsten Heilmittel. Auch im ebenso brillanten Film ***Zeit des Erwachens*** verschwinden die neurologischen Symptome fast ganz bei Robert de Niros letztem Tanz mit seiner Angebeteten, obwohl das Medikament nicht mehr greift.

Der Kuckucksnest-Film ist brillant gemacht und durchaus stimmig, wobei er nicht einmal eine besonders schlimme Situation darstellt: es ist noch eine eher modern wirkende typische US-Situation. Das gab es eben ungleich schlimmer in kommunistischen Staaten, die Dissidenten nicht nur psychiatrisierten, sondern systematisch deren Willen mit Pharmaka brachen.

Bei der Operation, mit der McMurphy am Ende endgültig zur Räson gebracht und auf Gehirnebene nachhaltig entmachtet wird, handelt es sich um eine sogenannte Lobotomie, die gar nicht selten, manchmal auch bei Epileptikern durchgeführt wurde. Dabei werden die beiden Gehirnhälften in der Tiefe durchtrennt. Der Mensch wird gleichsam auf Gehirnebene hingerichtet, kann danach zwar noch weiter vegetieren, aber roboterhaft und von seinen Empfindungen und Gefühlen abgetrennt.

Deutungsebene 1:

Die wirklich therapeutischen Ansätze gehen vom Kriminellen McMurphy aus, der Billy kurzzeitig von seinen Symptomen befreit und in anderen wieder Lebensgeister weckt, etwa wenn er den hühnenhaften Indianer, den er Häuptling nennt, wieder ins Leben zurück holt. Die gezeigte Psychiatrie zielt gar nicht auf Heilung, sondern unterwirft Menschen mittels Psychopharmaka, indem sie sie in gefügige Wesen verwandelt, die sich willenlos verwalten lassen.

Deutungsebene 2:

Das Hauptproblem der ganzen Psychiatrie wird an der Oberschwester deutlich: sie weiß wohl nichts von Ihrer eigenen Problematik, sondern bekämpft mit bestem Gefühl ihren eigenen Schatten in und an den PatientInnen. Tatsächlich ist nirgends in der ganzen Medizin das Durchschauen des eigenen Schattens so wichtig wie in der Psychiatrie und bei niedergelassenen Psychiatern und Psychologen.

Nach dem im Film entlarvten Horror mag die Motivation noch größer sein, diesen Gräuelgeschichten im Vorfeld vorzubeugen.

Solche Geschichten waren leider in der Vergangenheit nicht selten, sind es aber hoffentlich heute, wobei das *Schattenprinzip* natürlich weiter wirksam bleibt.

Fragen, die ZuschauerInnen sich stellen könnten:

1. Kenne ich Situationen, wo ich mir etwas ersparen wollte und dann erst recht vom Schicksal getroffen wurde wie McMurphy?
2. Wie würde ich in solch einem vergewaltigenden System reagieren?
3. Würde ich mich unterwerfen oder aufbegehren?

***Frances** (1982, 140 Min.)* mit Jessica Lange und Sam Shepard vom australischen Regisseur Graeme Clifford erzählt die tragische Lebensgeschichte von Frances Farmer aus Sicht des Reporters Harry York. Sie ist noch schrecklicher und schwerer zu ertragen, weil auf einer wahren Geschichte beruhend. Es ist Weltwirtschaftskrise und die junge, hübsche Schauspielerin Frances wird von ihrer ehrgeizigen Mutter, deren Ehrgeiz weit über mütterliches Mitgefühl hinaus geht, zum Hollywoodstar getrimmt. Als Frances sich dagegen zur Wehr setzt, um ihren eigenen Weg zu finden, wird sie von der erbarmungslosen Mutter der Psychiatrie überliefert. Die ebenso ehrgeizige wie bösartig egoistische Frau und das System Psychiatrie machen Frances dann wirklich fast verrückt. Die kranke Mutter und ein netter Waschlappen von Vater machen aus ihr im wahrsten Sinne des Wortes schließlich ihren eigenen Zombi. Gehirnoperiert und verstümmelt wird sie zur Marionette der kranken Mutter und des kranken und krankmachenden Systems.

Durchgeknallt (1999, 122 Min.)

Ein US-Psycho-Drama von Regisseur James Mangold aus dem Jahr 1999 mit Winona Ryder als Susanna und Angelina Jolie als Lisa in den Hauptrollen. Der Film basiert auf der Autobiografie von Susanna Kaysen, die mit einer absurden Diagnose 18 Monate in einer psychiatrischen Klinik verbringen musste, bis sie sich mit überangepasstem Wohlverhalten selbst wieder daraus befreite.

Es ist in gewisser Weise das weibliche Pendant zu ***Einer flog über das Kuckucksnest***, wenn auch nicht auf der Ebene der staatlichen Irrenanstalt, sondern deren privater Luxusausgabe.

Der Film spielt Ende der 60-er Jahre - wir erleben aus der Psychiatrie mit, wie Martin Luther King ermordet wird und per Losverfahren junge Amerikaner in der Hölle des Vietnamkrieges für die absurde Polit-Theorie des Dominoeffektes verheizt werden. Susanna wird, 18-jährig, nachdem sie sich nicht wie die anderen Collegeabgänger für eine Uni-Karriere interessiert, nach einem spätpubertären „Selbstmordversuch mit Aspirin und Wodka" in die Frauen-Abteilung der Psychiatrischen Klinik Claymoore verfrachtet - letztlich von ihren Eltern und einem Kollegen ihres Vaters.

Sie sollte dort zur Erholung bleiben, an einem Ort, wo Krankheit per Missverständnis initiiert wird. In Claymoore lernt Susanna andere auffällige und einige wirklich psychisch kranke Mädchen kennen, als Zimmernachbarin die notorische Lügnerin Georgina, die verstörte Daisy und die unter selbst zugefügter Brandentstellung leidende Polly. Einzig Stationsschwester Valerie, gespielt von Whoopie Goldberg, scheint noch ganz bei Sinnen zu sein und nimmt Susanna gewissermaßen von Anfang an in ihre Obhut, führt sie in ihr neues Zuhause ein, empfiehlt ihr aber, sich nicht zu häuslich einzurichten.

Lisa, eine sogenannte Soziopathin, ein komplett unangepasstes, hübsches Mädchen, wird von der Polizei zum wiederholten Male zurückgebracht und zwangseingewiesen. Sie war ausgebrochen und entdeckt nun Susanna für sich. Sie fragt aber auch nach dem Verbleib von Georginas früherer Zimmergenossin Jamie, ihrer damals besten Freundin. Diese hat sich in Lisas Abwesenheit erhängt. Stationsschwester Valerie trennt Lisa gewaltsam von den anderen.

Allmählich lernt Susanna die beiden Ärzte kennen. Dr. Potts, den „Vergewohltätiger" und Dr. Wick, „Dr. Fick, die mit dem Sex-Tick". Sie lernt Daisy kennen, die unter einer Essstörung leidet und nur von ihrem Dad mitgebrachte Brathähnchen isst. Lisa wiederum liebt es, Daisy zu provozieren und mit ihr Medikamente wie Valium zu tauschen, was Daisy wiederum gefällt. Die Mädchen hatten sie heimlich nicht eingenommen.

Eines Nachts brechen die Mädchen in Dr. Wicks Arbeitszimmer ein. Lisa setzt sich an deren Schreibtisch und händigt allen ihre Patientinnen-Akte aus. Lisas Spiel ist überhaupt, alle mit der für sie unerträglichen Wahrheit zu konfrontieren und zu schockieren und zu Aufruhr und Rebellion anzustiften.

Daisy wird schließlich als „geheilt" entlassen, was sie eindeutig nicht ist, und zieht in eine von ihrem Vater zur Verfügung gestellte Wohnung.

Eines Tag bekommt Susanna Besuch von einem früheren Freund. Sie will sofort mit ihm schlafen, aber nicht auf sein Angebot eingehen, mit ihm nach Kanada zu fliehen. Er sagt ihr klar, dass sie überhaupt nicht krank ist und lädt sie ein, mit nach Kanada abzuhauen, damit er Vietnam entgehen kann.

Polly bekommt einen hysterischen Anfall, weil sie Susanna mit Freund beobachtet hat und Angst bekommt, dass sie nie jemand küssen wird wegen ihrer entstellenden Brandverletzungen. Sie wird mit Gewalt sediert, in Einzelhaft gesperrt und verbringt den Abend weinend. Das wiederum animiert Lisa und Susanna, sich eine Gitarre aus dem Musikzimmer zu organisieren.

Susanna spielt ihr Petula Clarks Hit Downtown vor, was Polly rasch beruhigt. Ein auf dem Flur auftauchender Pfleger, der die Mädchen zurück auf ihre Zimmer schicken will, wird spontan von Susanna verführt.

Am Morgen werden Lisa, Susanna und der Pfleger - im Flur eingeschlafen - entdeckt, was sofort ein Drama auslöst und Susannas Pseudo-Diagnose Borderline mit Promiskuität erhärten soll. Der Pfleger wird auf die Männerstation versetzt, die Mädchen zum Gespräch bei Dr. Wick genötigt. Lisa wird auf eine andere Station strafversetzt und Susanna erfährt von Dr. Wick, dass ihre Diagnose Borderline-Persönlichkeitsstörung sich nun verfestigt habe, und sie mit mehreren sexuellen Kontaktversuchen an einem Tag auch an Promiskuität leide. Susanna aber leidet daran nicht, sondern an der in der Klinik herrschenden Ungerechtigkeit und Willkür.

So erhält sich diese kranke Psychiatrie selbst am Leben und beschäftigt sich mit sich und ihrer Mischung aus Vorurteilen, Verschlimmerung der Situation der Kranken durch absurde, völlig unangemessene Eskalationen und Kontrollen: ein selbstbestätigendes Beschäftigungs-Programm gestörter Menschen in einer gestörten überangepassten Umwelt, ohne Verständnis für ihre Mitglieder.

Dr. Wick, wunderbar von Vanessa Redgrave gespielt, sagt aber auch sehr richtig, Susanna solle sich entscheiden, ob sie gesund oder verrückt, für oder gegen das Leben sein möchte. Sie macht ihr Aussicht, sich durch totale Anpassung an die kranken Vorstellungen der Psychiatrie aus derselben zu befreien.

Susanna aber fühlt sich im Recht, sie wollte Polly nur helfen, was auf „psychiatrisch“ als uneinsichtig gilt und flüchtet nach dem Gespräch beleidigt ins Bett. Schließlich wird es Schwester Valerie zu bunt, sie packt Susanna und verfrachtet sie in eine Badewanne voll kalten Wassers. Die tobt „wie verrückt“ wegen dieser Behandlung, nennt Claymoore eine „faschistische Folterkammer“ und beschimpft Schwester Valerie mit allem, was ihr einfällt. Diese entgegnet ruhig, Susanna solle sich endlich entscheiden zwischen Gesundheit und krank spielen, im Gegensatz zu vielen anderen in Claymoore hätte sie die Wahl und solle doch ihr Leben nicht einfach so wegwerfen.

Eines Nachts stürmt Lisa aufgelöst und sichtbar fertig zu Susanna, erzählt von Elektroschocks, mit denen sie unter Therapievorwand gequält worden sei und dass sie nach Florida fliehen und Susanna mitnehmen wolle. In der neuen Wohnung von Daisy, ihrer früheren Leidensgenossin, wollen sie die erste Nacht verbringen. Beide brechen aus und auf. Lisa aber provoziert Daisy so schrecklich, dass die sich erhängt. Während Lisa ungerührt bleibt, die Tote noch bestiehlt, um weiter zu fliehen, verharrt Susanna schockiert, bis die Polizei kommt und sie wieder nach Claymoore bringt.

Susanna wird durch den Schock wach, spürt und fühlt sich wieder und beschließt, ihre Entlassung durch angepasstes Wohlverhalten zu bewirken und geht das gleich an. Bald wird auch Lisa wieder zurückgebracht. Als sie Susannas neue Unabhängigkeit erkennt, versucht sie - ihrem destruktiven Muster folgend - auch bei ihr, diesen Prozess der inneren Befreiung zu stoppen. Sie entwendet Susannas Tagebuch, in dem sie ihre Meinung und Gedanken zu ihren Mitbewohnerinnen offen ausgedrückt hat. Die liest Lisa nun den anderen vor, um sie gegen Susanna aufzubringen und sie für sich - in der Anstalt - zu bewahren. Susanna aber ist nun schon so stabil und entschlossen, dass sie Lisa eine Standpauke hält, ihre Kaltherzigkeit anspricht und ihr ins Gesicht schreit, dass sie nur zu feige für ein Leben außerhalb der Anstalt sei und sich nur innerhalb der Klinik lebendig fühlen und als etwas Besonderes aufspielen könne. Sie hat Lisa durchschaut, die spürt das und bricht be- und getroffen zusammen.

Susanna wird tatsächlich als geheilt entlassen und verabschiedet sich von allen PatientInnen, verschenkt ihre Katze an Polly, die sie mit ihrer entstellenden Brandverletzung nötiger braucht und besucht auch die ins Bett fixierte Lisa, um ihr zu sagen, dass sie fest glaube, auch sie könne es schaffen und sie dann draußen besuchen.

Den Film beendet ein versöhnliches Nachwort von Susanna, in dem sie berichtet, dass in den 1970ern die meisten Patientinnen entlassen worden seien.

Deutungsebene 1:
Der Film zeigt, wie rasch ein Mädchen, das in einer Art später Pubertät die Vorgaben der neurotisch-über-angepassten Mutter nicht erfüllt und von einer Schriftstellerin-Laufbahn statt einer Universitäts-Karriere träumt, mit einer Borderline-Diagnose geschlagen und fast erschlagen wird. Claymoores, in schöne Atmosphäre verpackte Brutalo-Psychiatrie hält Susanna anderthalb Jahre gegen ihren Willen fest und schikaniert und drangsalisiert sie, zwingt sie, Psychopharmaka, Abführ- und Schlafmittel zu nehmen, obwohl sie nichts davon - medizinisch - braucht.

Deutungsebene 2:
Der deutsche Titel ist völlig inadäquat und verschlimmert diese authentische Geschichte nochmals, denn Susanna ist keineswegs durchgeknallt, der Original-Titel „Girl interrupted" ist viel passender, denn tatsächlich wird hier das Leben eines etwas sonderbaren, aber keineswegs durchgeknallten Mädchens für 18 Monate unterbrochen. Susanna wird nicht um-, aber um diese Zeit ihres Lebens gebracht und dabei auf autoritäre Art, mit absurden Medikamenten, ohne Erklärung und gegen ihren Willen vollgestopft.

Wo die Ideale einer prüden Gesellschaft als geistig-seelische Gesundheit missverstanden und eine aktive Pubertät schon als Promiskuität fehlgedeutet wird, ist schon das Wort Psychiatrie missbraucht.

Dass die einzig normale, von Whoopi Goldberg gespielte Schwester, sie für gesund und lediglich für eine verzogene Göre hält, ist ihr Glück und rettet sie möglicherweise vor einer noch längeren Psychiatrie-Karriere.

Deutungsebene 3:

Die Ärzte sind hier nicht grundsätzlich negativ gezeichnet als ausschließliche Unterdrücker wie in ***Einer flog übers Kukucksnest***, sondern Dr. Wick hat auch ihre guten Seiten und hilft Susanna mit ihrem Drängen auf Entscheidung. „Dr. Vergewohltätiger" ist nicht böswillig, sondern organisiert ein Katzen-Klo für die zurückgekehrte Susanna. Insofern ist der Film nicht so übertrieben polarisierend. Die Stationsschwester ist Susanna eine wirkliche Hilfe und versucht, den Heilschock, den diese offenbar braucht und durch Daisys Tod auch bekommt, schon vorher mit Worten, aber auch dem kalten Bad zu bewirken. Ihr Abschied voneinander ist auch wirklich herzlich.

Deutungsebene 4:

In der Wahn-Atmosphäre des Krankenhausalltags entdeckt Susanna die Welt der Psychiatrie. Als im Großen und Ganzen normal verträumte, an der bösen Welt phasenweise verzweifelnde Spät-Pubertierende und verzogene Bürgertochter aus bestem Haus mit grauenhaften, aber in die Zeit und die USA passenden Eltern, ist sie bereits gefährdet und könnte leicht für noch viel länger in der Anstalt festgehalten werden, hätte sie nicht angefangen, das böse Spiel mitzuspielen.

Zwischen all den gebrochenen jungen Mädchen findet sie in ihrer anfänglichen Mischung von Widerwillen bis Abscheu, aber auch Neugier bis Betroffenheit, eine für sie neue Welt, und beginnt – ihrem ursprünglichen, von der bürgerweltlichen Umgebung nicht akzeptierten Berufswunsch folgend, alles aufzuschreiben und mit der Zeit auch zu verstehen und zu durchschauen.

Lisa wird ihre Freundin, aber sie muss und kann lernen, dass die nicht nur einem kranken, sondern auch extrem krankmachenden Muster folgt, letztlich genau wie all die anderen. Und sie erlebt, wie diesen verschiedenen Mustern in so völlig verschiedenen Menschen ohne jedes Verständnis nach den vorgefertigten Schablonen der bis heute gängigen Psychiatrie begegnet wird. Damit wird nicht alles, aber doch sehr vieles enorm verschlimmert. Es gibt Medikamente, ob sie Sinn ergeben oder nicht, es gibt Unterdrückung eigener Impulse zum Zweck der Disziplinierung, Selbst-Denken und Entscheiden gilt als Zeichen der Auflehnung und wird als Symptom verarbeitet.

Deutungsebene 5:
Regisseur Mangold dirigiert seinen bewegenden, auf wirklichen Begebenheiten beruhenden Film in Richtung eines Plädoyers für Menschlichkeit, echte Freundschaft, für Toleranz den anderen und dem Andersartigen gegenüber und letztlich und entscheidend für die Liebe zum Leben, zu sich und anderen fühlenden Wesen.
Das eher zurückhaltende realistische Spiel der Darsteller macht ***Durchgeknallt*** zu einem Klassiker unter den Psychiatrie-Filmen und hebt ihn wegen nuancenreicherer Darstellung und Einfühlsamkeit ins Wesen der Polarität - für uns - noch über ***Einer flog über das Kuckucksnest***. Es gibt gleichsam auf beiden Seiten Opfer und Täter.

Fragen, die ZuschauerInnen sich stellen könnten:
1. Könnte ich auch so ein böses Spiel mitspielen, um mich daraus zu befreien?
2. Welche verrückten Züge der Mädchen finde ich auch bei mir?
3. Habe ich eine echte Freundin, die auf Biegen und Brechen zu mir hält?
4. Die mich aus solch einer Situation herausholen würde?

5. Kann ich einschätzen, wo ich mich trauen kann, meine Verrücktheiten in einem sicheren Kreis von Freunden zu leben?

Francis, wie ein Engel an meiner Tafel *(1990, 154 Min.)* ist die Verfilmung von Janet Frames Autobiographie. Der neuseeländisch-australisch-britische Film ist für Hollywoodgewohnte und -geschädigte sehr lang und wirkt handlungsarm und unspektakulär. Ein junges Mädchen auf dem Lande fällt schon früh durch seine ungewöhnliche Sprachgewalt auf. Janet bekommt ein Stipendium und darf auf ein richtiges Gymnasium gehen; danach wird sie - für die Landfamilie unvorstellbar - Lehrerin. Janet aber möchte sich lieber ganz der Schriftstellerei widmen und den Lehrerberuf an den Nagel hängen. Das erscheint allen in ihrer Umgebung und insbesondere ihrer dümmlich-autoritätshörigen Mutter so unverständlich, dass sie die Tochter für verrückt erklären lässt, nachdem diese sich noch einige Tränenausbrüche und andere Zeichen von Sensibilität geleistet hat. Gegen ihren Willen wird Francis mit mehr als 200 Elektroschockbehandlungen gequält, obwohl sie beredt schildert und schreibt, was für ein Martyrium die für sie bedeuten. Schließlich wird sie - mit ausdrücklicher Einwilligung ihrer Mutter - für die Lobotomie ausgesucht, obwohl sie sich wehrt und dann schließlich auch, weil sie sich wehrt, was in dieser Art von Psychiatrie immer nahe beieinander liegt. Widerstand, auch gegen Unmenschlichkeit, wird schnell als Zeichen der Krankheit gewertet.

Lediglich die Verleihung eines wichtigen Literaturpreises in Frankreich verhindert schließlich die Operation. Aufgrund der Preisverleihung entkommt sie dann sogar den Sadisten im Arztpelz und wird schließlich noch eine gefeierte Schriftstellerin.
Später wird ihr von wirklichen Ärzten in Frankreich bescheinigt, dass sie sehr sicher niemals eine Schizophrenie hatte, wie ihre Peiniger diagnostiziert hatten.

In diesem Zusammenhang ist ***Francis, wie ein Engel an meiner Tafel*** eine Lebens-Geschichte, in der jemand Gesundes durch die Psychiatrie und die Gewalt durch sie erst krank gemacht wird. Wie sehr Institutionen Eigenwirkung entfalten können, zeigt auch folgende Lebensgeschichte: Eine kinderreiche evangelische Familie sendet ihre Tochter als Stationshilfe nach Bethel, einer evangelischen psychiatrischen, von Bodelschwingh mit besten christlichen Absichten gegründeten Einrichtung. Bei der Ankunft des Mädchens geht aber etwas schief und sie landet in der PatientInnen-Schiene. Als die Verwechslung Jahre später aufgedeckt wird, ist es schon zu spät. Nun muss sie dort bleiben, denn sie ist eine von den vielen PatientInnen geworden und findet aus dieser Rolle auch nicht mehr heraus.

Dass früher alles noch viel schlimmer war, kann keine Entschuldigung für spätere und heutige Missstände sein.

Das Experiment (2001, 120 Min.)

Filme wie dieser deutsche Film sollen offenbaren, wie rasch Schatten durchbrechen kann. Der Film von Oliver Hirschbiegel mit Moritz Bleibtreu, basierend auf dem Roman „Das Experiment Black Box“ von Mario Giordano, der sich wiederum auf das Stanford-Prison-Experiment von 1971 bezieht, geht in seiner Dramatisierung der Eskalation zwischen Wärtern und Gefangenen allerdings über die tatsächlich stattgefundenen Übergriffe weit hinaus. Der niederländische Historiker Rutger Bregman belegt in seinem Buch „Im Grunde gut“, dass die ganze Geschichte des Experimentes letztlich nicht nur ver- sondern tatsächlich gefälscht ist.

Trotzdem ist darauf eine beeindruckend erschreckender Film aufgebaut. 4.000 DM werden Teilnehmern an einem Experiment geboten, bei dem es um die Simulierung eines Gefängnisses geht. Ein Journalist nimmt mit in der Brille versteckter Kamera teil. 20 freiwillige Teilnehmer werden in Wärter und Gefangene unterteilt und von Wissenschaftlern mittels versteckten Kameras beobachtet und überwacht. Die Gefangenen müssen dabei - wie für Gefangene typisch - auf Grundrechte verzichten und sämtliche Anweisungen der Wärter befolgen. Diese sind angewiesen, alle Regelverstöße der Gefangenen zu unterbinden und angemessen darauf zu reagieren. Mit Schlagstöcken gleichsam bewaffnet, dürfen sie aber keinesfalls davon Gebrauch machen und Gewalt ist strikt untersagt. Das Experiment beginnt in launiger, aufgeräumter Stimmung, was sich allerdings sofort ändert, als ein Gefangener beginnt, die Wärter bewusst mit Ungehorsam zu provozieren. Aus Spaß wird rasch Ernst und der psychische Druck nimmt zu. Schon nach wenigen Tagen ist die Lage außer Kontrolle.

Bei Wärtern wie auch Gefangenen gibt es je einen ruhigen Beobachter, der sich vom wachsenden Stress in beiden Gruppen distanziert. Das Ganze kippt vollends, als die Wärter versuchen, die Kontrolle durch Erniedrigungen zurückzugewinnen und mit zunehmender Gewalt gegen die Gefangenen vorgehen.

Die Film-Wissenschaftler streiten, wie lange man das Experiment noch weiter eskalieren lassen solle. Die für sofortigen Abbruch eintretende Dr. Jutta Grimm kann sich gegen den Leiter Prof. Thon nicht durchsetzen, der wegen anderweitiger Verpflichtungen und Wichtigkeiten dann typischerweise nicht anwesend ist, als die Gewalt völlig außer Kontrolle gerät.

Dabei werden Gefangene psychisch und physisch verletzt und gedemütigt. Wärter urinieren einem auf den Kopf, einen anderen sperren sie in eine Black Box, eine Dunkelkammer, ein Häftling wird zusammengeschlagen, gefesselt und geknebelt, wobei er erstickt, weil sein gerinnendes Blut die Nasenatmung unterbindet.

Auch unter den Wärtern grassiert die Gewalt, der nicht mitmachende Verweigerer wird für diesen „Verrat" verprügelt und zu den Gefangenen gesperrt. Der verantwortliche Professor ist unverantwortlich unerreichbar. Der Anführer der immer mehr durchdrehenden Wärter stachelt diese auf, die Kontrolle - in Abwesenheit des Professors - gänzlich zu übernehmen und auch den Assistenten und Frau Dr. Grimm einzusperren. Das Ganze eskaliert in brutale Gewalt mit Mord, Totschlag und Vergewaltigung.

Deutung:
Film und Roman beziehen sich auf das 1971 an der Stanford University durchgeführte Stanford-Prison-Experiment. Tatsächlich ist das Experiment aber insofern verfälscht worden, als Wärter und Gefangene in extremer Weise gegeneinander aufgehetzt wurden und insofern die Gewaltexzesse vorsätzlich inszeniert wurden.

Der Film ist gleichsam die Fortsetzung der Fälschung. Er lässt die Eskalation weiterlaufen bis zu schweren Verletzungen und sogar Todesfällen, was von der Kritik heftig verrissen wurde. Die Frage aber bleibt, was wäre in Stanford passiert, wenn man die beiden Gruppen nicht so unverantwortlich gegeneinander aufgehetzt hätte? Bregman fand die Antwort: Gar nichts, wie eine Wiederholung des Experimentes ohne Aufhetzung im englischen Fernsehen entlarvte.

Das Experiment und noch stärker der Film sollten offenbar den Eindruck hinterlassen, das Eis der Zivilisation sei sehr dünn und der Faschismus nicht so fern. In Wirklichkeit aber ist der Schatten viel tiefer verborgen und es braucht schon die unmenschlichen Methoden des Aufhetzens oder die entgleister Psychiatrie, um solche Schatten hervorzulocken.

Wie ich in meinem Buch *Corona als Weckruf* auf Basis vieler Studien und der Recherchen von Bregman zeige, sind wir Menschen viel besser als unser Ruf und keinesfalls natürlicher Feind unserer Artgenossen.

Der 50 Jahre alte Film ***Tschaikowsky - Genie und Wahnsinn*** aus dem Jahr 1970 mit Richard Chamberlain und Glenda Jackson von Regisseur Ken Russell führt in 123 Min. bis in die Welt der Irrenhöfe, in die damals so ziemlich alle kamen, die heute in der Psychiatrie landen. Da die katholische Kirche lange dazu neigte, Irrsinn als Strafe Gottes zu interpretieren, wurden diese entsetzlichen Orte auch noch in Seinem Namen geführt.

Tschaikowskys Lebensgeschichte zeigt die Nähe von Genie und Wahnsinn. Im berühmtesten Ballet aller Zeiten „Schwanensee" komponiert er gleichsam das Drehbuch zum Film ***Black Swan***, in dem Nathalie Portman Licht und Schatten in diesem mythischen Schwan darstellt, ständig dem Wahnsinn so nahe, dass wir als ZuschauerInnen oft nicht mehr wissen, was Wahn und was Wirklichkeit ist.

Black Swan (2010, 108 Min.) mit Natalie Portman, Vincent Cassel und Mila Kunis ist der Prototyp der Schattenkonfrontation und der Metamorphose und in Band 1 ausführlich gedeutet auf der 8. Lebensbühne.

Neurosen- und Psychosen-Lehre in Filmen

Neurosen und Psychosen lassen sich nach dem deutschen Psychologen Fritz Riemann und seinem Buch „Grundformen der Angst“ in vier Bereiche einteilen, die den vier klassischen Elementen und den Grundbewegungsarten der Planeten entsprechen, aber auch den vier Grund-Charakteren.

Das Feuer-Element

Es ist geprägt durch die cholerische Charakter-Struktur, die hysterische Neurose und die Manie im psychiatrischen Bereich.

Hochstapelei und Größenwahn

Big Eyes (2014, 106 Min.)

Ein Film von Tim Burton mit Amy Adams als Malerin Margaret Keane und Christoph Waltz, dem österreichischen Hollywoodstar, als genialem Hochstapler Walter Keane. Der Film ist dem wirklichen Leben der beiden nachempfunden. Margaret Keane sagte über ihn: Er „trifft mein Leben haargenau, die wesentlichen Dinge sind darin enthalten.“

Margaret (Amy Adams) malt Kinder mit übergroßen Augen, ohne dafür Anerkennung zu erhalten oder damit Erfolg zu haben. Als sie aber den charmanten Walter Keane trifft und vom Stand weg heiratet, um ihrem Ex-Mann das Sorgerecht für ihr Kind zu verwehren, kommt der Erfolg dank des Vermarktungstalents von Walter. Der macht sie glauben, es sei für die Vermarktung viel besser, er gäbe sich als der Künstler aus, weil Frauen-Malerei nicht so ankäme. Mit ihrer Zustimmung tut er das dann mit Hingabe. Bald kennen alle die Kinder mit den großen Augen und Walter lügt und phantasiert sich als Schöpfer der Bilder seiner Frau eine große Künstler-Karriere zusammen.

Margarets Gemälde werden geradezu Kult. Anfangs ist sie ihm für all den ihr bisher unbekannten Reichtum dankbar, für sein Geschick, ihre Bilder in Geld zu verwandeln.

Da sich nicht jeder einen echten Keane leisten kann, eröffnet Walter eine Galerie für Poster und Postkarten. Bald leben sie in einer Luxus-Villa mit Pool. Margaret malt ihre Bilder in völliger Abgeschlossenheit und verleugnet sie und sich sogar gegenüber ihrer Tochter.

Doch je mehr Bilder verkauft werden und Walters falschen Ruhm mehren, desto unangenehmer fühlt sie sich einerseits mit der Lüge, andererseits mit der Tatsache, dass ihr Mann offenbar auch sehr gern Ruhm und Geld für ihre Arbeit einstreicht. Erst allmählich erkennt sie sein Krankheitsbild der Hochstapelei, merkt auch, dass schon seine ersten eigenen Landschaftsbilder nicht von ihm waren.

Sie trennt sich von Walter und zieht mit ihrer Tochter nach Hawaii, allerdings musste sie Walter, der sich immer mehr als gewiefter Hochstapler entpuppt, das alleinige Urheberrecht an ihren früheren und an 100 späteren Werken übertragen.

Schließlich aber erwacht sie, durchschaut die Hochstapelei, der sie so lange aufgesessen ist, und verklagt ihren Mann. Ein spektakuläres Gerichtsverfahren klärt die Urheberschaft dadurch, dass beide im Gerichtssaal ein „Kinder-Augen"-Bild malen müssen. Margarets typisches Bild in ihrem ureigenen Stil ist nach nicht einmal einer Stunde fertig, Walter verlegt sich auf Ausreden, und der Richter entscheidet für sie und gegen ihn.

Deutungsebene 1:

Margaret fällt auf das typische Muster der Hochstapler und Heiratsschwindler herein. Erst hilft ihr Walter tatsächlich gegen die Ansprüche ihres ersten Mannes, dann macht er ihre Bilder wirklich bekannt und verhilft ihnen - obwohl sie sichtbar keine große Kunst sind, sondern eher Kitsch - zu Anerkennung und der ganzen Familie zu Reichtum. Margaret merkt erst spät, dass es ihm dabei nicht um sie, sondern um sich selbst geht. Er will die ganze Anerkennung und allen Ruhm und noch das meiste Geld für sich, aber wohl nicht aus Bosheit, sondern krankhaftem Geltungsdrang.

Der Übergang von Wichtigtuerei über Hochstapelei zu Größenwahn verläuft fließend. Das Elend beginnt mit kleinen Übertreibungen und reicht über Gefälligkeitslügen bis zu massiven Verfälschungen der Wahrheit.

Deutungsebene 2:

Der Film zeigt exemplarisch, wie rasch Unbedarfte Opfer von Hochstapelei und Größenwahn werden, aber auch, wie sehr vermeintliche Betrüger eher Kranke sind und an sich und ihre phantastischen Lügen glauben. Im Film ***Catch me if you can*** (Bd.1) erleben wir in Frank Abignails Vater solch einen kleinen Hochstapler, und sein Sohn Frank übertrifft ihn dann weit und wird der berühmteste Fälscher, Trickbetrüger und Hochstapler aller Zeiten.

Deutungsebene 3:

Big Eyes zeigt aber auch, wie nah modernes Verkaufsgenie der Hochstapelei und professionellen Lüge kommt und welche große Rolle es heute nicht nur in Kunst und Showgeschäft spielt.

Die Hochstapelei und der Betrug sind für Margaret auch umso schwerer zu durchschauen, weil diese Art von neurotischen Betrügern auch „gute“ oder sogar richtige Argumente auf ihrer Seite hat. Tatsächlich hatte Margaret mit ihren Bildern keinen Erfolg gehabt, bis Walter sie in seine zweifelhaften Hände bekam.

Wir sprechen hier über die 50-er Jahre des letzten Jahrhunderts. Heute ist das noch viel deutlicher geworden, obwohl es wohl immer schon so war, dass Künstler weniger von ihren geschaffenen Kunstschätzen hatten als gewiefte Verkäufer. Aber heute ist die käuflich- und Verkäuflichkeit wohl noch viel weiter fortgeschritten und reicht bis in die Politik und läuft in aller Öffentlichkeit.

Reframing spielt heute in Wirtschaft und Politik eine entscheidende Rolle und ist letztlich nichts anderes als trickbetrügerisches Hinterslichtführen der Käufer und Wähler. Ein Beispiel: Die deutsche Regierung, die ihr Land wie kaum eine Vorgängerin heruntergewirtschaftet hat, traut sich nicht, ihren vertrauensseligen Wählern angesichts verfallender Schwimmbäder und Stadtbüchereien, überholungsbedürftiger Brücken und Bahngleise, offen zu sagen, den Verteidigungsbudget genannten Rüstungsetat um 40 auf über 80 Milliarden Euro aufstocken und also praktisch verdoppeln zu wollen. Stattdessen spricht man von einer Erhöhung auf 2 Prozent des BIP. Das läuft genau auf dasselbe hinaus, versteht und durchschaut aber kaum einer. Keine Lüge, ist es aber doch ein Hinterslicht-Führen oder eben neudeutsch „reframing“.

Fragen, die ZuschauerInnen sich stellen könnten:

1. Welche „kleinen“ Schwindeleien kenne ich von mir selbst?
2. Habe ich beim Helfen vor allem an mich gedacht?
3. Wie gutgläubig oder naiv kann ich selbst sein?
4. Wo verläuft meine Grenze zwischen Vertrauen und Vertrauensseligkeit?
5. Wie viel KünstlerIn steckt in mir und kommt ohne Hilfe nicht heraus?

In ***The Wolf of Wallstreet* (2013, 179 Min.)** von Martin Scorcese ist Leonardo di Caprio, der schon den legendären Hochstapler und Fälscher Frank Abignail in ***Catch me if you can*** spielte, Jordan Belfort, dessen Biographie der Film nachempfunden ist.

In ***Der große Gatsby*** spielt er einen anderen berühmten Hochstapler. In ***Aviator***, Howard Hughes Film-Biographie, verleiht er dessen Größenwahn wie auch seiner Zwangsneurose Gestalt. Es könnte - in Anbetracht seiner Rollen-Auswahl - also gut sein, dass Leonardo di Caprio mit dem Löwen und damit einigem Feuer im Namen, eine gewisse persönliche Resonanz zu diesem Thema hat, ist er doch auch öfter mit dem Privat-Jet unterwegs, um die Klima-Katastrophe abzuwenden.

Hysterie

In guten Händen (2011, 99 Min.)

Ein Film mit Maggie Gyllenhaal als Charlotte Dalrymple, Hugh Dancy als Dr. Mortimer Granville, Jonathan Pryce als Dr. Robert Dalrymple und Felicity Jones als Emily Dalrymple von Regisseurin Tanya Wexler geht es - wie der englische Original-Titel verrät - um ***Hysteria***.

Zu diesem unglaublichen Film gibt es viele Zugänge. Er konfrontiert zum einen mit einer für den männlichen Pol und seine Medizin wenig ruhmreichen Epoche, in der aber auch einige wenige Ärzte positiv auffallen und Wege aus dem Elend suchen. Zum anderen zeigt der englische Film sehr romantisch und deutlich das Spannungsfeld zwischen Resonanz- und Polaritätsgesetz, den beiden wichtigsten *Schicksalsgesetzen*. Und schließlich ist ***Hysteria*** ein wundervoller Film über diesen so dramatisch missverstandenen, vom Feuerelement geprägten Charakter-Typ. Und schlussendlich beruht er auch noch auf wahren Begebenheiten und ist insofern historisch und umso peinlicher für den männlichen Pol.

Im Jahr 1880 breitet sich unter den Damen der besseren englischen Gesellschaft eine mysteriöse Seuche aus und droht zur Epidemie zu werden. Der unerklärliche, Hysterie genannte Zustand äußert sich in Nervosität, Reizbarkeit bis zu starker Sekretion im Vaginalbereich.

Was wir heute unschwer als sexuelles Unbefriedigtsein und Schatten des prüden viktorianischen Zeitalters erkennen, wurde damals von der alle gesellschaftlichen Bereiche beherrschenden Männerwelt gar nicht als sexuell erkannt.

Der junge Arzt Mortimer scheiterte mit fortschrittlichen Ideen (Wund-Desinfektion) an Vorurteilen und eklatanter Fortschrittsfeindlichkeit in anderen Kliniken. Er findet gleichsam Unterschlupf bei dem ältlichen Gynäkologe Dr. Darymple und wird sein Assistent. Sie lösen das Problem erfolgreich und geschäftstüchtig durch manuelle Befriedigung und verschaffen den hilfesuchenden Frauen klitorale Orgasmen durch Reizung dieses Lustzentrums.

Als selbst den jungen Arzt die physischen Kräfte seiner rechten Hand im Stich lassen, werden wir nebenbei Zeuge der Erfindung des Vibrators durch seinen adligen Freund und Fan der aufkommenden Elektrifizierung.

Dr. Darymple will seinen erfolgreichen Assistenten mit seiner jüngeren, folgsamen Tochter Emily verbandeln, worauf dieser auch anfangs einsteigt. Er verliebt sich aber schließlich in die ältere, selbstbewusst auf Emanzipation, Gleichberechtigung und Sozialismus zielende Charlotte, die für ihre Überzeugungen bis ins Gefängnis geht.

Deutungsebene 1:

Was wir heute eindeutig als sexuellen Missbrauch erkennen, wird damals als normale Medizin gedeutet. Frauen, die sich dem Patriarchat und männlichen Bedürfnissen nicht anpassten, konnten bis 1952 in England zwangsweise kastriert, d. h. chirurgisch ihrer Eierstöcke beraubt werden, falls sie aufmüpfig oder auch nur auffällig wurden. Der vielfach als Komödie missverstandene Film zeigt einen Teil der fürchterlichen Geschichte der Hysterie, ein Krankheitsbild, das von der patriarchalen Gesellschaft und ihrer Medizin lange benutzt und missbraucht wurde, um Frauen in die Schranken zu weisen und bei Bedarf legal zu verstümmeln.

Deutungsebene 2:

Das liegt - 70 Jahre - hinter uns, möchte Mann sagen, wären da nicht die folgenden drei Punkte, die belegen, wie das Elend bis heute im schlimmsten Sinne übergriffiger patriarchaler Medizin weitergeht:

a) etwa, wenn im Rahmen sogenannter Krebs-Prävention Frauen Eierstöcke, Brüste und Gebärmütter operativ entfernt werden, wie es der Schauspielerin Angelina Jolie - natürlich auf deren eigenen Wunsch - widerfahren ist. Bei Männern wären prophylaktische Prostata-Operationen - wegen Nebenwirkungen - völlig undenkbar. Bei Frauen werden durchaus vergleichbare Nebenwirkungen in Kauf genommen und weiterhin in diesem lockeren Stil nur Organe entfernt, die bei Männern nicht vorkommen.

b) Was Frauen vor überflüssigen Operationen schützt, wurde an der Universität St. Gallen erforscht und zeitigte folgendes, peinliches Ergebnis: Selbst Ärztin zu sein, bietet einen gewissen Schutz. Wirksamer ist, wenn ihr Mann Arzt ist. Den besten Schutz aber gewährt ein Jurist als Ehemann. Wir reden hier über das 21. Jahrhundert und befinden uns in Mitteleuropa!

c) Bis heute werden alle Frauen von der Schulmedizin wie

Männer von 180 cm Größe und 80 kg Gewicht behandelt. Genau das geschieht, wenn auf Schachteln der Pharma-Industrie steht: Erwachsene dreimal täglich eine, Kinder die Hälfte. Dieser Erwachsene ist der 180 cm große, leicht verfettete Mann.

Auf meinen nun über vier Jahrzehnte geäußerten Protest gegen diesen andauernden Missbrauch im Sinne von grundsätzlicher Übermedikation gibt es seitens der Pharma lediglich Kommentare wie: „Darüber hat sich sonst noch niemand aufgeregt." Sicher herrscht da nicht das Motto: Das Zeug muss weg und letztlich geht es nur um Frauen, aber welches denn dann?

Deutungsebene 3: Beziehungs-Muster

Die wahrscheinlich gut gemeinten Verkupplungsversuche des Vaters nach dem Motto *Gleich und Gleich gesellt sich gern* seiner braven Tochter mit dem ebenso angepassten Assistenten Mortimer führen zwar zur Verlobung, aber nicht zu Liebe. Diese folgt eigenen Wegen nach dem Motto *Gegensätze ziehen sich an*. Mortimer verliebt sich schließlich in die - für damalige Verhältnisse - geradezu aufsässig - eigenwillige Charlotte, die er am Ende des Films mit einem warmen Mantel vor dem Gefängnis abholt und erfolgreich um ihre Hand bittet.

Hierin zeigt sich in einfachen, romantischen Bildern das ganze Spannungsfeld der Beziehungsgeschichte bis heute. Eltern versuchten früher mehr noch als heute, ihre Kinder nach dem Resonanzprinzip zu verbandeln: Wir haben eine Brauerei, die haben eine Brauerei, also braut was Schönes zusammen. Solche auf dem Resonanzprinzip beruhenden Partnerschaften erwiesen sich in alten Zeiten als durchaus haltbar. Nach dem Jungianer Alexander Guggenbühl-Craig sind es Beziehungen zum Wohl.

Das Schicksal aber zielt nach dem Polaritätsgesetz auf Beziehungen zum Heil, wo sich gegensätzliche Menschen anziehen, die viel voneinander lernen könnten. Aber das ist herausfordernd und mit viel Entwicklung, aber weniger Wohlgefühl verbunden.

Heute schätzen wir die Liebe auf den ersten Blick, die dem Polaritätsgesetz folgt, höher als die alte Vernunftehe, die dem Wunsch nach Bequemlichkeit und Wohlergehen folgt.

Wenn das Resonanzprinzip weit überwiegt, liegt die Gefahr in Langeweile, wo das Polaritätsprinzip dominiert, im Gegenpol, in der Überforderung durch heillose Auseinandersetzungen.

Beziehungen zu den Lebensbühnen:
Der Film lässt sich auch wundervoll als Liebesfilm genießen und wurde der Öffentlichkeit als romantische Komödie (7. Lebensbühne) verkauft. Mit seinem Spiel der Gegensätze, dem Missbrauchsthema und der starken Unterleibs-Betonung, kommt aber auch die 8. zum Tragen. Insofern sich alles auf der Medizin-Ebene abspielt und am Anfang Listers, damals noch neue, heute selbstverständliche Wund-Desinfektion zur Sprache kommt, ist auch die 6. Lebensbühne angesprochen. Die Desinfektion der Wunden hatte es ähnlich schwer, sich in der Medizin durchzusetzen wie das Pendant der allgemeinen Desinfektion durch Semmelweis, dem in Band 1 auf der 6. Lebensbühne der Film ***Semmelweis Ignaz, Arzt der Frauen*** gewidmet ist, vom Regisseur und Arzt Michael Verhoeven. Die politischen Emanzipations- um Revolutionsvorstellungen von Charlotte berühren die 11. Bühne. Diesem Thema widmet sich ausführlich der englische Film ***Suffragette - Taten statt Worte*** (106 Min.) mit Meryl Streep - über die Anfänge der Frauenbewegung 1912. Um die Diskriminierung von Frauen, Thema der 8. Lebensbühne, die in diesem Film so deutlich anklingt, dreht sich auch der Film ***The Help***. Er zeigt die Schikanierung schwarzer Haushaltshilfen in den ehemaligen Südstaaten der USA, und die 5. Bühne kommt zum Ausdruck in Gestalt der Hauptdarstellerin, die ihren Weg aus der Diskriminierung zur Emanzipation findet. Von der brutalsten Form der Frauenunterdrückung handelt der Film ***Wüstenblume***, in dem ein schwarzes Modell ihre Leidensge-

schichte nach der in afrikanisch-muslimischen Ländern weiterhin gängigen Beschneidung und Verstümmelung der weiblichen Geschlechtsorgane bewegend schildert. Filme wie ***Die Päpstin*** (Bd. 1) und ***Vision - Aus dem Leben der Hildegard von Bingen*** berühren dieses Thema ebenfalls.

Fragen, die ZuschauerInnen sich stellen könnten:

1. Wie lasse ich mich heute - als Frau - von der Schulmedizin behandeln?
2. Lasse ich mir alles gefallen oder kenne ich meine Rechte auf Gleichberechtigung und wahre sie?
3. Wie steht es um meine sinnlich-erotisch-sexuelle Befriedigung, meine orgiastische Genussfähigkeit?
4. Würde ich einen Vibrator benutzen, sozusagen die Nachbildung des männlichen Gliedes, nur elektrifiziert und dadurch sehr ausdauernd und von beliebig wählbarer Größe und einstellbarer Intensität?
5. Oder hätte ich heute lieber einen „Womanizer", die letzte Erfindung in diesem Bereich, eher einem saugenden Mund nachempfunden und ebenfalls elektrisch und mit wählbarer Intensität?
6. Solche Gerätschaften sollten natürlich *In Guten Händen* sein, mindestens so empfehlenswert wie die eigenen könnten die des Partners sein?
7. Wie viel cholerische, hysterische, dem Feuerelement entsprechende Anteile finde ich - als eines von vier Naturellen - in mir?
8. Wie ist meine Beziehung gemischt zwischen Resonanz (Gleich und Gleich gesellt sich gern) und Polarität (Gegensätze ziehen sich an)? Passt das so für uns beide?
9. Welche Rolle spielt Emanzipation in meinem Leben als Wunsch, mein eigenes, selbstbestimmtes Leben zu führen?

Für wen und welches Problem ist dieser Film Therapie?

Er ist Munition für all jene, die sich für die Gleichberechtigung der Geschlechter einsetzen. Er könnte auch Anregung für die Vertreter der sogenannten Gender-Medizin sein, sich endlich um die wichtigen Themen des weiter bestehenden Unrechts und Missbrauchs zu kümmern.

Für alle Unbefriedigten, Unemanzipierten, denen es noch an Mut fehlt, für sich und die eigene (Lust-)Befriedigung zu sorgen.

Aber auch all jene sind angesprochen, die im Dschungel partnerschaftlicher Probleme diese nicht durchschauen. Der Film zeigt sehr deutlich die beiden Alternativen, die Beziehung zum Wohl, die Mortimer ausschlägt und die zum Heil, die er wählt.

Liebes-Neurotizismen und Erotomanie

Don Juan de Marco (USA, 1994, 97 Min.)

Ein Film mit Johnny Depp, Marlon Brando und Faye Dunnaway. Auch wenn dieser wundervolle Film schon ausführlich in Bd.1 gedeutet ist, hier noch einige Hinweise in therapeutischer und medizinischer Hinsicht. Dr. Mickler (Marlon Brando) geht weit über seine Psychiater-Rolle hinaus, gewinnt Don Juan persönlich lieb und kämpft für dessen Chance auch gegen die Kollegen, die sich hinter ihren Visieren aus Angst und Pharmainteressen verschanzen. So heilt er nicht nur Don Juan (Johnny Depp), sondern auch sein eigenes Leben. Möglicherweise sind es die Glückshormone, die beim Verlieben und erst Recht in der Liebe ausgeschüttet werden, die heilen. Jedenfalls sind es groß(artig)e Therapeuten - die so weit gehen können wie Dr. Mickler, ohne sich selbst zu verlieren. Natürlich ist das eine Gratwanderung.

Vorsicht ist vor den Extremen geboten: der völlig uneinfühlsame Arzt, der nur die nackte Wahrheit, aber diese immerhin vermittelt, und andererseits die sich in der Gegenübertragung verlierende Therapeutin, die sich ebenso *heil*los wie *heil*sam in ihren Patienten ***Mr. Jones*** verliebt.

Mickler zeigt die wundervolle Lösung eines alten, erfahrenen Therapeuten, der sich ganz auf seinen Patienten und dessen wie auch immer geartete Geschichte einlässt und ihn so lieb gewinnt, dass er ihm zu seinem Besten dazu verhelfen kann, sein Lebensschiff durch die aktuellen Untiefen zu steuern - und der dabei auch selbst noch so viel gewinnt.

Seinen Kollegen sagt Mickler: „Wenn ich ihm Medikamente gebe, verbaue ich mir den Zugang zu dieser wunderbaren Welt." Und so lässt er sich auf diese Welt ein und dringt tief in sie. Aber auch sein Patient, Don Juan, sieht in die Welt hinter Dr. Micklers Therapeuten-Maske und erkennt, dass der seinen Traum verloren hat, aber ein ebenso großer Liebhaber ist, und er beginnt seinerseits sogleich mit der Therapie des alten Psychiaters. Don Juan erzählt eine Geschichte, die heilt, nämlich seine, beziehungsweise die von Don Juan de Marco, dem größten Liebhaber aller Zeiten.

Dr. Mickler ist fasziniert von dieser wundervollen Geschichte, mit der und in die sich sein Patient gerettet hat. Zugleich aber taucht er wie ein Kriminalist in die reale Welt von Don Juan ein und erfährt eine banale Geschichte.

Sein Kollege Bill soll den Patienten übernehmen, traut sich Don Juan aber nur mit Medikamenten zu. Mickler sagt ihm ins Gesicht, dass die nur dazu dienten, die Ängste des Arztes zu reduzieren.

Am Ende bekennt Mickler gegenüber seinem Patienten und inzwischen Freund: „Sie, mein Freund, haben es geschafft, alle meine Masken zu durchschauen."
Don Juan nimmt darauf die Neuroleptika ein, die seine wunder-

volle Geschichte wegwischen werden und Dr. Mickler sitzt dabei an seinem Bett. Sie brauchen die Neuroleptika, um die gerichtliche Anhörung zu ihren Gunsten zu wenden. Völlig nüchtern erscheint der junge Patient daraufhin vor dem Richter und sagt realistisch aus: Seine Mutter ging aus schlechtem Gewissen ins Kloster, weil sie mit anderen rumgemacht hatte, bevor ihr Mann bei einem Autounfall umkam usw.

Kaum sind beide der Psychiatrie entkommen, kehren sie in ihre Träume zurück und Don Juan wird zum größten Liebhaber und Dr. Mickler wird zum größten Psychiater aller Zeiten, der über 1000 Patienten geheilt hat, und sie fliegen auf den Schwingen ihrer Träume auf die Insel Eros, wo beider Träume in Erfüllung gehen können...

Deutungsebene 1:

Die liebenswürdige Spaltpersönlichkeit des zutiefst frustrierten Jungen aus Queens, die leicht aus seiner Geschichte nachvollziehbar ist, wird dank Dr. Micklers Einsatz nicht zur Manie oder Schizophrenie, sondern eine schöne Reise in die Welt der Illusionen und anschließend nach Eros, auf die Insel der Erotik.

Die Liebe beziehungsweise Zuwendung von Dr. Mickler holt Don Juan auf einfühlsame und sanfte Art und Weise aus dem Wahn, denn auch, wenn er den halb bewusst erfunden haben sollte, könnte er mit Hilfe der Drogenpsychiatrie doch darin untergehen.

Durch das Vertrauen aber, das er zu Mickler aufbaut, kann er das Spiel im letzten Moment durchschauen, dem Spital entkommen und zurück in die Wirklichkeit, ohne seinen großen Traum von einem *wunder*vollen Leben zu verraten und zu verlieren.

Deutungsebene 2:

Am (Film)Ende entschweben alle unbeschädigt aus der herben Wirklichkeit auf Traumreise ins Land der Liebe und steigen dort auf der Insel des Liebesgottes Eros bewusst in die schöne Welt der Phantasien und Träume ein. Dort ist Dr. Mickler, der größte Psychiater, der seine Frau so intensiv liebt wie in jungen Jahren. Zusammen machen sie Ferien mit dem größten Liebhaber aller Zeiten, Don Juan de Marco, und leben ihre bezaubernd heilsamen Neurotizismen.

Der Film eröffnet diese Möglichkeit uns allen: Wir können unsere Welt jederzeit wieder verzaubern, wir brauchen sie nur mit den staunenden, träumenden Augen des Kleinen Prinzen, unseres Inneren Kindes, zu betrachten.

Wie schmal der Grad zwischen diesem liebenswürdigen, ungeheuer ansteckenden Neurotizismus und lebensgefährlicher Erotomanie ist, zeigt der folgende Film. Hier kommen wir in einen Bereich, wo es nicht nur um die Gefährdung der PatientInnen selbst geht, sondern auch um Fremdgefährdung. Wobei hier zu bedenken ist, dass es auch dazu immer Resonanz braucht, wie wir am Opfer, dem betroffenen Arzt, erleben.

Wahnsinnig verliebt (2002, 100 Min.)

Der Film von Lætitia Colombani ist ein französischer Film über gefährlich-wahnhafte Liebe mit Audrey Tautou als Kunststudentin Angélique und Samuel Le Bihan als Kardiologe Loïc über eine in vieler Hinsicht verhängnisvolle Erotomanie.

Alles beginnt harmlos: Die hochbegabte, offensichtlich von ihrem sehr in sie verliebten Freund wenig angetane Malerin Angélique erlebt einen schönen Moment: ein junger Arzt, überglücklich über die Nachricht von der Schwangerschaft seiner Frau, schenkt ihr eine Rose aus dem für seine Frau bestimmten Strauß, weil er die ganze Welt umarmen möchte. Daraus entwickelt die Künstlerin in überbordender Phantasie ihre eigene Liebesgeschichte zu ihm, für die sie bereit ist, alles zu tun, wirklich alles bis zum Letzten.

Besonders ist der Film durch seinen Perspektiv-Wechsel zwischen der völlig unterschiedlichen Sicht beider Hauptpersonen. So offenbart der Film, wie einerseits die Manie entsteht und andererseits, wie leicht es ist, ihr zum Opfer zu fallen. Als ZuschauerIn erleben wir hintereinander, wie sich einerseits psychiatrisch relevantes Geschehen und andererseits nichtsahnend die Opferrolle anbahnt.

Es beginnt mit Angéliques Sicht, die uns für die charmante Kunststudentin einnimmt. Die hübsche, mädchenhafte Frau ist für ein Jahr ins Nachbarhaus des (glücklich) verheirateten Kardiologen Loïc gezogen, um das Haus zu hüten. Als der ihr ganz unvermittelt eine Rose schenkt und sie anstrahlt, gesteht sie darauf stolz Ihrer Freundin Héloise ihr Liebesverhältnis zu ihm und schickt ihm umgehend ebenfalls eine Rose und einen Liebesbrief in die Praxis. Mit David, dem in sie verliebten Medizinstudenten, fährt sie nur zu einem Ärztekongress, weil dort ihr Angebeteter Loïc mit dabei ist. Für den sie anschmachtenden David hat sie keinen Blick. Und David lässt sich das zu aller Schaden gefallen.

Angélique verfolgt Loïc nun heimlich - durchaus im Sinn von Stalking, auch wenn sie sich ihm nicht zeigt und er es nicht bemerkt. So beobachtet sie ihn mit seinen Freunden und Kollegen und deren Kindern im Park und porträtiert ihn heimlich. Zum Geburtstag schickt sie ihm ein großes von ihr gemaltes Portrait in seine Praxis, das seine Arzthelferin in sein Sprechzimmer hängt. Angélique, hat nun nur noch Augen für Loïc und malt ihn auch bei jeder unpassenden Gelegenheit wie beim Porträtkurs an der Kunstakademie, wo sie dem echten Modell Loïcs Kopf aufsetzt. Sie hofft sehnlichst, er möge sich ihretwegen von seiner Frau trennen.

Das Paar ist tatsächlich in eine Krise geschlittert, als sie - inzwischen schwanger - die eindeutigen Liebesbriefe von Angélique findet und glaubt, er habe eine Geliebte, mit der er ein heimliches Leben teilt - sprechen die Briefe doch eindeutig vom gemeinsamen Leben.

Angélique plant ihr Leben nun mit Loïc und erwartet ihn selbstverständlich bei sich zur Geburtstagsfeier. Als er nicht erscheint und sich nicht mal entschuldigt, ist sie zutiefst verletzt und unglücklich. Selbst der Schal seiner Frau, den diese verloren hat und den Angélique im Park findet und meint, er hätte ihn ihr geschenkt, kann sie nicht wirklich trösten. Sie beschließt, ihm einen Schlüssel für ihr Haus zu schicken.

Von Héloise, ihrer Freundin, leiht sie deren Motorroller und provoziert mit Loïcs Frau einen Unfall, in dessen Folge diese eine Fehlgeburt erleidet. Nun glaubt sie, Loïc sei frei, mit ihr in die Kunststadt Florenz zu fliegen. Als er am Flughafen wieder nicht erscheint und sie schmählich sitzen lässt, ist sie fassungslos, wirft verzweifelt ihren Koffer in den Fluss, verbarrikadiert sich in ihrem Haus und lässt es und sich zunehmend verkommen, vergisst auch ihren Kunstwettbewerb und die dafür zu malenden Bilder. Freund David besucht aus Sorge um Angelique den Arzt, der ihn aber hinauswirft. David ist wütend und nun bereit, seiner Freundin bei einer geschmacklosen Racheaktion mit einem echten Menschenherz beizustehen.

Nur wenig später sieht Angelique Loïc im Fernsehen wegen Misshandlung einer Patientin, die mit einer Strafanzeige gegen ihn droht. Am nächsten Tag sind die Medien voll von Berichten über den nächtlichen Mord an der Patientin. Da der Verdacht auf ihn fällt, wird Loïc wegen Mordes verhaftet. Bei seiner Festnahme küsst Loïc seine Frau zum Abschied, Angélique sieht das und mit dieser Versöhnung der beiden bricht für sie alles zusammen. Sie öffnet den Gasherd und legt sich zum Sterben hin.

An dieser Stelle stoppt der Film gleichsam und beginnt wieder von vorne, und wir erleben dieselbe Geschichte aus Loïcs Sicht: Der glücklich mit der Rechtsanwältin Rachel verheiratete Arzt ist gerade überglücklich, weil seine Frau endlich schwanger ist und sie sich auf ihr erstes Kind freuen. Er kauft ihr einen Rosenstrauß und schenkt in seinem Glück auf dem Heimweg der neuen Nachbarin eine der Rosen. In der Praxis freut er sich, dass ihm seine Frau - so vermutet er - ebenfalls eine Rose und einen Liebesbrief geschickt hat. Abends heimgekommen ist er umso erstaunter, als die nichts davon weiß.

Auf einem Ärztekongress begegnet er unvermutet der jungen, vorübergehenden Nachbarin aus dem Nebenhaus und nimmt sie am Abend im Auto mit nach Hause.

Die vielen weiteren Liebesbriefe an seine Praxisadresse kann er nicht zuordnen. Und es geschehen weitere seltsame Dinge. Auf dem Weg zu einem Picknick im Park mit seiner Frau und Freunden verliert seine Frau ihren blauen Schal, und am Ende des netten Nachmittags findet er auf einer Parkbank offensichtlich frische, gerade erst angefertigte Zeichnungen von sich. Langsam entwickelt sich bei ihm Angst, die noch erheblich wächst, als wenige Tage danach plötzlich ein großes Portrait von ihm in seinem Behandlungsraum hängt. Seine Sprechstundenhilfe kann nur berichten, es sei von seiner Freundin, die angerufen habe.

Seine Überlegungen, wer diese mysteriöse Frau sein könnte, führen zu keinem Ergebnis. Er hängt das Bild gleich wieder ab, aber seiner ihn gerade besuchenden Frau gefällt es so, dass sie es mit nach Hause nimmt.

Als Rachel eine eindeutige Nachricht auf der Rückseite des Gemäldes findet und dann noch die Liebesbriefe von Angélique, ist sie überzeugt, Loïc habe ein Verhältnis. Sie kann ihm nicht wirklich glauben, nicht zu wissen, von wem das alles sei. Voller Misstrauen bleibt sie, aber als Loïc in einem neuerlichen Liebesbrief eine Hausschlüsselkopie durch den Türschlitz erhält, reicht es ihr, sie verlässt ihn, zieht zu ihrer Mutter.

Loïcs Unglück und die Unerklärlichkeiten gehen weiter. Seine Frau wird von einem Motorrollerfahrer angefahren, der Fahrerflucht begeht, und erleidet eine Fehlgeburt. Loïc ist nun außer sich und in Panik, die Ereignisse überschlagen sich. Er wirft seine Sprechstundenhilfe wegen eines kleinen Fehlers raus, ihren jungen Mann oder Freund, der bald darauf in seine Praxis stürmt und ihm wütend vorwirft, wie eiskalt er sie abserviert habe, schmeißt er ebenfalls raus. Schließlich bekommt er ein Päckchen in die Praxis mit einem menschlichen, von einem Pfeil durchstochenen Herzen. Das ist eigentlich schon mehr als er verträgt, aber im selben Moment kommt jene Patientin in sein Sprechzimmer, die ihn seit Wochen nervt, weil sie sich unaufgefordert und ständig vor ihm auszieht. Er wähnt sie hinter all den scheußlichen Aktionen, verliert die Nerven und ohrfeigt sie, bevor er auch sie hinauswirft. Es ist ihm einfach alles viel zu viel.

Am folgenden Tag verhaftet ihn die Polizei wegen Mordes an dieser Frau. Doch mittlerweile glaubt ihm seine Frau und steht ihm auch als Anwältin bei. Da sie ihm ein Alibi gibt, kommt er frei. Aber es geht weiter. In der folgenden Nacht scheuchen ihn Sirenen eines Sanitätswagens vor dem Haus auf. Die junge Nachbarin aus dem Nebenhaus wollte sich mit Gas umbringen, er reanimiert sie erfolgreich.

Im Krankenhaus vom selben Burschen angegriffen, den er kürzlich aus der Praxis warf und mit dem Vorwurf konfrontiert, diese Frau einfach nicht in Ruhe zu lassen, dämmert ihm, dass die junge Nachbarin hinter all dem Wahnsinn stecken könnte.

Als der Schlüssel, den er kürzlich erhalten hat, beim Nachbarhaus passt, bestätigt sich sein Verdacht eines ganz neuen Bildes. Im völlig verwahrlosten Haus findet er nun viele Hinweise wie Tickets für einen Flug nach Florenz, passend zu einem der Liebesbriefe. Ein lebensgroßes Bild von sich mit einer verwelkten Rose macht schließlich alles klar.

Es ist die Rose aus seinem Strauß. Rückblickend sieht er, wie er vor Monaten nach der Nachricht von der Schwangerschaft seiner Frau aus dem für sie gekauften Rosenstrauß aus (s)einem Glücksgefühl heraus der Nachbarin diese eine schenkte.

Als Angélique etwas später in seiner Praxis erscheint, immer noch überzeugt, sie seien ein Liebespaar, verpasst er ihr eine knallharte Abfuhr. Sie schlägt ihm anschließend von hinten eine Bronzebüste auf den Kopf, und er stürzt die Treppe hinunter. Schwerverletzt und gelähmt wird er abtransportiert ins Krankenhaus und sie ins Gefängnis.

Das Gericht erklärt sie wegen ihrer Erotomanie für unzurechnungs- und damit strafunfähig und weist sie in die Psychiatrie ein. Jahre später zeigt der Film Loïc hinkend, aber ansonsten weitgehend wieder hergestellt, glücklich mit seiner Frau und ihren beiden kleinen Kindern. Angélique wird zeitgleich von den Psychiatern als geheilt entlassen, aber ermahnt, weiter und regelmäßig ihre Medikamente einzunehmen.

Als ein Putzmann ihr ehemaliges Krankenzimmer aufräumt, entdeckt er hinter ihrem Schrank ein eigenartiges Mosaik, das einen den Filmzuschauern gut vertrauten Mann darstellt, zusammengeklebt aus den Pillen, die die Patientin über die Jahre hätte einnehmen sollen. Der Putzmann kratzt den Mann von der Wand, und Angélique verlässt unbehelligt, unbehandelt und selbstverständlich ungeheilt die psychiatrische Klinik. Sie verschwindet im Off mit - im wahrsten und doppelten Sinne des Wortes - offenem Ausgang.

Deutungsebene 1:

Im Anfang liegt alles, das drittwichtigste der *Schicksalsgesetze* wird zum Schlüssel der Situation: Auslöser des ganzen Dramas ist das Verschenken einer violetten Rose im Überschwang der Gefühle. Wir ZuschauerInnen glauben lange an eine schöne Liebesgeschichte und verkennen, wie sehr die Heldin schon einen unerlösten Schritt weiter ist. Sie (ver-)spinnt sich immer mehr in ihre eingebildete Liebe, die immer mehr Wahncharakter annimmt. Schließlich ist sie so versponnen und gefangen in ihrer eigenen Wunsch- und Wahnvorstellung, dass sie aktiv wird, um sie in der Wirklichkeit zu erzwingen. Dabei schreckt sie auch vor tätlichen Angriffen nicht zurück, wie jenem mit dem Motorroller auf die Frau des Arztes, die sie - ihrem Wahn gehorchend - aus dem Weg schaffen will, um ihre Illusion zu verwirklichen. Tatsächlich tötet sie so das Ungeborene, dessen Erscheinen ihr die Blume des Anfangs (ihres Wahns) bescherte.

Das Ganze eskaliert bis zum Mordversuch auf „ihren" Doktor, der von all dem gar nichts weiß und als er es dann weiß, nichts von ihr wissen will. Sie glaubt ihre (Wahn-)Sicht und versucht - wie Menschen im Wahn gewöhnlich - ihrer verrückten Weltsicht Wirklichkeit zu verschaffen. Möglicherweise hat sie auch die andere Übertragungspatientin umgebracht. Das macht sie so gefährlich, dass die Gesellschaft sie wegsperren will oder muss?

Deutungsebene 2:

Angélique ist eine hochsensible, durchscheinend zarte, künstlerisch begabte hübsche Frau, die ihren Verehrer genauso abblitzen lässt wie Loïc sie. Phantasiebegabt macht sie aus der Blumen-Geste ihre eigene Geschichte nach ihrem Traum, der zu Loïcs

Alptraum wird. Die schwangere Frau ihres Verehrten, den sie - in ihrem unerfüllten Liebesbedürfnis zu ihrem Verehrer umgestaltet, erscheint ihr im Traum und sie schiebt sie weg und zur Seite. Nach dieser Vorlage versucht sie anschließend sie tatsächlich zu beseitigen, hält sie sie doch für das Haupthindernis bezüglich ihrer großen eingebildeten Liebe. PatientInnen im Wahn gehen problemlos über Leichen, mit einer für geistig Gesunde kaum vorstellbaren Kraft und Beharrlichkeit.

Obwohl sie objektiv gute Bedingungen hat, begabt, attraktiv und charmant ist, sieht sie sich subjektiv in einer aussichtslosen Situation. Sie sagt: „Wenn ich jetzt aufhöre zu hoffen, was habe ich dann noch?"

Aus ihrer Einbildung, die stärkste Seelen-Bilder vermittelt, entwickelt sie eine ungeheure Energie und schafft zusätzlich Koinzidenzen, an die sie selbst glauben kann und von denen sich noch andere wie ihre Freunde David und Héloise überzeugen und selbst zu kriminellen Aktionen auf ihrer Seite anstiften lassen.

Die Dramatik inszeniert sie selbst, wenn sie etwa ihren Koffer in den Fluss wirft. Die Mischung aus völliger Rücksichtslosigkeit und bezaubernder Naivität verschafft ihr einen geradezu verzaubernden Einfluss etwa auf ihren Freund: er tut alles, auch Verrücktes für sie. Sie erpresst Héloise und versucht skrupellos, die eingebildete Nebenbuhlerin mit dem Motorroller umzubringen. Aus wahnsinniger Liebe wird sie problemlos zur Mörderin nach dem Motto: „Niemand wird sich zwischen mich und Loïc stellen!" Und wir ZuschauerInnen werden den Eindruck kaum los, sie habe auch die andere, sich ständig vor Loïc ausziehende Patientin auf dem Gewissen, um es Loïc in die Schuhe zu schieben.

Am Ende entlarvt sie selbst ihre große Liebe: sie will Loïc lieber umbringen als ihn der eingebildeten Nebenbuhlerin zu lassen, nach dem Motto: wenn ich ihn schon nicht bekomme, dann niemand: Erotomanie! - der Traum von der großen Liebe - ein Alptraum für die Opfer, und letztlich sind das beide.

Deutungsebene 3:

Licht und Schatten liegen nahe beisammen, so sehr sie das Ehepaar entzweien will, ist sie es doch, die die beiden unbewusst fester zusammenbringt als zuvor. Letztlich schweißt sie sie extrem zusammen, weil sie es in ihrem Wahn weit über die Nachvollziehbarkeit hinaus treibt.

Und sie ist wirklich unzurechnungsfähig, das war kein Gutachterfehler des Gerichts. Wie sehr sie ihrem Wahn glaubt, zeigt der Suizidversuch: Ihr Lebensfilm ist schon ziemlich kardiologisch.

Die Resonanz zu dem von ihr inszenierten Drama: Statt ihre Begabung als Gabe und Geschenk dankbar anzunehmen und durch ihre Kunst an die Welt zurückzugeben, ignoriert sie sie und versteift sich auf die große eingebildete Liebe. Sie bildet sie sich im wahrsten Sinne des Wortes mit all ihrer großen und mächtigen Phantasie ein - und erschafft sie damit in pervertierter Form.

Die Liebe von ihrem Anbeter David erwidert sie so wenig wie der Arzt ihre. Statt beides anzunehmen, versucht sie das Schicksal zu zwingen, was niemals funktioniert. Es gilt immer und ausnahmslos „Dein Wille geschehe". Er geschieht sowieso, wir haben nur die Wahl, das zu akzeptieren oder dagegen zu rebellieren. Angélique nutzt all ihre Gaben - in erschreckend beeindruckender Weise - um Sturm zu laufen und ihre Sicht zu erzwingen.

Deutungsebene 4: Loïcs Resonanz zum Drama

Es ist sicher eine unschuldige Geste, einer Fremden im Überschwang der Liebes-Gefühle eine nicht mal rote Rose zu schenken. Aber eine Resonanz muss auch Loïc zum sich entwickelnden Drama haben. Violett, die Farbe der Rose, enthält als Mischung von Rot und Blau doch zur Hälfte eben auch Rot.

Rückwirkend war es auch ein „Fehler", Angélique im Auto mit nach Hause zu nehmen, aber kann man ihm den wirklich ankreiden, alles andere wäre tatsächlich unnatürlich und nachbarschaftsfeindlich gewesen. Er konnte den Wahn nicht ahnen oder als Arzt doch?

Zu seinem Anteil ist allerdings zu rechnen, seine Frau nicht von Anfang an in die aufreizende und zugleich beklemmende Situation eingeweiht zu haben. Damit hätte er ihr und sich selbst jedenfalls die zeitweilige Trennung erspart. Außerhalb des therapeutischen Bereichs nimmt aber kaum jemand solche Wahngeschichten ernst, und dabei sind sie im schlimmsten Sinne todernst. Und er hatte gleich zwei, also muss er Resonanz dazu aufgebaut haben.

Deutungsebene 5:

Ein scheinbar ungerechtes Phänomen ist auch, dass der Wahn Wirkung beim Verfolgten zeigt. Loïc verhält sich - typischerweise - auffällig und verdächtig und provoziert unbewusst die Vertiefung ihres Wahns. Das ist auch oft so bei zu Unrecht Verdächtigten. Sie bekommen Angst und die vernebelt ihre Sinne und führt zu erstaunlichsten Fehlleistungen.

Deutungsebene 6: Übertragung

Als erfahrener Arzt könnte Loïc das Thema Übertragung wittern, denn er hat offensichtlich damit zu tun. Als Kardiologe, also Spezialist für Herzen, bricht er offenbar Herzen und kann damit nicht umgehen. Das zeigt auch die Patientin, die sich ständig unaufgefordert vor ihm entblößt, um eine Untersuchung und mehr zu erzwingen. Sie will offenbar eine zu Herzen gehende Behandlung erpressen. Und er ist so genervt, also das Gegenteil von professionell entspannt, dass er sie ohrfeigt, wenn auch in einer extrem Nerven belastenden Situation. Dieser Patientin hätte Loïc klar und deutlich Grenzen setzen müssen, die ihr Verhalten unterbunden hätten. Das ist nervig, aber möglich und vor allem notwendig.

Deutungsebene 7:
Das Schicksal will, dass er der Wahnsinnigen und Mörderin auch noch persönlich das Leben rettet. Das könnte dafür sprechen, dass er sie noch braucht um zu lernen. So wie er ohne Resonanz, dam zweitwichtigsten der *Schicksalsgesetze*, sich gar nicht in dieses ganze Drama verwickeln kann. Diese Erklärung gibt ihm keine (Mit-)Schuld, aber doch persönliche Verantwortung.

Deutungsebene 8:
Das Ende des Films ist keines, das ist die düstere Ahnung, als Angélique die psychiatrische Klinik angeblich geheilt verlässt. Die Erotomanie hat all die Jahre wie im Winterschlaf überdauert und der Wahn geht mit ihr weiter hinaus in die Welt.

Dieses Ende erinnert an den berühmten Horrorfilm ***Halloween*** von John Carpenter, in dem der junge Mörder über lange Zeiten unauffällig bleibt, bis der Schatten in ihm wieder erwacht und übermächtig - eben an Halloween - über die Welt hereinbricht.

Es handelt sich hier tatsächlich nicht um einen Fehler der Gutachter, sondern es ist un-glaublich schwer, einen Wahn wirklich wieder loszulassen. Es ist aber auch entsprechend schwer, Heilungsfortschritte zu beurteilen, wenn PatientInnen sich verstellen. Und es wäre unmenschlich, die Möglichkeit der Heilung nicht zuzugestehen. So ist Loïcs Lebensglück nun wieder extrem gefährdet, es sei denn, er hat seine Resonanz zum Thema inzwischen (auf)gelöst.

Deutungsebene 9: Das Problem der Psychiatrie
Während Loïc nach Angéliques Mordversuch in seiner Rehabilitation mühsam versucht, wieder auf die Beine zu kommen, werden wir Zeuge ihrer psychiatrischen Rehabilitation. Hier wird deutlich, wie wenig unsere Art von Psychiatrie zu echter Behandlung von Psychosen als Schattendurchbrüchen in der Lage ist. Psychiater flüchten sich in aller Regel in die Unterdrü-

ckungstherapie der Wahnbilder mit Pharmaka vom Schlage der Neuroptika, wahrscheinlich weil sie sich vor einer aufdeckenden Psychotherapie fürchten und sie jedenfalls nicht beherrschen, ganz abgesehen vom riesigen Aufwand, den diese mit sich bringen würde. Das ist auch das Problem von Dr. Micklers Kollegen Bill, und Mickler sagte es ihm auf den Kopf zu.

Diese Schatten-Unterdrückung gelingt in der Regel höchstens zeitweise und schon gar nicht nachhaltig. Wenn ein Patient nicht will, brauchten die alten Psychiater Gewalt in Form von Zwangsjacken und die heutigen nehmen Zuflucht zur Chemie. Dann verschwinden die Wahnsymptome von der Oberfläche, aber auch nur von dort - in der Tiefe leben sie jeweils weiter.

Das wirkt harmloser und jedenfalls liberaler und tatsächlich bringen Psychiater so die (Wahn-)Bilder auch meist weg. Nur wo landen diese? Sie werden (chemisch) tiefer ins Unbewusste verdrängt, statt sie in einer wirklichen Psychotherapie zu verarbeiten. Die schulmedizinische Hoffnung liegt in der Illusion, dass sie sich dort im Schattenreich in Wohlgefallen auflösen.

Diese Hoffnung aber ist unrealistisch. Wir können grundsätzlich nichts aus dieser Welt schaffen. Das bestätigen für die materielle Welt die Energie-Erhaltungs-Sätze der Physik. Es gilt für die immaterielle Welt der inneren Bilder, der Phantasien, Ideen und Wahnvorstellungen ebenso.

Patienten wollen die Neuroleptika aus vielen Gründen nicht nehmen, denn sie nehmen nicht nur Wahn-, sondern auch viele andere Bilder ihrer Phantasie und haben darüber hinaus noch andere, äußerst unangenehme Nebenwirkungen bis in körperliche Bereiche. Vor allem aber verhindern sie eine echte, wirkliche Lösung.

Angélique macht da keine Ausnahme. Tatsächlich ist sie ein Beispiel für die Nähe von Genie und Wahnsinn und würde mit den Bildern des Wahnsinns auch viel von ihrem Genie verlieren. Also findet sie ihren ebenso kunstvollen, wie künstlerischen und geradezu genial schrecklichen (Aus)Weg der Pillenentsorgung.

Das lebensgroße Schlussbild „ihres Arztes Loïc", zusammengeklebt aus all den nicht eingenommenen Neuroleptika zeigt obendrein die Gefährlichkeit der Situation. Diese Patientin ist nach dem völlig gescheiterten Unterdrückungsversuch naiver und im Deuten wenig befähigter Psychiater eine große Gefahr für den von ihrem letzten Attentat noch nicht vollkommen genesenen Arzt, der neuerlich von nichts weiß und wohl auch nicht ahnt, wie inkompetent dann schlussendlich seine eigene Schulmedizin doch ist. In der Psychiatrie allerdings noch deutlicher als in seinem Metier, der Inneren Medizin, die sich aber gleichermaßen auf Unterdrückung statt Heilung eingestellt oder von der Pharma hat einstellen lassen.

Hier wird die generelle Schwierigkeit der Psychiatrie deutlich. Es erscheint unmenschlich, wenn die Tabletten-Einnahme streng kontrolliert unter konsequenter Aufsicht geschieht wie in Filmen wie ***Einer flog über das Kuckucksnest*** und ***Durchgeknallt***. Aber es kann rasch (lebens-)gefährlich werden, wenn nicht. Und selbst wo es geschieht, ist das alles andere als sicher, denn Unterdrückung wird - per Definition - mit dem (Problem-)Thema nicht fertig.

Entsetzlich, fahrlässig und unverantwortlich auch, dass der Putzmann den Tablettenmann nur von der Wand kratz, statt sofort Alarm zu schlagen. Dieses Ende lässt mit Grauen vermuten, dass alle Beteiligten noch nicht fertig sind mit der Thematik.

Und selbst wenn der Putzmann weniger fahrlässig und die Psychiater besser gehandelt und erkannt hätten, dass der Wahn weiter lebt, wären da nur funktionale Maßnahmen daraus hervorgegangen wie etwa lebenslanges Einsperren in der Psychiatrie. Das würden dieselben Menschen für unmenschlich erklären, die das zu „vor- und frühzeitige" Entlassen der PatientIn brandmarken werden.

Deutungsebene 10:
Der Film verdeutlicht obendrein, wie wichtig es ist, sich rechtzeitig auf die eigenen Bilderwelten einzulassen, um zu verhindern, dass deren Stau sich (lebens)gefährlich in wahnhaften Bilderfluten entlädt. An solch einer Situation stirbt etwa die Freundin von ***Patch Adams*** (Bd.1) wie der gleichnamige Film ebenso berührend wie erschütternd darstellt.

Die un- oder fehlbehandelte Seele kann mindestens so gefährlich sein wie der un- oder fehlbehandelte Körper. Immerhin landen bei uns ca. ein Drittel der Bevölkerung einmal im Leben mit einer Psychose in der Nervenklinik, wie wir die Irrenanstalten heute so beschönigend nennen. Für ca. ein Drittel ist das eine einmalige Episode, ein weiteres Drittel erlebt derlei Schattendurchbrüche öfter und ein letztes knappes Drittel kommt da gar nicht mehr raus, sondern bleibt im Schattenreich hängen. Wo Psychosen sich aneinanderreihen und nicht mehr enden, spricht die Psychiatrie von Schizophrenie.

Wie weit urprinzipielle Muster bis in Schattenwelten reichen, zeigt der Bezug zum archetypischen Muster von Romeo und Julia. Angélique würde ihren Arzt lieber töten als ihre Liebe aufzugeben, sie will auch ihr eigenes Leben im Selbstmordversuch dieser „Liebe“ opfern. Lieber als ihn seiner Frau zu über- und sich in der Psychiatrie einsperren zu lassen, würde sie sein und ihr Leben ihrer wahnsinnigen Liebe opfern.

Deutungsebene 11:
In der Kraft der Wahnbilder zeigt sich die Macht von Bildern und die Gefahr sie zu unterschätzen. Das gilt natürlich auch im positiven Sinn des „If you can dream it, you can do it - Wenn du es träumen kannst, kannst Du es auch tun.“ Und was wir träumen, erscheint uns in inneren Bildern. Was hätte diese geniale Künstlerin an Kunst verwirklichen können, hätte sie ihre Energie nicht so fehlgeleitet?

Was ließen sich mit dieser Kraft der Bilder für Therapien und Heilungen (ein)bilden?

Deutungsebene 12:

Im Gegensatz zu unserer diesbezüglich eigenartig verqueren liberalen Gesellschaft, wollen wir uns hier auch noch des Opfers annehmen. Es macht wenig Sinn, keine Blumen mehr aus überschwänglicher Freude zu verschenken, weil das Wahn und Psychosen auslösen könnte. Das unbewusste und unbewältigte Leben ist und bleibt gefährlich, keine Frage. Aber die Vermeidung von Auslösern ist kein Rezept, wie hier leicht deutlich wird. Was dürften wir denn dann überhaupt noch?

Die einzige sichere Lösung liegt darin, seine eigene Resonanz zu diesem Thema der 7. Lebensbühne, aber auch zu allen anderen 11 Lebensbühnen zu klären. D. h. sich mit den *Schicksalsgesetzen* und Spielregeln des Leben anzufreunden und sowohl dem Resonanz- wie vor allem aber auch dem Polaritätsgesetz gerecht zu werden.

Beziehungen zu anderen Lebensbühnen:

Tatsächlich gehört dieser Film mit der Tendenz, über Leichen und auch Selbstzerstörung zu gehen, noch wesentlicher zur unerlösten 8. als zur destruktiven 7. Lebensbühne. Der Aspekt der Zerstörung ist auch mit der 1. Lebensbühne im Bunde.

Fragen, die ZuschauerInnen sich stellen könnten:

1. Was bilde ich mir so alles ein?
2. Wo mache auch ich mir etwas vor, das gar nicht der Realität entspricht?
3. Wo geht meine Phantasie leicht mit mir durch und führt mich in eigenartige Reiche der Einbildung?
4. Wie reagiere ich, wenn alle anderer Meinung sind? Halte ich mich dann für ein Genie oder die anderen für blöd oder etwas

von beidem? Das ist Thema folgenden Witzes: Radiostimme: „Ein Geisterfahrer auf der A8.“ Gedanke des Autofahrers: „Was heißt einer? Hunderte!“
5. Ist mir die Nähe von Genie und Wahnsinn vertraut?
6. Wie bewusst ist mir, was für ein Problem Schattendurchbrüche in Form von Psychosen mit ihren Spielarten des Wahns für unsere Gesellschaft sind oder verdränge ich dieses Thema konsequent?
7. War ich schon einmal zu Besuch bei einem Betroffenen in der Psychiatrie?
8. Wenn nicht, stand es nicht an oder (ver-)meide ich es?
9. Meide ich dieses Thema wie diese Gesellschaft, die kaum etwas so verdrängt und an den Rand schiebt wie ihre Landeskrankenhäuser samt ihrer zahlreichen „Insassen“?

Für wen und welches Problem ist dieser Film Therapie?

Allen echten und verkannten Genies ist er anzuraten, wachsam gegenüber dem Schatten auf dem Gegenpol zu sein. Sehr deutlich wird diese Thematik auch im englischen Film ***Tschaikowsky - Genie und Wahnsinn*** (1970, 123 Min.), aber auch in ***Beautiful Mind - Genie und Wahnsinn***, den es noch zu besprechen gilt.

Für alle, die keine Freundin und keinen Freund im Sinne der Philia haben, mit denen sie sich über ihre (Welt-)Sicht austauschen können. Hätte Angélique ihren Freund rechtzeitig näher an sich herangelassen und mit ihm über ihre Situation gesprochen, wie viel wäre allen erspart geblieben!

Weitere Fragen, die der Film aufwirft:
Für alle:

1. Muss man sich das Verschenken von Blumen jetzt dreimal überlegen? Jedenfalls würde Bewusstheit nie schaden.
2. Wie klar ist mir, dass auch Freundlich- und Nettigkeiten einen Schatten haben können, der bedacht sein will?

3. Nehme ich Symbole wahr und wichtig genug?
4. Oder setze ich mich und andere mit der Haltung „nur Symbolik, nicht so wichtig“ unbewusst Gefahren aus?
5. Wie ernst nehme ich meine Handlungen und scheinbar kleinen Gesten?
6. Wie bewusst bin ich im Alltag? Auch bei Kleinigkeiten?

Für TherapeutInnen:

1. Kann ich es mir als TherapeutIn überhaupt leisten, mit einer nicht gänzlich erfüllenden Beziehung Patienten des anderen Geschlechts zu therapieren?
2. Denn das lässt mich empfänglich für Übertragungen und Gegenübertragungen werden. Selbst eine glückliche Beziehung ist kein absoluter Schutz, wie Loïc zeigt. Müsste ich auf jeder der 12 Lebensbühnen (siehe Bd.1) mit ihren 12 großen Themen auf der konstruktiven Seite unterwegs sein, um vor solchen Attacken und Situationen sicher zu sein? Ja, am besten und sichersten wäre das. Für die Übergangszeit bis dahin wäre es schon sehr hilfreich, die eigenen blinden Flecken wenigstens gut zu kennen und sich mit dem *Schattenprinzip* auseinanderzusetzen.
3. Habe ich genug Kenntnis der Polarität von Yin und Yang, den vier Elementen und ihren Fallen sowie den 12 Ur- oder Lebensprinzipien und ihren Schattenseiten?
4. Wo könnte ich bewusster im Umgang mit den eigenen und den Schattenseiten meiner PatientInnen sein?
5. Wie vertraut bin ich generell mit dem *Schatten(prinzip)*?
6. Wie gutgläubig oder naiv kann ich selbst sein?
7. Wo verläuft meine Grenze zwischen Vertrauen und Vertrauensseligkeit?
8. Wie viel KünstlerIn steckt in mir und kommt ohne Hilfe nicht heraus?

Manie

Mr. Jones (1993, 114 min)

Ein Film von Mike Figgis mit Richard Gere, Lena Olin und Anne Bancroft ist der klassische Film über die bipolare Störung, früher Cyclothymie und noch früher manisch-depressives Irresein genannt. Die Manie ist noch eine weitere Eskalationsstufe im Rahmen der Feuer-Energie.

Mr. Jones leidet nicht an seiner manisch-depressiven Erkrankung oder bipolaren Störung, denn er genießt ausdrücklich seine Höhenflüge und sagt auch sehr klar zu seiner Therapeutin: „Ich brauche meine Highs". Er leidet aber sehr am anderen Pol, den häufig folgenden tiefen Abstürzen in die Depression und das umso heftiger. Das geht fast allen PatientInnen in seiner Situation so ähnlich.

Nach seinen Flugversuchen auf dem First einer Baustelle, wo er als Zimmerer angeheuert hat, weil er den Vorarbeiter mit seiner verblüffenden Menschen-Kenntnis überzeugte, wird er in die Psychiatrie eingewiesen und hat das Glück, bei der empathischen, wunderschönen und gerade von ihrer Beziehung zutiefst enttäuschten Psychiaterin Dr. Elizabeth Bowen in doppelter Hinsicht zu landen. Denn zwischen beiden entwickelt sich allmählich eine romantische Beziehung, d. h. ein über die rein professionelle Patient-Arzt-Beziehung weit hinausgehendes Liebesverhältnis, gegen das sich die Ärztin lange wehrt und das ihr auch von Berufs wegen untersagt ist. Aber andererseits ist Richard Gere mit seinem Charme wie berufen, die Faszination der Manie darzustellen, und obendrein rettet er durch seinen Mut und seine Aufmerksamkeit auch noch ihr Leben. Denn mit seinem phänomenalen Gespür für die Zeit und ihre Qualität ist er zur Stelle, als ein anderer Patient sie schon fast erwürgt hat.

Deutungsebene 1:
In Psycho-Deutsch entwickelt Mr. Jones eine Übertragung zu Dr. Bowen, sie aber auch eine Gegenübertragung zu ihm. Ersteres ist das Normale in der Psychoanalyse, kommt Letzteres hinzu, ist das verboten, aber natürlich umso herausfordernder.

Das verbotene romantische Verhältnis zwischen beiden hat für die Ärztin auch folgenschwere Konsequenzen, beichtet sie es doch ihrem Kollegen und Freund in der Klinik, der nicht den Funken von Verständnis aufbringt, sondern sie zusätzlich durch Verrat bedroht. Dr. Bowen hat obendrein gerade die Beziehung mit einem gefühlsverarmten „normalen" Mann hinter sich, was ihre Empfänglichkeit für einen so emotions- und gefühlvollen wie Mr. Jones noch erhöht. Und zumindest deutet der Film an, wie dieses Überschreiten der Grenze ihrerseits möglicherweise Mr. Jones rettet. Das auf sein Hoch folgende Tief öffnet ihn für die Tatsache, dass er Hilfe braucht und ganz besonders ihre.

Deutungsebene 2:
Die Biographie von Mr. Jones bietet viele Ansätze, die Entstehungsgeschichte seiner bipolaren Störung kennenzulernen und zu durchschauen. Sie beginnt oft mit begeisternden und mitreißenden Überflieger-Phasen. Maniker sind so voller Feuer und übersprühend vor Ausstrahlung, dass es schwer ist, sich ihrem Charme zu entziehen. Mr. Jones sagt von sich: „Mit 3 spielte ich Mozart, mit 12 hatte ich alles gelesen, mit 18 war ich der Mittelpunkt der Welt." Und das wird sogar stimmen, aber dann war irgendwann - und kann verschieden lange dauern - der Bogen überspannt! Manchmal kommt es auch gar nicht zur Entwicklung des Gegenpols, aber meist eben doch. Nicht selten schaffen es Menschen mit bipolarer Störung auf die ganz großen Bühnen, ihre Umgebung muss nur aufpassen, dass das ausschließlich in Hochphasen geschieht.

Deutungsebene 3:
An Mr. Jones lassen sich auch gut die Tricks erkennen, eine Manie in Gang zu bringen und weiter anzuheizen: vor allem ständige Bewegung - in körperlicher und geistiger Hinsicht, anregende oder gar aufpeitschende Musik - Mr. Jones singt ständig: „I feel good" - und steigert sich selbst in ein begeisterndes Lebensgefühl, wird gleichsam zum eigenen Einpeitscher.

Betroffene lieben es, Lichter anzuzünden, ganz konkret und im übertragenen Sinn in Menschen und bei Events. Sie erscheinen manchmal selbst wie strahlende Lichter. Ihr Farben- und Musikempfinden ist ausgeprägt und am liebsten sind sie in einem Rausch der Sinne und wollen und können auch oft andere mitreißen und in einen solchen versetzen.

Typisch ist auch Großzügigkeit bis zur Verschwendung(ssucht). Sie verteilen großzügig Geld, kaufen wie im Rausch ein und verschenken Gekauftes wieder. Mr. Jones kauft gleich mehrere Flügel, nach dem Motto: wenn schon nicht fliegen, dann wenigstens mehrere Flügel, um auf den Schwingen der Musik abzuheben. Und fast selbstverständlich kann er auch brillant darauf spielen. Er kommt vom Hundertsten zum Tausendsten bis in die Ideenflucht, jagt durchs Leben und so jagen sich auch seine (oft brillanten) Gedanken und Ideen.

Nicht selten kommt solch ein Schuss Genialität hinzu. Mr. Jones verrät, dass seine Freundin auf seine geniale Musik wartete, andere sind Kopfrechengenies. In der Psychiatrie erlebte ich einen manischen Patienten, der gegen alle anderen zugleich Schach spielen konnte, darunter einen wirklichen Schach-Groß-Meister und alle Partien mittels rascher Züge im Vorbeigehen gewann. In der folgenden Depression aber wollte und konnte er gar nicht mehr spielen.

Hinzu kommt in der manischen Phase eine wirklich oft brillante Intuition mit Zugang zum 6. Sinn. Mr. Jones liest Menschen wie ein begnadeter Therapeut. Aus Kleinigkeiten erkennt er die

Herkunft, die Zahl der Kinder, den Familienstand an der hellen Stelle des ehemaligen Ringes.

Eine fast völlige Angstfreiheit kann hinzukommen und ein unglaubliches physisches Balancegefühl auf dem Höhepunkt der Manie, während dafür das Gefühl für die seelische Balance verloren geht wie bei Mr. Jones' lebensgefährlichem Tai Chi auf dem Dachfirst. Was den anderen, den Normalos, lebensgefährlich erscheint, ist für ihn nur das anmachende Gefühl kurz vor dem Abheben.

Die Manie hat oft etwas vom Zauber der Kinderwelt. Es ist auch sein kindlicher Charme, mit dem Mr. Jones seine Ärztin zum Essen lockt, obwohl die Erwachsene in ihr keine Zeit dazu hat und die Ärztin gar nicht dürfte. Damit verführt er sie sogar ins Bett, obwohl wiederum die Ärztin in ihr damit ihre Karriere riskiert. Aber ihr eigenes unterdrücktes Inneres Kind ist wohl stärker, sie versäumt den Termin, riskiert die Karriere für einen glücklichen Liebes-Moment. In ihrer beginnenden Verliebtheit kommt ihr eigenes Inneres Kind zum Vorschein und begegnet seinem inzwischen voll entfalteten. Beide gehen in Resonanz miteinander und seine Manie und ein bisschen Magie verbinden sich und sind unwiderstehlich. Er ist sozusagen immer verrückt und sie ist es nun vor Liebe und riskiert mehr als sonst, nicht ihr Leben auf einem Dachfirst, aber ihre (gesellschaftliche) Stellung, ihr Ansehen, ihre Selbstachtung.

Die Manie hat oft auch Ähnlichkeit mit Verliebtheit, wenn auch nicht mit Liebe. Mr. Jones ist verliebt in die jeweilige Situation, ins Leben, den Augenblick des Hier und Jetzt, vor allem aber in die Manie und dieses Feuer, das er dann spürt und versprüht und das ihn high und außer sich, eben in Ekstase abfliegen lässt.

Deutungsebene 4:

Natürlich hat auch die manische Phase schon ihre Schattenseiten, die von verantwortungslosem Geldausgeben bis zu lebensgefährlichen Aktionen reichen. Bei Mr. Jones fällt seine Reizbarkeit beim Tischtennis oder der Medikamentenverteilung auf. Hier zeigt er eine Art Unfehlbarkeitsanspruch, wobei er in beiden Fällen im Recht zu sein scheint. Beim Tischtennis wird er über den Tisch gezogen, und aus seiner Sicht auch bei den Medikamenten. Später sagt er auch zu Dr. Bowen, als er medikamentös eingestellt ist, ganz offen: „Ich bin ein Junkie, ich brauch meine Hochs!"

Hinzu kommen Wutausbrüche, als er etwa beim Lügen bezüglich seiner Freundin Ellen ertappt wird. Aber andererseits, wer wird nicht wütend, wenn er beim Schwindeln erwischt wird? Es ist die Summe der Phänomene, die eine Manie ausmacht.

Der Größenwahn etwa, mit dem Mr. Jones die Bühne stürmt, um bei „Freude schöner Götterfunken" aus Beethovens 9. Symphonie das Tempo zu erhöhen, weil er wohl wirklich glaubt, Beethoven habe das so empfunden wie er. Alles kreist um die eigene Person. Er ist der beste Dirigent des Orchesters und des Lebens und hat das Gefühl, alles zu können. So glaubt er eben, auch fliegen zu können wie ein Jumbo, das damals größte der Flugzeuge, das über den Dachfirst donnert.

Auch die unübersehbare Egozentrik zeigt sich auf Schritt und Tritt. Auf dem Weg ins Konzert bleibt er einfach stehen und übersieht völlig, wie er den anderen im Weg steht. Er nimmt keinerlei Rücksicht auf seine Mit- und Umwelt, aber nicht aus Bosheit, sondern aus krankhafter Egozentrik.

Deutungsebene 5:
Heilungsaspekte zeichnen sich in „Inseln der Klarheit" nach US-Psychiater und Buddhist Edward Podvoll ab. Heilung aus psychotischem Erleben beginnt generell mit dem (Wieder)Erwachen des Mitgefühls mit anderen Menschen - im Buddhismus die entscheidende Stufe spirituellen Wachstums. In solchen Inseln der Klarheit können sich die PatientInnen wieder von außen sehen. So kann der Zweifel wieder ins Leben kommen, derselbe Zweifel,

der so vielen Intellektuellen (Robotermenschen) den Zugang zu den Seelen-Bilder-Welten erschwert. Er ist bei der Manie und bei anderen Geisteskrankheiten so rettend wie selten.

Mr. Jones beginnt mit Hilfe seiner Ärztin sich selbst zu sehen, was er anfangs verweigert. Da sind für ihn alle, die nicht auf seine Manie einsteigen, gestorben. Ellen, die frühere Freundin, Elisabeth, die Ärztin, dic das auch weiß - er stößt sie *zur Not selbstherrlich* aus seinem Leben.

Aber schließlich kann er erkennen, dass Elisabeth ihn liebt. Beim Regen im Wald, als sie - ohne Rücksicht auf sich selbst - ebenfalls aussteigt und selbst klitschnass wird, vor allem aber zum Schluss des Films auf dem First des Daches: dort wird er sogar wieder verletzlich und muss in kleinen, ängstlichen Trippelschritten zurückkommen, um nicht abzustürzen: jetzt ist er zurück und wieder ein Sterblicher - in der Welt der Manie empfand er sich als unsterblich!

Sie nimmt ihn liebevoll unter ihre Fittiche, achtet auf ihn, lädt ihn auf einen Kaffee ein, aber natürlich einen Coffeinfreien. Coffein bringt ein wenig Energie und etwas Magie ins Leben, aber für ihn ist das in dieser Phase schon zu viel des Guten und damit Gift.

Als Zuschauer spüren wir: so kann Heilung geschehen und wieder ist es grenzüberschreitende Empathie und Liebe, die das ermöglichen. Dr. Bowen opfert aus Liebe ihre Karriere und widmet sich ganz seiner Heilung, ihrer Liebe.

Deutungsebene 6:

Was macht Menschen empfänglich für den Charme der Manie? Die Ärztin muss in einer Klinik erleben, wie Menschen uneinfühlsam und nach Schema F eingeordnet und gleichsam abgeheftet werden, was sie als einfühlsamen Menschen, die sich noch für die Seelen hinter den Diagnosen interessiert, (ver)stört und trifft. Vor allem aber hat sich Dr. Bowen gerade von einem Roboter-Mann getrennt, der uncharmant und gefühllos auftrat: das macht sie umso empfänglicher für Charme und Gefühlsüberschwang des manischen Mr. Jones. Dem mitreißenden Charme der Manie und ihrer Energie ist nur schwer zu widerstehen, auch wenn es sich gerade nicht um Richard Gere handelt.

Deutungsebene 7:
Allerdings ist der Schatten nicht zu übersehen. Familienmitglieder in manischer Phase sind kaum zu ertragen. Rücksichtslos können sie das Leben aller ruinieren, eigenen und fremden Besitz verprassen und Beziehungen zerstören. In der Hochphase der Manie ist wegen Uneinsichtigkeit Psychotherapie kaum möglich. Betroffene wissen alles besser, fühlen sich gottgleich. Erst mit dem Absturz in den depressiven Gegenpol ist Psychotherapie überhaupt wieder denkbar, aber naturgemäß schwer.

Deutungsebene 8:
Ein Armutszeugnis für die Psychiatrie ist die nach 5 Minuten gestellte Diagnose von Mr. Jones, die obendrein völlig falsch ist: paranoide Schizophrenie. So eine Diagnose kann ein ganzes Leben an jemandem kleben bleiben und es ruinieren. Es ist der tiefste Schatten der Psychiatrie, Menschen für ein ganzes Leben zu stigmatisieren. Die Arroganz der Macht vieler Psychiater bei solchem Schnellschuss-Labelling steht der der Maniker wenig nach!

Elektro- und andere Schocks wie früher Insulinschocks wie sie John Nash in ***Beautiful Mind*** erhält, helfen dagegen nicht nachhaltig, auch wenn sie eine Phase schneller beenden können. Aber die nächste folgt dann meist ebenfalls schneller und ist oft die Depression. Es scheint manchmal, als bräuchten die PatientInnen ihre Erfahrungen im Reich von Himmel und Hölle!

Deutungsebene 9:
Als Hintergrund-Information ist bekannt und bemerkenswert, dass Richard Gere, unser Mr. Jones, Mike Figgis als Regisseur

und Eric Roth als Drehbuchautor sich in Vorbereitung auf den Film sehr intensiv mit der manisch-depressiven Erkrankung oder bipolaren Störung beschäftigt, sie regelrecht erforscht und studiert haben.

Fragen, die ZuschauerInnen sich stellen könnten:

1. Wie viel Verrücktheit kenne ich aus Phasen von Verliebtheit? Haben mich da andere, Freunde auch schon manchmal als verrückt empfunden? Als gestört oder störend?
2. Wie viel Roboter-Funktion, kombiniert mit Gefühllosigkeit, habe ich bei anderen oder bei mir schon erlebt?
3. Kenne ich Phasen von Himmelhoch-jauchzend und zu-Tode-betrübt von mir selbst?
4. Bin ich selbst schon aus der Mitte gefallen und durch den Wind gewesen oder im verzehrenden Feuer der Liebe?
5. Wie sicher bin ich und fühle ich mich zwischen den Extremen zentriert und in meiner Mitte?
6. Kann ich mir Ausflüge in „normale“ Traurigkeit und himmlische Entrücktheit leisten ohne Gefahr des Mitte-Verlustes?
7. Was tue ich für die rechtzeitige Stabilisierung meiner Mitte in Form von *Medi*tation und echter *Medi*zin?
8. Wie steht es um meine Empathie? Könnte ich ein Opfer wie Dr. Bowen bringen und werden?
9. Wie schätze ich meine Talente und Fähigkeiten ein?

Silver Lining (2012, 122 min)

Ein US-Film von David O. Russell, basierend auf dem gleichnamigen Roman von Matthew Quick mit Jennifer Lawrence, die für ihre Rolle der emotional labilen jungen Witwe Tiffany den Oskar bekam, Bradley Cooper als Pat, Robert De Niro als sein Vater, Jacki Weaver als Dolores und Chris Tucker als Danny.

Pat, genial gespielt von Bradley Cooper, kommt nach 8 Monaten, von seiner Mutter mit viel Mühe und gegen erhebliche Auflagen aus der Psychiatrie befreit, mit der Diagnose bipolare Störung nach Hause.

Bei einer Einladung bei seinem Freund Ronnie lernt er Tiffany kennen. Die hat ihren Mann, einen Polizisten, bei einem Unfall verloren und ist seitdem emotional abgestürzt, flog aus der Firma und bekam anschließend ähnliche Pharmaka wie Pat. Sie tauschen sich darüber vor allen aus, ohne dass die ihnen folgen oder sich gar einfühlen können.

Als Pat seine Frau inflagranti beim Fremdgehen in der Dusche der eigenen Wohnung überraschte, schlug er den Nebenbuhler krankenhausreif. Den Seitensprung seiner Frau konnte er nicht verarbeiten, geriet außer sich und landet zuerst im Gefängnis und anschließend in der Psychiatrie, wo er sich die Diagnose bipolare Störung einhandelt. Die Psychiater würden ihn gern behalten, da „er sich gerade gut eingelebt hat." Seine Mutter verhindert das und holt ihn gegen erhebliche Auflagen raus. Im Gegensatz zu den Psychiatern reichen ihr die 8 Monate.

Zurück in seiner alten Welt hat Pat nur den einen Wunsch beziehungsweise die fixe Idee, alles wieder gut zu machen, um seine Frau Nikki zurückzugewinnen. Er joggt bei jeder Gelegenheit mit einem Müllsack als Trainings-Anzug, um noch mehr zu schwitzen, nimmt - wie von Nikki gewünscht - drastisch ab, liest die Bücher, die ihr wichtig waren und die sie als Lehrerin ihren Schülern nahe brachte. Aber er regt sich schon beim ersten über dessen Schluss und den Autor Hemingway so dermaßen auf, dass er es durchs geschlossene Fenster schmeißt und die Symptome „(s)einer Manie“ zeigt. Da erinnert er an Mr. Jones alias Richard Gere, der ebenfalls besser als der Dirigent zu wissen glaubt, wie Beethoven seine Musik gemeint hat. Als Pat bei einem Besuch bei seinem alten Freund Ronny Tiffany nach Hause bringt, retten die beiden „Schwierigen“ den Abend, indem sie frühzeitig verschwinden.

Deutungsebene 1:
(Manisch) Besessen von der Idee, seine Frau zurückzuerobern, hindern Pat die Auflagen des Gerichts, wonach er ihr nicht näher als 150 m kommen darf. Er geht folgsam zum Psychiater und tauscht sich mit ihm über die ‚Psycho-Programme‘ der Psychiatrie „Excelsior“ und „Silberstreifen am Horizont“ aus, verhaltenstherapeutische Ansätze, die der Manie wohl kaum gerecht werden. Aber die Psychopharmaka, auf deren Einnahme der Psychiater besteht, verweigert Pat. Ohne Medikamente überfordert er andererseits seine Eltern ziemlich mit seinen Verrücktheiten.

Deutungsebene 2:
Besserung der Situation ist kaum absehbar. Der Vater, ebenso gescheitert wie der Sohn, ist inzwischen ohne Job und Pension und lebt seine Zwangsneurose, von seiner Frau gedeckt, auch an Pat aus. Dagegen wehrt sich Pat und verweigert etwa die gemeinsame Sportschau vor dem Fernseher. Insofern bleibt das Zusammenleben ein Tanz auf dem Vulkan. Pat senior hat, wohl ohne eigenes Verschulden, alles verloren und flüchtet sich ins Fan-Sein „seines Clubs“ Philadelphia Eagles. Auch er ist emotional so labil, dass er dort Stadion-Verbot wegen von ihm angezettelter Schlägereien bekam.

Deutungsebene 3:
Tiffany hat den tragischen Unfall und Verlust ihres geliebten Mannes nicht verkraftet und stürzte sich in zahllose sexuelle Abenteuer, wohl um neue Geborgenheit zu finden. Nachdem sie mit allen 11 Mitarbeitern einschließlich der Frauen in der Firma geschlafen hatte, flog sie raus und galt den einen als Hure, anderen als der Promiskuität verfallen - in den besonders prüden USA Höchststrafen.

Deutungsebene 4:
Tiffany läuft Pat beim Joggen, aber auch ansonsten nach. In der sich entwickelnden schwierigen Freundschaft erleben beide große Nähe, etwa in Gesprächen über sexuelle Erfahrungen, aber sie drohen immer wieder an ihren Verletzungen und Ausbrüchen unkontrollierter Emotionen zu scheitern.

Tiffany spielt Pat vor, keine Erfahrungen mit Dating zu haben, bietet sich ihm aber gleich bei der ersten Gelegenheit an. Er weist sie entschieden zurück, um seiner Frau treu zu bleiben. Anschließend aber gewinnt sie ihn mit einem Trick für ein gemeinsames Tanz-Programm, das beiden sehr gut tut, weil es körperlich erschöpfend für Fitness sorgt und seelisch ablenkt, indem es auf das Ziel eines Tanz-Wettbewerbs zentriert.

Das ist Pats erster erfolgversprechender Therapie-Ansatz neben dem Jogging. Er muss sich verausgaben und wird richtig müde, beide kommen sich näher und finden eine gewisse Stabilität aneinander, wobei sich Pat, noch ganz auf seine Frau und ihre Rückeroberung fixiert, nicht auf sie einlässt.

Tiffany verliebt sich in Pat und kämpft um ihn und für ihre Liebe - auch mit Tricks und Lügen.

Deutungsebene 5:
Der Film zeigt eindrucksvoll, wie verrückt eigentlich auch alle anderen in der spießigen Atmosphäre der US-Kleinstadt sind.

Der Vater, ein zwanghafter, abergläubischer Versager, der sich nach dem Verlust von Arbeit und Pension als Buchmacher versucht und Fußballwetten annimmt, darf wegen seiner ähnlich aufbrausenden Mentalität nicht mal mehr ins Stadion. Pat, sein älterer Sohn, heißt nicht nur nach dem Vater, sondern kommt auch nach ihm bezüglich seiner emotionalen Instabilität und dauernder Kontrollverluste.

Die Mutter Dolores, was auf Spanisch Schmerzen bedeutet, erleidet derer viele mit Vater und Sohn. Ohne eigene Bedürfnisse zu äußern, hat sie alle Hände voll zu tun, ihre zwei Männer vor schlimmsten Ausrastern zu bewahren. Lediglich der jüngere Bruder verwirklicht brav das bürgerliche Standard-Spießer-Programm, wobei dessen Schatten schon durchscheint.

Pats Freund Ronnie macht sich bei seinem ungeliebten Job fertig und ist es auch mit seiner Beziehung, trotz oder gerade wegen seines äußeren Erfolges und des gerade geborenen Kindes. Nach außen heitere Fassade, aber direkt hinter den Kulissen dunkelster Schatten.

Deutungsebene 6:

Tiffany gewinnt Pat nur über Tricks und das Versprechen, seiner Ex-Frau (s)einen Brief zu übergeben, wenn er dafür ihr Tanz-Partner wird. Das monatelange harte Training bringt beide weiter und einander näher. Aber Pat hält sich zurück, selbst als sie sich ihm in ihrer ganzen Schönheit nackt beim Umziehen zeigt. Als Pat kurz vor dem letzten, alles entscheidenden Tanz kneifen will, nutzt Tiffany wiederum seine Frau Nikki als Vorwand, um ihn bis zum letzten Auftritt beim Wettbewerb bei der Stange zu halten. Sie fälscht und täuscht einen Antwort-Brief von Nikki vor, was Pat aber erst beim zweiten Lesen merkt, als er Tiffany schon sehr mag. Es hilft ihm sogar zu erkennen, dass er an Nikki nur noch festhängt wie eine Platte mit Sprung, und Tiffany schon viel näher ist.

Als Tiffany dann ihrerseits kurz vor dem großen Auftritt aus Angst, weil Konkurrentin Nikki plötzlich unerwartet auftaucht, abstürzt und in ihr Alkohol- und Männer-Anmach-Programm zurückfällt, holt Pat sie von der Bar weg auf die Tanzfläche, wo beide schließlich - mit allen Schwierigkeiten - den Tanz ihres Lebens hinlegen. Die sich entwickelnde Liebe zwischen beiden holt sie aus ihren sehr ähnlichen Löchern, auch wenn Pat länger braucht, auch weil sein Krankheitsbild gravierender ist.

Deutungsebene 7:
Wieder ist es nicht die Psychiatrie mit ihren Drogen oder der gute Therapeut, sondern die Liebe als größte Therapeutin, die Pat und Tiffany eine zweite Chance schenkt. Es ist (Mutter)-Liebe, die Pat aus der Psychiatrie befreit und anschließend viel aushalten muss und kann. (Vater-)Liebe ermöglicht Pat. sen., seinen Sohn vor dem Kamera-bewährten Journalisten-Spanner in Schutz zu nehmen, ihn gegen den Polizisten zu verteidigen und vor allem, ihm kurz vor Schluss den entscheidenden Rat zu geben, statt der alten Idee von Liebe in Gestalt von Nikki, dem wirklichen Gefühl zu Tiffany zu folgen. Und erstmals hört Pat auf ihn, rennt nun seinerseits Tiffany hinterher und gewinnt sie. Was ihnen beiden immerhin eine Chance gibt.

Fragen, die ZuschauerInnen sich stellen könnten:

1. Wie gut kann ich mit meinen Emotionen umgehen?
   a) Gar nicht, wie die gut funktionierenden Bürger im Film, die sie komplett unterdrücken?
   b) ebenso wenig, weil überschießend, wie die vorerst Gescheiterten, Pat jun., sen. und Tiffany?
   c) Auf befreiende, aber nicht übergriffige, sondern lebendige und sozial verträgliche Art und Weise?
2. Auf wessen Seite bin ich im Film? Mit wem fühle ich am meisten mit?

a) mit den offiziell gestörten Pat und Tiffany?
b) mit den etablierten und gestörten guten Bürgern?
c) mit der Mutter, die die Liebe zu ihrem Sohn über sich selbst hinauswachsen lässt?
d) mit dem Vater, an dem das Gesündeste ebenfalls die Liebe zu seinem Sohn ist, die nur schwer durch seine Neurosen hindurch kommt?

3. Wie rasch neige ich zum Urteilen und sogar Verurteilen? Gegenüber Pat? Gegenüber Tiffany? Den anderen?
4. Würde ich mich trauen, meiner Liebe nachzugehen und sogar - zu laufen - wie Tiffany?
5. Inwieweit lebe ich mein Leben und tanze meinen Tanz?

Das Luft-Element

Es prägt die sanguinische Charakter-Struktur, die schizoide Neurose und die Schizophrenie, wie sie wundervolle Filme wie ***Beautiful Mind***, ***Shine*** und ***Birdy*** zeigen. Die saunguinische Charakter-Struktur kommt in vielen Filmen zur Darstellung, wo Menschen ihr und das Leben generell leicht nehmen. Sam in ***Benny und Joon*** zeigt solch eine Anlage. Die schizoide Neurose wird bei Einzelgängern wie Finch Haddon in ***Jenseits von Afrika*** deutlich oder auch in Ewigen Jünglingen, wie er ihn ebenfalls verkörpert.

Birdy (1984, 120 min)

Ein US-amerikanischer Antikriegsfilm von Alan Parker, basierend auf dem gleichnamigen Roman von William Wharton mit Matthew Modine als Birdy und Nicolas Cage als sein bester Freund Al.

Der Film erzählt die Geschichte beider Freunde, die schwer beschädigt aus Vietnam heimkehren. Zurück in ihrer alten Welt, müssen sie sich mit ihren erlittenen mentalen und körperlichen Verletzungen zurecht finden. Während Seargent Al (Columbato) unter schwersten entstellenden Gesichtsverletzungen leidet, hat sich sein Freund Birdy in eine ganz eigene Welt zurückgezogen, in die er niemand anderen hinein lässt. Sein Spitzname Birdy stammt aus der Schulzeit, wo er schon der Vogelwelt näher war als den Menschen. Al besucht ihn jeden Tag in der Psychiatrie eines Militär-Hospitals, in dem seine Kriegstauglichkeit wieder hergestellt werden soll. Um dafür zu sorgen, dass Birdy aus der selbstgewählten Vogel-Wahnwelt wieder zurück in die Normalität findet, wird Al wirklich kreativ. Aber die Zeit läuft ihm davon, und in seiner Verzweiflung darüber versucht er, den apathischen Birdy aus der Psychiatrie zu befreien, um seiner drohenden Verlegung in eine Anstalt für Geisteskranke zuvorzukommen. Sie schaffen es bis aufs Dach und Birdy setzt nach Vogelart zum Sprung von der Dachkante an, um davonzufliegen. Für Al und uns ZuschauerInnen unsichtbar, ist unterhalb der Dachkante ein niedrigeres Flachdach, auf welchem Birdy, jetzt wieder im Besitz seiner geistigen Fähigkeiten, gekonnt und unverletzt landet.

Vor allem lebt der Film von Rückblicken in beider Vergangenheit, die die Vorgeschichte von Birdys Psychose erkennbar machen.

Deutungsebene 1:

Die Grundsituation ist von kleinbürgerlicher Enge geprägt. Birdys gescheiterter Vater, der Korbstühle geflochten hat, die keiner wollte und später in der Schule des Sohnes putzte, wofür er sich, aber besonders für seinen Sohn schämte, will, dass es der Sohn einmal besser hat. Er soll etwas Sinnvolles tun, das wirklich gebraucht wird und gleichsam das gescheiterte Leben des Vaters reparieren.

Deutungsebene 2:
Sohn Birdy will raus aus dieser beengenden Lebenssituation. Er träumt sich hinaus, fliegt auf den Schwingen der Träume davon - fängt Tauben ein und steckt sie in Käfige, um sie zu Brieftauben zu trainieren, die nicht nur fliegen, sondern auch etwas Nützliches tun sollen. D. h. sie sollen Birdys Wünsche zu fliegen und die seines Vaters, etwas Nützliches zu tun, versöhnen.

Deutungsebene 3: Möglichkeiten der Erdung
Birdys Chancen, in der Gegenwart geerdet zu bleiben:

a) eine rabiat primitive Mutter, die ihn mit dem normalen Leben verkuppeln will, die hochfliegenden Baseball-Bälle aus dem Verkehr zieht, gegen die Tauben ist und ihn an die Frau bringen will.
b) das Ball-Mädchen, das sich anbietet, ihn auf sinnlich-erotische Art zu erden. Ihm aber sind ihre Brüste zu schwer, sie hängen und er will schweben und fliegen. Für die dunkle Höhle eines Schoßes hat er schon gar kein Interesse. Eine Beziehung würde ihn erden und binden, er aber will das Gegenteil, ungebundene Leichtigkeit und Freiheit.
c) die Freundschaft zum bodenständigen und solide geerdeten Al, der ihm ein Anker wird, an dem er sich schließlich auch aus seinem gefährlichsten Käfig, dem der Psychiatrie, befreit. Der Freund kämpft unter Schmerzen und mit hoher Verletzungsgefahr um den Menschen in Birdy. Der aber setzt zunehmend auf den Vogel in sich. Er lebt für seine Vögel und wird ihnen immer ähnlicher. Hier wird bereits die Verlockung des Wahnsinns deutlich.

Al, der nur auf die Tauben abfährt, um sie zu verkaufen und Kohle, also Irdisches daraus zu machen, versucht (unbewusst),

Birdy in seinem beginnenden Wahnsinn immer wieder zu erden, indem er Zweifel an dessen Vogel- und Flugfähigkeiten sät.

Er will ebenfalls weg aus der spießigen Enge und hat die Autoidee, aber nur, um im Lunapark ‚Mädchen aufzureißen'. Birdy aber will auch mit dem Auto fliehen und wegfliegen oder wenigstens im Meer untergehen.

Deutungsebene 4: Wege in die Schizophrenie

Birdys Sehnsucht davonzufliegen wird immer stärker. Er trainiert zu fliegen und sagt: „Nichts hält mich mehr im Leben, auf dieser Erde." Immer intensiver träumt er davon, als Vogel wiedergeboren zu werden. Als Luftwesen immer besser werdend, überlebt er nicht nur einen unglaublichen Sturz, sondern genießt ihn sogar!

Sein Wunsch zu fliegen ähnelt dem der ***Möwe Jonathan***. Aber Jonathan ist wenigstens wirklich eine Möwe, die in diesem wundervollen Entwicklungs-Film ihre Freiheit findet. Im Gegensatz zur Möwe treiben Birdy immer auch Fluchtgedanken. Jonathan ist da schon weiter und kommt aus eigenem Antrieb zurück ins Leben und sogar zum Schwarm. Birdy will nur weg von dieser Erde und ihren Menschen.

Den Wunsch abzuhauen teilen Birdy und Al und versuchen vieles, um wegzukommen, fangen sogar Hunde, um Geld zu machen. Als sie aber merken, dass es um deren Tötung geht, lassen sie sie wieder frei.

Deutungsebene 5: Vereitelte Fluchtversuche

Der Gegenpol des freien Luftreiches, die Enge ihrer sozialen Gefangenschaft, holt sie immer wieder ein. Sie bekommen genau das Gegenteil ihrer hoch*fliegenden* Träume: ihre Spießer-Eltern vereiteln alle Befreiungs- und Fluchtversuche, zerstören Birdys Taubenschläge, während Als Vater den Wagen der Freiheit verkauft. Selbst der Aus*flug* ans Meer endet im Käfig des Gefängnisses. Letztlich werden alle Fluchten von den rigiden Eltern und Umständen zunichte gemacht. Schon hier begehrt der an sich sanfte Birdy viel mehr auf als sein Freund. Birdy will viel sehnsüchtiger und verbissener weg als Al. Er hat deutlich mehr Bezug zu dem, was Edward Podvoll in „Berichte aus entrückten Welten" die Gierphase nennt. Dem bodenständigeren Al fehlt dieser Bezug.

Deutungsebene 6: Beider Lebensperspektiven

Al kann Birdy als einziger vor der Psychose bewahren, Birdy Al als einziger vor dem Verelenden in der Spießerwelt. Al ist das Luftelement wenig vertraut, und er kann damit nicht gut umgehen, verletzt sich ständig, wenn er Birdy sehr nahe kommt, um ihn zu retten. Der überlebt als Luftwesen später sogar einen Hubschrauberabsturz als einziger.

Beide entfliehen ausgerechnet in den (Vietnam-)Krieg, um ihrem häuslichen und sozialen Elend zu entkommen. Ohne Vietnam könnte Al ein Spießer wie sein Vater werden. Birdy wohl nie. Ihm bleibt nur der Wahnsinn oder die Genialität, die bei seinen Flugversuchen oder seinem Vogel-Vortrag in der Schule durchblitzt. Er kann zwar nicht Vogel werden, aber sicher der beste Ornithologe, Vogelkenner oder -schützer der Welt. Niemand wird Vögeln näher kommen als ein Fast-Vogel! Er könnte auch Weltmeister der Drachenflieger werden, der Robby Naish der Wolken statt der Wellen. Mehr in der Luft als auf dem Wasser und jedenfalls kaum auf der Erde. Schreibend über das Fliegen könnte er ein St. Exupéry oder Richard Bach werden, aber das Tor zum Spießer ist ihm versperrt. Dazu ist die Sehnsucht zu stark und die Gier nach Freiheit zu mächtig.

An der See will Al nur mit Mädchen spielen und schmusen, Birdy aber will ins Seelenelement ein- und darin untertauchen und bedauert es, nicht unten in der Wasserwelt bleiben zu können! Den Akrobaten im Lunapark beneidet er um seinen Trick, unter Wasser zu bleiben.

Birdy leidet schon in seiner Kindheit am Mangel an Erdung und hat eine übermäßige Sehnsucht nach dem Luftelement. Al weiß das und kennt deshalb später auch den Eingang zur Psychose. Der fette, viel zu schwere erdige Psychiater will den auch finden, hat aber keine Chance. Al will Birdy, aber nicht dem Psychiater helfen, denn er hat gelernt, dem Militär und der Erwachsenenwelt zu misstrauen. Die steht auch für ihn für den ganz normalen Wahnsinn des Spießerlebens, das sie beide direkt in die Feuerhölle von Vietnam führte.

Erwachsen sind beide nicht, wie könnten sie auch? Birdy, ein ziemlich kranker, extrem gefährdeter Puer aeternus, ein ewiger Jüngling, der nichts als wegfliegen will - raus aus dem Meschenreich, abheben von dieser, ihm unerträglichen Erde, ein Peter Pan oder Finch Haddon in ***Jenseits von Afrika*** (Bd.1).
Al hängt und trauert einer Legende nach: „In jedem anderen Krieg wären wir jetzt Helden.“ Die Vietnamveteranen waren nur abgestürzte, auf die Nase gefallene Opfer, die Idioten der Nation, die für einen politischen Irrsinn, die sogenannte Domino-Theorie, bluten mussten - letztlich von verrückten Politikern und ihren perversen Militärs missbrauchte Jugendliche.

Im Militärhospital ist der einzige normale Mann der Kriegsdienstverweigerer, den es übrigens in der US-Realität gar nicht gab, denn die mussten alle ins Gefängnis wie Muhammad Ali alias Cassius Clay oder außer Landes fliehen. Oder sie drückten sich mittels Beziehungen wie Ex-Präsident George W. Bush, aber dazu fehlten den beiden Freunden die Mittel und Umstände - in Vietnam mussten - wie in allen Kriegen - die ärmsten ihren Kopf hinhalten für den Wahn der Mächtigsten - und einige wurden dabei wahnsinnig - wie Birdy.

Deutungsebene 7: Schicksalswege und Erdungsversuche

Birdy landet in Vietnam sicher nicht zufällig, sondern zielsicher bei den Hubschrauber-Einheiten. Er spielt weiter wie in der Schule mit seinem Ornikopter, der übrigens genauso an einer Illusion aus Glas abstürzt wie später sein echter Vogel Berta. Aber auch der Fluchtversuch über die Hubschrauber-Truppe *fliegt* auf und endet ebenso hart wie schmerzhaft blutüberströmt und seelisch gebrochen auf Mutter Erde.

Auch der Hubschrauberabsturz lässt sich als Schicksalswink deuten, ihn zu erden, führt er doch wieder auf den Boden der Tatsachen, die Birdy aber nach all den erlebten Schrecklichkeiten noch weniger akzeptieren kann und will.

Die Menschen-Wirklichkeit ist jetzt so unmenschlich, dass ihn nichts mehr hält, er klinkt sich aus - wie ein Segelflieger und fliegt frei, hebt ab und lässt das Elend hinter und unter sich zurück.

Deutungsebene 8:
Birdy nutzt gleichsam den Hubschrauber-Absturz, um endgültig auszusteigen und abzuheben und die Menschenwelt hinter sich zu lassen. Er hat keinerlei Kontakt mehr zu ihr in seiner (Vogel-)Psychose, landet aber immer wieder im Käfig, dem Schatten der freien Vogelexistenz. Der Psychiatriekäfig als von allen wohl der schlimmste, treibt ihn nur weiter in die Existenz eines eingesperrten Vogels, dessen Haltung er ja auch annimmt. Wie oft sagen wir: „Du hast wohl einen Vogel“, Birdy ist jetzt einer!

Deutungsebene 9: Heilungsmöglichkeiten
Wieder Kontakt zu ihm zu finden, ist auch der Wunsch des Psychiaters, wofür der Al einsetzen will. Diesen Wunsch teilt Al und versucht es, etwa über die Wiederbeschaffung der von seiner Mutter einkassierten Baseball-Bälle.

Miteinander zu sprechen und Gedanken zu tauschen, was Al ständig versucht, ist eine erlöstere Ebene des Luftreiches mit seinen Gedankenwelten. Immerhin blitzt hier erstmals wieder der Mensch Birdy durch, wenn er den ganz anderen Gesichtsausdruck des Zuhörens annimmt und ein zaghaftes Lächeln, vorsichtiges Berühren eines Baseballs zeigt.

Auch die Krankenschwester versucht den Weg der Erdung, sogar ein wenig körperlicher, denn natürlich wäre auch eine sinnlich-erotische Beziehung ein Rettungsanker für Birdy. Nicht wenige vom Absturz in die Psychose Bedrohte, klammern sich an sexuelle Erlebnisse, die im Orgasmus etwas Erhebendes, im Samenerguss aber auch etwas Erdendes haben.

In der Schatten-Psychotherapie müsste man den Absturz als Stelle des Ausstieges aus unserer Welt solange durchleben, bis er als das erkannt und angenommen wird, was er ist: ein Fluchtversuch.

Im Käfig der Zelle wäre alles gut, was Zweifel an der Vogelwelt verstärken könnte, etwa durch Füttern mit Körnern. Eine möglicherweise sinnvolle Schocktherapie könnte eine Katze als Zellengenossin sein, die schmusen statt fressen will.

Therapie hat jedenfalls nur einen Chance, wenn sie ihn da abholt, wo er ist, im Vogel- und Luftreich, insofern hätte auch ein Kanarienvogel im Käfig eine Chance, zusätzlich würde er ihm den Unterschied zu sich aufzeigen.

Al ist der einzige, der ihn in der Vogelwelt abholt. Er entschuldigt sich sogar, dass er ihn damals, als Birdy sein Geheimnis enthüllt hatte, so im Stich gelassen hat.

Therapie müsste die Dynamik von Abheben und Landen beziehungsweise Abstürzen aufdecken und erkennen lassen: Birdy muss lernen, bei jedem Abheben und Ausflug die Landung schon einzuplanen, sonst führt - wie bei ihm bisher - jeder Start zum Absturz. Er stürzt auf einen Sandhaufen, in einen Müllhaldenteich, in den Dschungel Vietnams, in die Hölle der Militärpsychiatrie. Bezeichnenderweise ist das einzige Wesen vor Al, das er an sich heranlässt, die Krankenschwester, die Wert darauf legt, nicht zum Militär zu gehören: „Sie können bei mir den Vornamen zuerst sagen, ich gehöre nicht zur Army."

Auch Drogen wie Neuroleptika könnten dem Vogel Birdy die Flügel stutzen. Insofern wären sie ein Einstieg in den Ausstieg, wenn sich gar kein anderer Zugang zum psychotischen Erleben findet - für kurze Zeit also sogar eine Chance. Auf Dauer schrieben sie allerdings den Menschen Birdy im Patienten/Vogel eher ab und führten dann nur zu einem noch gequälteren eingesperrten Vogel. Dr. Mickler in ***Don Juan de Marco*** macht brillant vor, was notwendig und möglich wäre.

Die Hauptchance aber ist menschlicher Kontakt, wie ihn Al und die Krankenschwester versuchen, die sogar bei beiden persönlich so weit geht, sich als Frau sehen und berühren zu lassen. Aber Al hat diesbezüglich etwas gelernt: am Anfang war für ihn alles Flirt und Spaß, inzwischen aber ist vieles ernster geworden. Er erkennt, dass er sie weniger als Mensch, denn als Frau anfasst und gewinnt wieder Abstand - wohl eher ihr zuliebe.

Deutungsebene 10:

In der Symbolik ist der Vogel immer auch Seelenvogel - Symbol der letzten großen Freiheit. Wenn der Seelenvogel aber davon fliegt, ist die Seele wieder frei und der Körper eine Leiche.

Die Freundschaft von Birdy und Al ist ihre Chance und auch symbolisch enthüllt sich deren Wichtigkeit: Als Al zum Militär muss, fliegt Birdys Liebling Berta, sein erster Kanarienvogel, Al hinterher und stirbt beim Rückkehrversuch an der Glasscheibe. Etwas geht zugrunde, als sie sich trennen müssen, und ab jetzt wird es (lebens)gefährlich. Denn wenn Birdy den Kontakt zu Al verliert, verliert er mit ihm seinen Anker, und sein Alleinflug könnte damit enden, dass er nicht sicher zurückkommt. Er könnte - wie sein Vogel Berta - der Illusion des Glases - seiner Vogel-Freiheits-Illusion - zum Opfer fallen. Später stürzt er tatsächlich beim Versuch, zurück zur Erde zu kommen, mit dem Militär-Helikopter ab.

Letztlich ist es wieder die Liebe, in diesem Fall die Freundschaftsliebe Philia seines besten Freundes Al, die Birdy rettet. Sie ist der Schlüssel zu einer Heilungsgeschichte von Schizophrenie oder jedenfalls einer durch Schock ausgelösten Psychose mit Vogel-Wahn(sinn).

Deutungsebene 11:

Beider Seelenteile: Al ist gut geerdet, hat einiges Feuer in seinem warmen Herzen, verfügt aber über wenig Luft. Birdy ist sensibel, einfühlsam, ungeerdet, aber mit extrem viel Luft und einigem Wasser begabt, hat wohl weniger, aber immer noch gefährlich viel Feuer für sein Ungleichgewicht. Entscheidend fehlt ihm die Erdung.

Ihr Auto als Symbol ihrer Beziehung: Beide benutzen es zum Ausfliegen - ein Aus*flug* - in die große weite Welt. Al sucht dort das Profane, Birdy das Tiefe beziehungsweise die Tiefen der Seele und lässt sich im Meer untergehen.

Fragen, die ZuschauerInnen sich stellen könnten:

1. Wie ist meine Elemente-Verteilung? Wo ist (m)ein Überhang, wo Defizit?
2. Welche Chancen bot mir meine Herkunft? Bin ich dankbar dafür oder sauer darüber?
3. Welche Träume wurden da geboren, welche später zerstört? Welche konnten sich gar nicht entwickeln?
4. Konnte ich meine größte Begabung zur Gabe entwickeln, um sie anderen mit Hingabe zu geben oder bekam mein Talent keine Chance?
5. Wie kann ich meine Schätze heute noch heben und fördern?
6. Habe ich einen besten Freund, (eine beste Freundin) der mich aus allem - ohne Rücksicht auf sich selbst - herausholen würde?
7. Was erdet mich im Leben?
8. Was verleiht mir Flügel?
9. Was begeistert mich?
10. Was schenkt mir Tiefe?

11. Habe ich den Mut, meine Flügel auszubreiten und zu fliegen - auf den Schwingen meiner Träume?
12. Wie schauen die Käfige in meinem Leben aus?
13. Welche Fluchtwege stehen mir offen?
14. Welche Auswege könnte ich mir eröffnen?

Beautiful Mind - *Genie und Wahnsinn* (2001, 135 Min.)

Der Film von Ron Howard erzählt die reale Lebens-, Liebes- und Leidensgeschichte (an Schizophrenie) des für seine Spieltheorie mit dem Nobelpreis ausgezeichneten international bekannten Mathematikers John Nash mit einem brillanten Russel Crowe in dieser Rolle und Jennifer Connelly als seine Frau Alicia.

Der Film beginnt 1947, als Nash ein begehrtes Stipendium der Elite-Universität Princeton erhält. Dem hochbegabten Kind diagnostizierte schon früh eine Lehrerin: zwei Portionen Gehirn und eine halbe Portion Herz, was schon das in ihm angelegte Ungleichgewicht andeutet. In Princeton gerät er unter Druck, weil er nichts veröffentlicht. Ihn hindert sein überhöhter Perfektionsanspruch, der jeden damit Geschlagenen immer überfordert, und die schon damals beginnende Krankheit.

Nash kann nicht verlieren, behauptet lieber, das Spiel sei fehlerhaft. Ein Mitstudent fragt: Wer gewinnt: „Du oder du?"

Sein Freund und Zimmergenosse Charles ist sein bodenständiges Gegengewicht, wie sich später im Film herausstellt, aber bereits Imagination d. h. schon Wahn. Jedenfalls ist er sein erster abgespaltener Persönlichkeitsanteil - und damit ein früher Versuch seiner Seele, sich vor dem Untergang zu bewahren. Da er sonst gar keinen Freund hat, wirkt Charles streckenweise insofern durchaus stabilisierend, und der Wahn wird zum Weg.

Charles ist eben kein bester Freund, sondern schon eine Falle.

Innerlich aufgebauter Ehrgeiz- und Leistungsdruck von außen nehmen zu - andere Studenten verhöhnen ihn wegen seiner ungewöhnlich direkten Art - beim Flirtversuch fängt er gleich eine Ohrfeige ein. Da er wissenschaftlich nichts abliefert, droht ihm der Uni-Rausschmiss. Er flieht nach vorn, will ein Gespräch mit Einstein, was er im wirklichen Leben tatsächlich bekommt. In seinem enormen Versagensstress schlägt er einmal in der Verzweiflung mit der Faust ins Fenster. Sein (eingebildeter) Freund therapiert ihn auf sehr erdende Art - durch eine Schlägerei und Hinausschmeißen des Schreibtisches aus dem Fenster. Sein eigentliches Problem bleibt in Princeton lange unbemerkt, weil er als eigenartiger Kauz gleichsam einen Genie-Bonus genießt. Andererseits hat die Wissenschaftswelt im Spitzenbereich auch durchaus schizoide Züge, so dass seine beginnende Schizophrenie weniger auffällt.

In einer Kneipe kommt ihm dann die bahnbrechende Idee und sein wissenschaftlicher Durchbruch beim Konkurrenzkampf um eine Blondine: die regulierende Dynamik. Er widerlegt damit - mathematisch - Adam Smith, der gesagt hatte, wenn jeder seinem Glück nachgeht, ergäbe sich daraus das Glück aller - der entscheidende Denkfehler, dem wir den Kapitalismus verdanken.

Nashs Genie ist derart, dass auch sein von ihm oft genug verhöhnter Gegenspieler auf der Genie-Ebene, Hansen, es anerkennt. Er wird später ein wirklicher Freund, der viel zu Johns Genesung beiträgt.

Nach dem Studium folgt Nash einem Auftrag ins zum Militär gehörende Wheeler-Institut, wo ihn die Welt der Zahlen mit ihren unzähligen Kombinationsmöglichkeiten anzieht und schließlich im doppelten Sinn gefangen nimmt. Er fühlt sich enorm wichtig, aber auch zum ersten Mal beobachtet und fragt sich: „Wer ist Big Brother?“

Seine Arroganz und sein Ego wachsen noch durch die Anerkennung, sagt er doch zu den Studenten Sätze wie: „Sie vergeuden hier ihre Zeit, aber was ungleich schlimmer ist, ich vergeude hier auch meine" oder „Ihr Komfort ist nachrangig nach der Möglichkeit, meine Stimme zu hören." Eine besonders hübsche Studentin, seine zukünftige Frau Alicia, zeigt ihm da erstmals den besseren Weg des Herzens, indem sie das trotz brütender Hitze auf seine Anordnung geschlossene Fenster wieder öffnet und die lärmenden Arbeiter freundlich bewegt, mit dem Krach aufzuhören. Schon bald fühlt er sich wieder zu wenig anerkannt, will allein auf das Titelblatt einer Zeitung, statt mit zwei Kollegen, fühlt sich bei einer Mathematik-Preisverleihung übergangen usw.

Hybris und Größenwahn wachsen, er interpretiert seine Einsamkeit, den Mangel an Freunden in einen Vorteil um, der ihn zum wichtigsten Geheimdienst-Wissenschaftler und Codeknacker überhaupt macht. Oppenheimer sei seine Ebene, der die Atombombe gebaut hat. Seine Aktivitäten für den Geheimdienst und die Wahnideen werden gefördert durch die Atmosphäre des politisch herrschenden kalten Krieges mit der ihm eigenen Paranoia, wie sie sich in den USA in der McCarthy-Ära und deren kollektivem Verfolgungswahn äußert.

Johns menschliches Defizit wird ihm nur selten bewusst. Beim Rendezvous bekennt er: „Soziale Kommunikation muss ich noch üben." Oder: „Ich neige dazu, den Informationsfluss zu beschleunigen durch Direktheit." Bei Alicia, einer selbst hochbegabten Mathematikerin mit einem Hang zur Kunst statt zum Wahn, landet er damit, und sie heiraten.

Auf seelischer Ebene holt er seinen - eingebildeten - Freund zurück in sein Leben. Der hat ein kleines Mädchen adoptiert und steht damit im Leben. Seine Seele, die keine Freunde hat, will sich dadurch offenbar unbewusst erden und sein völlig ignoriertes Inneres Kind wenigstens draußen öfter - wenn auch in wahnhafter oder schon wahnsinniger Phantasie - treffen können.

Da ist er schon verrückt, aber noch gesellschaftlich integriert, und tief in (s)ein Wahnsinnsprojekt verstrickt. Die Widersprüche nehmen zu: er würde zwar auf niemanden schießen, findet aber die Atombombenopfer von Hiroshima und Nagasaki gerechtfertigt.

Alicia kommt schließlich seinem Wahnsinn auf die Spur und beginnt den Kampf um ihn, ohne auf persönliche Kränkungen einzugehen. Sie wird sein großes Glück und ist auf ihre Art ebenso außergewöhnlich wie er auf seine. Sie stellt ihr eigenes Mathematik-Genie und Kunstinteresse hinter ihre Liebe zurück.

Als er seinen Wahn ansatzweise erkennt, will er daraus aussteigen, setzt sich nun selbst unter Druck, erpresst sich selbst in seinem Wahnsystem - der Wahn aber erhält sich selbst. Im Wahn versucht er sogar, Alicia zu vertreiben - ist sie doch die größte Gefahr für die Wahnwelt.

Bei einem Mathematik-Kongress kommt es zur Berührung mit der Realität und allen wird klar, dass und wie sehr er durchgeknallt ist. Nun flieht er vollends in die Wahnwelt mit ihren (eingebildeten) Figuren, die ihm wichtiger werden als die Wirklichkeit. Die Psychiater baut er - typischerweise - in den Wahn mit ein - was auf deren Seite dazu führt, dass sie, über das Ziel hinausschießend, so ziemlich alle Argumente des Patienten als Wahn klassifizieren.

Hier wird deutlich, wie *verdammt* schwer es ist, an Patienten mit paranoiden Wahn-Vorstellungen heranzukommen, denn die Paranoia wird sehr leicht zum sich selbstbestätigenden Regelkreis.

Die Insulinschocks, mit denen Nash in der Klinik behandelt beziehungsweise gequält und ins Koma versetzt wird, sind vom Effekt ähnlich wie Elektroschocks. Johns mächtiges Gehirn übersteht davon 50.

Nun steckt er in sich selbst fest: die Medikamente reduzieren ihn total, sodass er nicht mehr genial denken kann. Daher will er sie loswerden. Auch zu seinem eigenen wirklichen Kind bekommt er keinen Kontakt mehr, hält es wie ein Ding im Arm. Er war sich für einfache Dinge des täglichen Lebens immer zu schade. Dabei wären sie es, die ihn erden könnten, und er muss sie jetzt lernen. Zusätzlich blockieren die Medikamente die sinnliche Lust auf seine Frau, und er leidet darunter, ihr als Mann nicht mehr gerecht werden zu können. Sie seilt sich ab, weil sie das alles nicht mehr aushält, und sie hat es sowieso schon länger ausgehalten als die meisten das könnten.

Einerseits spürt John, dass er sie und sich - jedenfalls sein Genie - mit den Medikamenten auf Dauer verlieren wird. Aber kaum lässt er sie weg, drängen die Wahngestalten zurück in sein Leben. Hier beginnt ein lebenslänglicher existentieller Kampf, den er am Ende gewinnt - und das ohne Neuroleptika. Denn mit ihnen hat er und sieht er keine Chance für sich.

Deutungsebene 1:

Der Grund der Entgleisung zeichnet sich von Anfang an ab: die einseitige Überbetonung der Gedanken-Welten. Das Ausweichen vor dem normalen Leben fördert die Flucht ins Luftelement, in dessen Gedanken-Welten er wirklich brillant ist. Ein erfülltes Leben aber braucht alle Elemente. Und bei ihm kommen Erde und damit Bodenständigkeit und das Wasser der Gefühlswelt zu kurz.

Sein enormer Ehrgeiz, gepaart mit seinem Perfektionismus, einer destruktiven Abart des Erdelementes, produziert großen inneren Druck, der mit von außen dazu kommendem Leistungsdruck bereits seelische Not-Reaktionen auslösen kann.

Deutungsebene 2:

So holt sich seine Seele wohl schon aus Angst, den eigenen Höchsterwartungen und denen seiner Umgebung in Princeton nicht gerecht zu werden, seinen Freund Charles ins Zimmer. Der Intellekt hätte anfangs noch die Chance der Verhinderung, denn er weiß, dass von einem Zimmernachbarn nie die Rede war. Aber einmal integriert, verankert sich die Wahn-Gestalt eines besten Freundes immer mehr, der den von ihm vernachlässigten Alltagspol ins gemeinsame Leben einbringt. Hier mag schon deutlich werden, wie gefährlich es grundsätzlich für die Seele ist, keine(n) beste(n) Freund(in) im richtigen Leben zu haben, mit der oder dem man das normale Leben teilen, feiern, sich darüber beklagen und über alles austauschen und es teilen kann.

Schließlich wächst der Wahn, und Charles, seine erste Wahngestalt, schafft sich noch ein Kind an‘. Damit ist dann auch John Nashs im richtigen Leben völlig ignoriertes Inneres Kind, zwar nur auf der Wahn-Ebene, aber doch immerhin mit von der Partie. Seine große Chance wäre hier sein eigenes, wirkliches Kind.

Hier wird deutlich, ähnlich wie in ***The Kid***, von wie großer Bedeutung die freiwillige und rechtzeitige Integration des Inneren Kindes ins Leben ist. Bruce Willis als Image-Berater ist im erwähnten Film ebenfalls kurz vor dem Versinken in eine Psychose, sieht er doch schon rote Doppeldecker-Flieger im Sturzflug auf sich niederstoßen, die außer ihm niemand sieht und findet ständig Spielsachen aus der Wahnwelt in seinem super durchorganisierten und abgesicherten Erwachsenen-Leben.

Das macht deutlich, wie wesentlich und notwendig die Wahngestalten sind - und wie *Krankheit als Weg* und *Krankheit als Sprache der Seele* zu verstehen sind. *Krankheit als Symbol* zu erkennen, spielt auf die Chance an, das Symbol als Stellvertreter eines wichtigen Themas zu erkennen, ohne das es im Leben nicht weitergeht.

Deutungsebene 3:

Als John Nash nach Abschluss des Studiums seine eigenen und wahrscheinlich auch die hochgesteckten Erwartungen der Umgebung nicht erfüllen kann, wird er, wie schon in der Jugend, wieder auffällig. Damals erklärte er das Spiel als fehlerhaft, weil er es nicht gewonnen hatte. Jetzt spricht er von Fehlurteilen, wenn er einen Preis nicht bekommt. Das registriert die Umgebung als Arroganz und Charakterschwäche, und damit kommt er auf Dauer nicht durch.

So holt seine Seele zur Rettung Parker, seinen Schatten und Boss im Wahnreich, ins System und lässt dieses von ihm wieder stabilisieren. Parker erwähnt Nashs zu bringende Opfer – in Bezug auf Frau und Kind - und rechtfertigt diese, vergleicht sie mit den Hunderttausenden von Toten, die bei den beiden Atombomben-Abwürfen geopfert werden mussten.

Parker stabilisiert also den Wahn von innen, aus dem Wahnland heraus. Oder anders ausgedrückt, der Wahn nährt sich selbst und wächst von innen heraus weiter. Je mehr der Realitätsbezug verloren geht und Betroffene sich von der Außenwelt abgrenzen, desto mehr Energie fließt in den Wahn und nährt diesen. Eine Zeit lang hält so der Wahn das Leben stabil.

Deutungsebene 4:
Auf der anderen Seite der Wirklichkeit - der der Familie und der in dieser Not zugezogenen Psychiater - besteht die Gefahr, nun alles, was der Patient äußert, als Wahn abzutun. Damit werden dessen Verunsicherung und Verzweiflung noch gesteigert und seine Chancen auf Gesundung minimiert. Als die Müllleute wirklich die Müllleute sind, merkt Alicia, wie sie dieser Gefahr erlegen ist. Der Psychiater, der damit stellvertretend für viele steht, merkt es gar nicht mehr. PatientInnen in der Psychiatrie können dann vorbringen, was sie wollen, alles wird gegen sie verwendet und als Teil der Wahnwelt gedeutet.

Deutungsebene 5:
Tatsächlich sind John Nashs ihn immer noch liebende Frau und sein wirkliches Kind die größte Gefahr für sein Wahnsystem, aber auch die mit Abstand beste Chance in seinem Leben, die er schließlich auch ergreift. Die Wahngestalten argumentieren natürlich und gut gegen solche Versuche von außen, sie wieder abzuschaffen. Sie haben den Vorteil, dem Patienten sehr viel näher zu sein, sind sie doch ganz in seiner Seele und in seinem Hirn.
Nash will und muss seinen eigenen Weg finden, statt Insulin-

schocks und Medikamenten zu vertrauen. Der Psychiater sagt ihm: „Mit ihrem Verstand ist das Problem überhaupt erst entstanden." Nash will es damit lösen und das hat auch etwas Homöopathisches. So verweigert er die Einweisung, da er darin sein Ende erkennt und konzentriert sich darauf, zwischen Wahn und Wirklichkeit unterscheiden zu lernen.

Deutungsebene 6: Der Weg aus der Falle

Nash erkennt in einem dramatischen Kampf seines genialen Geistes die ihm drohenden Gefahren und deren Quelle: seinen Appetit auf Muster, Zahlen und deren Kombinationen.

Alicia verlässt ihn zwar und lässt sich scheiden, hält aber weiter zu ihm gegen alle Wahrscheinlichkeiten und die Aussagen des Psychiaters und damit der Wissenschaft. Sie therapiert ihn unter Lebensgefahr, verwickelt ihn in körperliche Liebe - zeigt ihm den Weg des Herzens ganz real. Indem sie ihn verführt, hilft sie ihm, seine Wahngestalten als solche zu (er)kennen und sich allmählich von ihnen zu distanzieren. So entstehen, was der Buddhist und Psychiater Edward Podvoll „Inseln der Klarheit" nennt. John erlebt Rückfälle und kämpft sich wieder frei, und vor allem: Alicia bleibt und heiratet ihn neuerlich.

Obendrein nimmt Nash wieder Kontakt zu seiner Vergangenheit auf - sein alter Rivale und tatsächlich guter Freund Hansen verhält sich wundervoll und sieht neben dem Denker-Genie auch den Menschen, der Hilfe braucht und gibt sie ihm, indem er ihm in Princeton eine Brücke zu seiner Vergangenheit baut und eine erträgliche Gegenwart schafft.

Aber Stress kann den Wahn jederzeit wieder auslösen und ein kleiner Bürokrat mit seiner rechthaberischen Art schafft es prompt, indem er Nash den Zugang zur Bibliothek verwehrt. Sofort sind die Wahngestalten wieder da, aber er ignoriert sie und kämpft sich zurück in die wirkliche Wirklichkeit, die er zunehmend zu einem Bollwerk gegen die Wahn-Wirklichkeit ausbaut.

Tatsächlich braucht er sie nicht mehr in dem Maße, wie sein Ich sich gegen seinen Schatten durchzusetzen lernt. So schafft er schließlich auch seinen Wahn-Freund Charles ab - verabschiedet sich rituell von ihm und dem kleinen Mädchen. Denn er hat jetzt in der realen Welt ein eigenes und zunehmend auch sein Inneres Kind, (s)eine wundervolle Frau und einen besten Freund.

John lernt als bisheriger Welt-Meister der Arroganz sogar Demut und wird wirklich demütig. Er besucht seine 1. Vorlesung im Leben. Unbewusste und einfach dumme Studenten machen sich über ihn beziehungsweise die Nebenwirkungen der Medikamente lustig. Er übersteht es, lernt mit Stress immer besser umzugehen.

Schließlich löscht er sein mathematisches Chaos selbst von der Tafel. Anschließend ist sie leer und bereit für (s)einen Neuanfang. Er fährt mit dem Rad eine Lemniskate - und wiederbelebt damit die alte Idee des Gymnasiums - körperliche Bewegung beim Denken. So findet er allmählich wieder zu sinnvoller Arbeit auf hohem Niveau zurück.

Deutungsebene 7:

In seiner Nobelpreisrede gibt er seine wichtigste Entdeckung preis: die Erkenntnis, dass die einzige wirkliche Lösung in der Liebe liegt. Wo alle Mathematik erwarten, spricht er von der Liebe seiner Frau und seiner zu ihr, so wie er unzählige Male, wo Gefühle erwartet wurden, sich hinter mathematischen Formeln und Floskeln versteckte.

Sein Leben, dem - bei aller mathematischen Genialität - so viel anderes Wesentliches fehlte, ist dadurch vollkommener und er heiler geworden. Und das hat gehalten wie auch die Liebe zwischen ihm und Alicia. Beide sterben im wirklichen Leben hochbetagt im selben Moment bei einem Taxiunfall auf der Heimfahrt von der Verleihung eines angesehenen Mathematik-Preises. Beide *fliegen* - nicht angeschnallt - zusammen aus dem Taxi.

Deutungsebene 8:

Der Film macht auch die Gefahr der Wissenschaft deutlich - wie von Friedrich Dürrenmatt in *Die Physiker* beschrieben. Von einem brillanten Geist lässt sich so ziemlich alles rechtfertigen. Parker, sein Wahn-Chef, rechtfertigt auch die Hunderttausende, die im Atomfeuer verbrannten. Der Mensch und die Welt brauchen mehr als Intellekt, und wird der allein gelassen und alles andere verdrängt, wird es für die Seele gefährlich und der abgespaltene Schatten kann die Macht erobern.

John Nash hat die Lektion gelernt. Er bringt seinem jungen Studenten Essen, damit der vor lauter Mathematik keine Spaltpersönlichkeiten braucht - Nash kennt die Besessenheit von Zahlen, Mustern und Mathematik und ihre Gefahren für den Geist.

Für wen ist dieser Film wichtig?

Für Medizin-Studenten, die ihn verstehen, könnte er wichtiger werden als semesterlange Psychiatrie-Vorlesungen. Aber auch für alle, die sich ganz sicher sind, dass ihnen so etwas nie passieren könnte. Immerhin erleidet - wie erwähnt - ein Drittel der Deutschen einmal im Leben eine Psychose. Für ein Drittel davon bleibt das eine einmalige Erfahrung, ein weiteres Drittel erlebt die unfreiwillige Schattenreise öfter und ein knappes Drittel behält sie und wird schizophren.

Der Film ist aber auch wichtig für alle, die den Intellekt über- und die Liebe unterschätzen, also für fast alle von uns.

Fragen, die ZuschauerInnen sich stellen könnten:

1. Wo habe ich meinen Schwerpunkt im Leben und bei den Elementen? Ist er sehr (über-)betont?
2. Welche Elemente und großen Themen kommen in meinem Leben zu kurz und laufen so Gefahr, abgespalten zu werden?
3. Gebe ich meiner Partnerschaft eine Chance und genügend Zeit?

4. Lebe ich mit meiner spielerischen Seite und mit meinem Inneren Kind auf vertrautem Fuß?
5. Habe ich einen besten Freund, eine beste Freundin, im richtigen Leben?
6. Welche Rolle spielt meine Beziehung und die Liebe im Verhältnis zu meinem Beruf und der Liebe zu ihm?
7. Gibt es einen Menschen, der mit mir durch dick und dünn gehen würde? Und einen, mit dem ich das tun würde?

Shine - Der Weg ins Licht (1996, 101 Min.)

Ein Film von Regisseur Scott Hicks, der auch am Drehbuch mitwirkte, zeigt die Lebens- und Leidens-Geschichte des genialen Pianisten David Helfgott, der mit der Diagnose „schizoaffektive Störung" mehr als 10 Jahre in Nervenheilanstalten verbrachte.

Geoffrey Rush ist Helfgott. Von seinem übertrieben ehrgeizigen jüdischen Vater, brillant gespielt von Armin Müller-Stahl, zum Erfolg gequält, bricht der kleine David schließlich unter der Überforderung des 6. Klavierkonzerts von Rachmaninow zusammen. Der Vater hat das KZ überlebt und will, dass es sein Sohn einmal besser hat - wie der Vater von Birdy und viele Eltern.
Er meint es gut und macht es schlecht. Nur gewinnen zählt für ihn und damit peinigt er den kleinen David und überfordert ihn gnadenlos. Am schlimmsten mit dem erwähnten Klavierkonzert. Auch Rachmaninow war ein Genie und komponierte schon als 19-jähriger solche Meisterwerke der Musik.

Schließlich entkommt David dem erfolgsverrückten, schwer zwanghaften Vater, hat aber dessen zerstörerisches Ehrgeizprogramm schon in sich und nimmt es mit nach London zu seinem neuen Lehrer. Dieser Professor ist erstaunt, als er von Davids Wunsch, Rachmaninows 6. zu spielen, hört, aber er lässt ihn gewähren. Und David schafft diese viel zu frühe Herausforderung und komplette Überforderung. Aber sie schafft auch ihn. Wundervoll macht der Film deutlich, wie sich die Zeit dehnt und er in den Augenblick des zeitlosen Hier und Jetzt eintaucht und die Einheit in und mit der Musik erlebt - aber auch darin untergeht.

Deutungsebene 1:
Aber dieses Eintauchen war viel zu früh für David, und davor hatte ein früherer verständnisvoller Lehrer im jüdischen Ghetto bereits gewarnt. Aber der vom Ehrgeiz zerfressene Vater und nun auch der gleichermaßen geschädigte Sohn wollten nicht hören und auf diese mahnende Stimme horchen, ihr schon gar nicht ihr gehorchen.

Und nicht nur, wer zu spät kommt, wird von der Geschichte bestraft, auch wer zu früh die Einheit herausfordert, ist höchst gefährdet. Tatsächlich versinkt David in einer Psychose und findet keinen Ausweg mehr, was die Psychiatrie dann Schizophrenie nennt.

Sein Leben entgleitet ihm, und er verliert sich in Schattenwelten. Zu viel hat er unterdrückt und zu wenig Widerstand dem Vater geleistet und viel zu wenig Eigenes (Leben) gelebt. Gegen den übermächtigen Vater fühlte er sich wehrlos, nur einmal „scheißt er auf ihn" und dem alten Tyrannen buchstäblich ins Badewasser.

Wie wenig wirkliche Vater-Liebe der hat, wird deutlich, als er dem Sohn den Erfolg nur unter seiner Fuchtel gönnt und (s)eine Karriere, die ihm andere ermöglichen wollen, letztlich bösartig sabotiert. Ihm könnte noch am ehesten der psychiatrische Ausdruck anal-sadistisch entsprechen, und was er seinem Sohn antut sind ständig Double-Binds.

Davids Vater hat auch seine Geschichte, die ihn zu dem werden ließ, was er ist. Im KZ immer näher am Tod als am Leben, hat er zwar überlebt, ist aber selbst zum Schattenwesen geworden und agiert nun seine Schatten am Sohn und der übrigen Familie brutal aus. Durchhalten, sich zusammenreißen, niemals aufgeben, gehört dort zu den Überlebensstrategien.

Das mag nachvollziehbar und sogar verständlich sein, aber das Gegenteil wäre auch möglich gewesen. Viktor Frankl oder Wladimir Lindenberg haben selbst dort ihre Menschlichkeit und Menschenliebe nicht nur bewahrt, sondern noch weiter entwickelt und vertieft.

Davids Vater bietet eine Demonstration von Bert Brechts Erkenntnis: Der Gegenpol von gut ist nicht böse, sondern gut gemeint. Er meint es wohl gut, aber treibt David systematisch über Double-Binds in den Wahnsinn, und der nimmt das auf und an. Schon US-Anthropologe und Philosoph Gregory Bateson hatte betont, dass solche Doppelbindungen, beruhend auf paradoxen Mitteilungen und unvereinbaren Informationen schon Kinder verrückt werden ließen.

Deutungsebene 2:

Shine ist auch ein Film über die Entstehung einer Psychose. Er verrät, auf welchem Boden Psychosen wachsen können wie hier über die Zwangsstrukturen von Davids Vater. Er gibt aber auch Hinweise, wie es zu spirituellen Krisen kommen kann und wo die *Verlockungen des Wahnsinns* liegen.

David ist voller Angst vor dem tyrannisch besitzergreifenden Vater - macht noch ins Bett, obwohl er schon Klavierwettbewerbe gewinnt. D. h. er kann tagsüber vor Anspannung nicht mehr loslassen und tut das nachts umso mehr.

Als der Vater ihm aus Egoismus verbietet, in die USA zu gehen, scheißt David ihm ins Badewasser und hasst seinen Vater, muss ihm aber nachsprechen, dass der ihn auf immer und ewig liebe und vor allem so tun, als ob er ihn liebe, obwohl er ihn hasst. Das ist eine klassische Double-Bind-Situation. Dieses auf immer und ewig wird sich durch Davids Leben ziehen. Er wird den alten Tyrannen wirklich nie mehr los.

Später wird er in seiner Psychose auch alles ständig wiederholen wie bei dem Echoeffekt, zu dem ihn sein Vater zwang. Selbst die Schrittmuster, die er vollführte, als er seinem Vater nachging, wiederholt er später in der Nervenklinik, als er der Schwester folgt. Sein krankes Leben wird ein ständiges Wiederholen der Muster aus der Zeit, in der er hängengeblieben ist, die er nicht verarbeiten konnte.

Neben Bettnässen entwickelt er als zweites Angstsymptom ein Stottern beziehungsweise Staccatosprechen.

Der Vater zwingt David immer tiefer in klassische Doppelbindungen, indem er ihn fast gleichzeitig schlägt und herzt, ihn verflucht und ihm Schuldgefühle vermittelt und ihn bedroht: „Wenn du jetzt gehst, darfst du nie wieder nach Hause kommen!"

David kann den Vater nicht zurücklassen, er dringt dauernd in seine Gedankenwelt, hat sich in ihm eingenistet. Als David wieder heimkehrt, ruft er gleich den Vater an, aber der ist grausam stumm und abweisend, unfähig zu verzeihen. Als ihn der Vater dann doch besucht, wiederholt er nur sein zwanghaftes Indoktrinationssystem, indem er ihm eintrichtert: „Du bist ein glücklicher Mensch." - „Ich bin ein glücklicher Mensch", wiederholt der unglückliche und nun schon geisteskranke Sohn. Der Vater wiederholt nochmals seine eigene unglückliche Geschichte (mit der Geige). David hängt weiter abhängig und zutiefst gestört an ihm: „Gute Nacht, Vater!"

Das ganze endet auf dem Friedhof am Grab des Vaters, der ihn bis in den Tod, wie versprochen, nie losgelassen hat. Beim Besuch dort sagt David: „Ich bin an allem Schuld. Daddy kann ich auch keine Schuld mehr geben, er ist nicht mehr da."

Deutungsebene 3:

Beim Musik-Professor in London und mit dem Rachmaninov-Stück geht der Kampf um David und Davids Kampf um seine Gesundheit weiter: zwei Melodien ringen um die Vorherrschaft -

wie die beiden Welten um David bei seinem Kampf mit dem Klavier: „Zähm es oder es verschlingt dich, es ist ein Monster", hört er vom Professor, der wohl ohne böse Absicht sagt: „Du musst spielen, als gäbe es kein Morgen" und „wenn du es einmal geschafft hast, kann es dir niemand mehr nehmen." Das mag eine sogar wundervolle Anleitung für einen reifen, eben tatsächlich ausgereiften Musiker sein. Aber das ist David keineswegs - so wächst der Druck auf seine Seele immer mehr!

Er folgt wie vorher seinem Vater, dem Rat des Professors und gelangt in den Moment der Zeitlosigkeit. Filmisch wundervoll gemacht: Davids Herzschlag wird laut: die Zeit steht für ihn - die donnernde Stille, von der Zen-Meister sprechen, bricht über ihn herein - seine Hände spielen in der anderen Welt - außerhalb von Raum und Zeit - weiter - dann bricht er zusammen und landet in der Nervenheilanstalt, die auch bei ihm diesem Namen keineswegs gerecht wird. Seine Hände spielen weiter - in der ‚Welt der Zeitlosigkeit - diese unsere Welt hat er verlassen und findet auch nicht in sie zurück.

Sein erster richtiger Lehrer im Ghetto hatte recht, er war dem Rachmaninov noch nicht gewachsen und sein Prof. hatte recht, das Monster Klavier verschlang ihn - er tauchte unter und in einer verrückten Welt wieder auf: so verlässt er erstmals „erfolgreich" die Welt seines Vaters, die er nicht mehr ertragen kann und die seines Professors, die zu viel für ihn ist.

Deutungsebene 4:

Mit der Psychose bricht nun alle ungelebte Kindlichkeit und unterdrückte jugendliche Sinnenlust aus David heraus und erscheint in der Erwachsenen-Welt als Verrücktheit. Das Unterdrückte und hier vor allem die gestaute Sexualität, die der sinnenfeindliche Vater, von Sinnen wie er war, brutal verhinderte, breiten sich nun in seinem Leben anstößig und provozierend aus. David landet in psychiatrischen (Irren)Anstalten und muss bleiben, wie seine Psychose bleibt und sich zur Schizophrenie entwickelt. Aber immer wieder ist es die Liebe von Frauen zu ihm und seinem Genie, die ihn aus dem Elend erlöst: erst eine Krankenschwester, dann die Astrologin Gillian.

Ihre Liebe holt ihn ein Stück zurück: er wird ihr Kind und schläft zugleich mit ihr, was seine ständigen sexuellen Anfechtungen deutlich bessert. Er hat erstmals eine gute Mutter und Geliebte in einem, und der kranke Vater in ihm verliert in der Schizophrenie viel von seiner Macht über ihn. Gillian nimmt sich seiner aufopferungsvoll an und ermöglicht ihm sogar wieder berührende Auftritte. Erst ihre Liebe bringt Stabilität in Davids chaotische Welt. Sie ist es letztlich auch, die dem gebrochenen Genie wieder in die Konzert-Welt zurück verhilft und ihn trotz seiner traumatischen Vergangenheit aufleben lässt.

Wir hatten beide das Vergnügen, eines seiner späten Konzerte mitzuerleben. Unter Gillians Fittichen kann David seine Kindlichkeit, seine Spielfreude ausleben und dem Publikum Konzerte bieten, wie wir sie nicht kennen - voller Witz und genialer Musikalität, verbunden mit Gesprächen mit dem Flügel, während er ihn bespielt. Hier darf ein großer Musiker und ein sehr Verrückter sein Genie unter den Fittichen der Liebe ausleben. Und das ist wirklich berührend und schön zugleich.

Deutungsebene 5:

In der Zeit von Jung und Bleuler nannte man solche Zustände wie die von David Helfgott „Dementia präcox", weil sie meist in frühzeitige Demenz übergingen. Davor sprach man von „Besessenheit" wie sie der Film ***Exorzist** (1973, 132 Min.)* von William Friedkin aufgreift und darstellt. Im Horror-Genre erschienen, wurde er zu einem der erfolgreichsten Filme der 70-er Jahre.

Heute spricht man von „Schizophrenie", was nichts anderes als Spaltung des Gehirns heißt. Diese haben wir anatomisch alle - zwei Gehirnhälften nur in ihrer Tiefe durch den sogenannten

Balken verbunden. Der Ausdruck macht erst Sinn, wenn wir darunter im Übertragenen die Abspaltung des Schattens, des ins Unbewusste verdrängten Bewusstseinsanteils verstehen.

Für die brillante Darstellung Helfgotts bekam Geoffrey Rush den Oskar, Armin Müller-Stahl wurde für die Nebenrolle nominiert. Der Film erhielt in Deutschland das Prädikat „Besonders wertvoll."

Beziehungen zu anderen Lebensbühnen:
In der wahnsinnigen Strenge und Härte des Vaters und seinem *ungeheur*en und *ungeheuer*lichen Machtanspruch mischen sich 10. und 8. Lebensbühne. Der Familie fehlt alles Erlöste der 4. Bühne. Das ausgelebte innere Kind lässt diese dann später viel erlöster aufleben. Hier hat ein Kind(-skopf) ohne Ehrgeiz (10. Bühne) einfach kindlichen Spaß am Spielen und verbeugt und bedankt sich danach auch artig, aber nur wenn und genau so lange, wie ihn seine Frau wieder nach vorne auf die Bühne schickt. Es ist wieder da und lässt uns am Wunder wundervoller Musik teilhaben - äußerlich in die Jahre gekommen - das Wunderkind aus jenen Zeiten, als seine Welt noch halbwegs erträglich war.

Fragen, die ZuschauerInnen sich stellen könnten:
1. Wo lasse ich mich überfordern oder tue das sogar selbst? Habe ich etwas Ähnliches schon er- und überlebt?
2. Mit wie viel Ehrgeiz kann und muss ich bei mir rechnen? Wie viel Vernunft und Selbstgefühl stehen dem gegenüber?
3. Gibt es ein großes Ziel, etwas, das ich unbedingt erreichen und verwirklichen will?
4. Wo liegen dessen Schatten und seine Gefahren?
5. Was haben meine Eltern von mir verlangt? Was erwartet? Haben sie mich überfordert? Gab es große Träume in unserer Familie?
6. Habe ich denen entsprochen? Wie habe ich darauf reagiert?

Waren sie zufrieden mit mir?
7. Bin ich es (heute) mit mir?

Für wen und welches Problem ist dieser Film Therapie?
Für Menschen, die großen Anforderungen oder enormem Ehrgeiz seitens ihrer Eltern ausgesetzt waren oder sind. Als Warnung vor übertriebenem Ehrgeiz in allen Bereichen, ob Kunst oder Spiritualität und vor allem gegenüber Kindern.

Love & Mercy (2014, 120 Min.)

Ein Film von Bill Pohlad mit Paul Dano als jungem und John Cusack als alterndem Brian Wilson und Elisabeth Banks als Melinda.

Der Film - benannt nach einem Song von Brian Wilson von 1988 - beginnt in den Sechzigern mit dem jungen, erfolgreichen Brian Wilson, Kopf und Komponist der „Beach Boys". Die Band ist schon erfolgsverwöhnt, als Brian eine Panikattacke im Flugzeug erleidet und sich anschließend weigert, auf Tournee und überhaupt auf Bühnen zu gehen. Stattdessen verkriecht er sich ins Studio, um seine Traum-Musik, das „größte Album aller Zeiten" zu verwirklichen: *Pet Sounds.* Von der Kritik gelobt, fällt es beim Publikum durch. Der Misserfolg hängt auch mit den immer lauter werdenden Schatten-Stimmen zusammen, die Brians Gehirn zunehmend martern und schon übernehmen. Zeichen, die eine sich anbahnende Psychose signalisieren, werden in Brians illustrem und luxuriösen Umfeld übersehen. An der anschließenden LP „Smile", scheitert er dann schon.

Seine Geschichte des Wahnsinns wird wie die von David Helfgott an der Musik deutlich, in diesem Fall seiner eigenen. Die Abhängigkeit von einem Therapeuten, der diese erst geschickt aufbaut und dann gnadenlos ausnutzt, kommt noch hinzu. Die Liebe

der Autoverkäuferin Melinda rettet ihn und holt ihn zurück aus der Wahn- in diese Welt.
Von den Sechzigern springt der Film in die 80-er Jahre und zeigt Brian in mittleren Jahren als gebrochenen und verwirrten Mann, der sich offenbar fast drei Jahre lang ins Bett verkrochen hatte. Aus dem Elend dieser Regression holte ihn der Therapeut Dr. Eugene Landy heraus, aber nur, um Brian dann auf schreckliche und völlig unprofessionelle Art mit Drogen zu manipulieren. Ende der 80-er erleben wir einen psychotischen Brian, der sich völlig seinem manipulativen Therapeuten unterworfen hat, und der ihn sich vollkommen unterwirft und nach Strich und Faden ausnutzt.

Genie und Wahnsinn begegnen uns hier neuerlich, wobei die Wahnsinns-Abteilung auch stark durch den übergriffigen Dr. Landy und seine Abhängigkeits-Therapie befördert statt therapiert wird.

Bei einem seltenen kurzen Befreiungsversuch entwischt ihm Brian und trifft beim Autokauf auf das frühere Model und die spätere Autoverkäuferin Melinda. Sie verlieben sich, und sie rettet ihn schließlich vor Dr. Landy, indem sie ihn mit Hilfe einer von Landy erpressten Haushaltshilfe als Erbschleicher und Scharlatan entlarvt und vor Gericht bringt, was ihn die Berufszulassung in Kalifornien kostet.

Deutungsebene 1:

Der Film macht deutlich, wie Brian Wilson die Herausforderungen seines Lebens verweigert und nach der Panik- und Angstattacke in die Enge des Studios flieht - ein Fehler, auch wenn dabei noch so gute, mitreißende Musik herauskam wie etwa der späte Hit *Good vibrations*. Brian schadet dieser Rückzug, die unbewusste Regression.

Anfangs ist das Ergebnis die bekannt heitere, schwungvolle Musik, die die dunkle Färbung von Brians Leid im realen Leben kompensieren soll und sich ausschließlich den schönen Seiten des kalifornischen (Surfer- und Beach-)Lebens zuwendet. Der Schatten bleibt bei dieser einseitigen Fixierung außen vor und tobt sich in Brians Hirn aus. Nach außen gibt es nur „Fun, Fun, Fun“ und „Surfing USA“. Die Titel sind Programm und tönen von einer Leichtigkeit, die Brians Leben gänzlich fehlt, das zunehmend in der Dunkelheit unbewältigter Schatten versinkt. Anders ausgedrückt, in ihm läuft das Gegenprogramm, das seine Musik abwehren, aber auf Dauer nicht abhalten kann. Der Schatten drängt ans Licht; die Leichtigkeit bleibt auf der Strecke und sinkt ihrerseits ins Schattenreich. Psychosen verursachen diese Umpolung. In ihnen übernimmt der Schatten die Macht.

Und das, obwohl Brian Wilson weiß, dass die Beach Boys allesamt keine Surfer sind. Er sagt es den Band-Mitgliedern direkt ins Gesicht, als er realistischere und damit auch schattenreichere Songs komponieren will. Aber die Band und besonders sein Bruder Carl ziehen nicht mit, weil sie nichts Neues wollen und ihr alter Sound so schön erfolgreich war.

Deutungsebene 2:

Der Vater der Brüder, die den Kern der Beach Boy Band bilden, ist ein ehrgeiziger, kranker Prügler, der aus seinen Jungs finanziell herausholen will, was geht, bis sie ihn hinauswerfen, was er laut beklagt. Er hat Brian als Kind schon so geschlagen, dass dieser auf dem entsprechenden Ohr fast taub ist. Später verkauft der gierige Alte die Rechte aus ihren Songs meistbietend und über die Köpfe seiner Söhne, ihrer Schöpfer, hinweg. Er lässt Brian den Film und wahrscheinlich sein ganzes Leben über nicht los – ähnlich wie Helfgotts Vater seinen Sohn David.

Deutungsebene 3:

Die Stimmen in seinem Kopf nimmt Brian nicht zum Anlass, kompetente therapeutische Hilfe in Anspruch zu nehmen. Psychiater sprechen diesbezüglich von akustischen Halluzinationen und werten sie als Hinweis auf beginnende Psychosen.

Wir würden in diesem Zusammenhang von Schattendurchbrüchen sprechen und eine entsprechende Schattentherapie anraten, die *Das Schattenprinzip* ernst nimmt, um damit fertig zu werden und das Licht der Bewusstheit ins Dunkel des Schattenreichs zu bringen.

Das Ergebnis dieser verweigerten Aufarbeitung ist für Brian Wilson so deprimierend wie sein Lebensgefühl. Nach dem Gesetz der Resonanz findet er einen zur Situation passenden „Psychotherapeuten". Der Film lastet diesem die alleinige Verantwortung für das sich anbahnende Elend an, was sicher nicht der ganzen Wirklichkeit entspricht. Im Film nutzt der Therapeut Brian als Geldquelle und trimmt ihn auf Abhängigkeit von sich - wohl um zu verschleiern, wie abhängig er umgekehrt materiell längst ist. Wilson hätte einen Schattentherapeuten gebraucht - was er bekam, war der Schatten eines Therapeuten.

Darüber hinaus haben die Beach Boys als (Familien-)Band und Gruppe auch andere Auswege gesucht, zum Beispiel waren sie bei Maharishi, dem Guru der Beatles, und haben sogar eine Platte bezüglich dieser Meditationserfahrungen herausgebracht, was der Film übergeht.

Deutungsebene 4:

Letztlich ist es wieder die Liebe, in seinem Fall zur Autoverkäuferin Melinda, die Brian aus dem „therapeutischen" Elend rettet und seinem Leben eine konstruktivere Wendung gibt. Sie befreit nicht nur Ober-Beach-Boy Brian aus seiner Sackgasse. Sehr wahrscheinlich ist auch die Liebe die beste Vorbeugung bezüglich entsprechender Entgleisungen und Schattendurchbrüche. Jedenfalls ging es für Brian in vieler Hinsicht bergauf, seit Melinda sein Lebensschiff steuert. Das zeigt einmal mehr, was die Liebe mit ihrer Weite und Offenheit vermag und Brians Schicksal verrät, was ein Mensch alles aushalten kann an Psychopharmaka, Medizin-Drogen und therapeutischen Schattengestalten.

Deutungsebene 5:

Der Film zeigt auf seine Art deutlich, wie sehr nicht nur Psychiatrie, sondern auch Psychotherapie missbrauchbar ist. In seinem Verlauf sehnt man sich geradezu nach einem kompetenten Psychiater, der mit Neuroleptika umgehen kann.

Als Melinda Brian schließlich juristisch von Dr. Landy befreit, bessert sich Brians Zustand zusehends, was natürlich auch wesentlich mit beider neuen Liebe zusammenhängt.

Und natürlich hat auch seine Musik sowohl Brian Wilson als auch den Film gerettet.

Fragen, die ZuschauerInnen sich stellen könnten:

1. Wie gehe ich mit ersten Krankheitsanzeichen auf seelischer Ebene um?
2. Stelle ich mich ihnen im Sinne von „Krankheit als Symbol“ oder fliehe ich vor ihnen und versuche, sie mit Schulmedizin zu unterdrücken?
3. Welche Ängste kenne ich und wie stehe ich zu ihnen?
4. Kann ich mir einen Deal mit meiner Angst vorstellen, eine tägliche Angstzeit ausmachen, zu der wir uns treffen und dafür den Rest des Tages meine Ruhe vor ihr einhandeln?
5. Oder soll die Angst nur so schnell wie möglich weg und aus meinem Leben verschwinden? (Was so natürlich nie gelingt, schon gar nicht mit den Anxiolytica, den Angst lösenden Medikamenten der Pharma, welche die Ängste nur unterdrücken und so im Schattenreich aufstauen, bis sie sich unkontrollierbar und schlimmstenfalls psychotisch entladen.)
6. Habe ich eine Liebe für alle Fälle?
7. Habe ich einen besten Freund, mit dem ich über alles reden und dem ich alles mitteilen kann?

Für wen und welches Problem ist dieser Film Therapie?
Für alle, die noch erfolglos gegen Symptome kämpfen, und damit praktisch für alle Anhänger der Schulmedizin. Insbesondere wer von Ängsten geplagt ist, könnte sich an Brians Beispiel - untermalt mit viel rhythmischer Gute-Laune-Musik - ansehen, wie man besser nicht mit ihnen umgeht, beziehungsweise den Umgang verweigert.

Aus tiefster Seele (2006, 101 Min.)

Ein Film von Joseph Greco, von dem auch das Drehbuch ist, mit Devon Gerhart, Marcia Gay Harden und Joe Pantoliano.

Mary (Marcia Gay Harden), Ehefrau und Mutter, leidet an Schizophrenie. Ihr Leben findet zwischen Psychiatrie und kurzen Phasen zu Hause statt, wo sie ihrem Hobby, dem Malen nachgeht. Das Motiv ist immer wieder derselbe Leuchtturm, der sie an glücklichere Zeiten erinnert. Kaum wieder daheim, wo sie ein trotz allen Wahnsinns liebender Mann und ein zutiefst verunsicherter Sohn Chris erwarten, setzt sie ihre Medikamente ab und fällt zurück in ihre Wahnvorstellungen. Insofern Mary immer wieder ihre Neuroleptika absetzt, weil sie ihr auch vieles nehmen und in ihrer Seele unterdrücken, was sie nicht missen möchte, ist sie typisch. Kaum aber verweigert sie die Medikamente, gewinnt ihr Schatten wieder Macht über sie und sie zerstört den familiären Frieden mit ihren paranoiden Ängsten und Attacken. Sie ruft dann selbst die Polizei zu Hilfe gegen Einbrecher, und die nimmt sie wieder mit in die Klinik.

Während der für sie unkontrollierbaren Wutanfälle verletzt sie sogar ihren Sohn. Vater und Sohn versuchen zu lernen, mit der Schizophrenie ihrer Frau und Mutter umzugehen, tun sich aber natürlich sehr schwer damit.

Chris wird ständig von den Mitschülern gehänselt, vor allem, als sein Vater sich nicht mehr seinem Boss fügt, sondern anfängt, im Garten ein großes Segelboot aus Holz zu bauen und so auch er verrückt erscheint. Dabei ist der nur ein verzweifelter Handwerker, der tut was er kann: mit seinen Händen werken.

Nach einem großen Streit, bei dem Chris damit droht, zu seiner Tante nach Alaska auszuwandern, versöhnen sich beide „Männer". Der Sohn überredet den Vater, doch weiter am Boot zu bauen. Auf ihre persönliche Arche Noah setzt der Vater alle Hoffnung, da die Liebe zwischen seiner Frau und ihm auf einem Segelboot begonnen hat. Danach sehnt er sich vor allem zurück. Er hätte diesen Traum aufgegeben, um seinen Sohn Chris zu entlasten und nicht länger als verrückt zu gelten. Aber Chris hat die Kraft, ihn zu unterstützen und so wird die Arche zum Symbol ihres Überlebens mit der Hoffnung auf ein neues Leben.

Schließlich stoßen beide Männer allein in See, nachdem Mary nun wirklich ihre Medizin nimmt und von daher zu schlapp ist mitzukommen, und finden wieder ganz zueinander.

Später sieht man alle drei mit Boot auf dem Anhänger an der Psychiatrie vorbeifahren auf nimmer Wiedersehen, so die Hoffnung. Trotz dieses vagen Happyends bringt der Film auch sehr die Stimmung der Schattenbedrohung zu uns Zuschauern, was jeden Erfolg an der Kinokasse sabotierte.

Deutungsebene 1:

Der Film zeigt, wie wichtig es ist, dass betroffene Familienangehörige ihr eigenes Leben und ihre Träume bewahren und weiterleben. Der Bau des Bootes als persönliche Arche Noah wird zur Rettung des Vaters und der Familie. Vater und Sohn tun sich nach anfänglichen Zerwürfnissen zusammen, finden einander und kämpfen für ihre Familie gegen widrigste Umstände wie die Entlassung des Vaters. Sie schaffen den Stapellauf des Segelbootes, der mit der Befreiung aus dem eigenen Garten beginnt, wo eine missgünstige Nachbarin es gleichsam einzäunen und blockieren ließ. Aber eine Idee, deren Zeit gekommen ist, lässt sich - nach Victor Hugo - durch nichts aufhalten. Und tatsächlich segeln die beiden und schließlich sogar alle drei damit nach mehreren Anläufen mit geblähten Segeln aus dem Elend in die Freiheit des Meeres.

Deutungsebene 2:
Selbst in solch einer verzweifelten Situation ist es möglich, daraus noch das Beste zu machen. Seine Mutter zerstört - ihrer kranken Art entsprechend - bei der Reparatur seines von ihr selbst zerstörten T-Shirts auch noch Chris´ Lieblingshemd, indem sie daraus einen Flicken für das T-Shirt macht. Chris ist betroffen und sauer, aber er zieht es trotzdem in die Schule an, wo seine heimliche erste Freundin es toll findet und auch eines erbittet, was er ihr gern erfüllt. Und schon wird - unter dem charmanten Management der Freundin - ein Geschäft daraus, das Chris an der Nähmaschine seiner Mutter vor dem eigenen Durchdrehen bewahrt. So nehmen unter familiär schwierigsten Voraussetzungen sein erstes Geschäft und seine erste Liebe an Fahrt auf. Währenddessen ist das Boot des Vaters noch im Garten von der Nachbarin blockiert. Es verschlingt dessen ganze Zeit und alles gar nicht mehr vorhandene Geld - aber ein befreundeter Geschäftsinhaber hilft ihm immer wieder weiter.

Chris schafft es obendrein mit der Idee der kranken Mutter, unter dem Management seiner Freundin, mit den von ihm phantasievoll benähten T-Shirts genug Geld zu verdienen, das er seinem gekündigten Vater heimlich in die Brieftasche steckt.

Ein unerwarteter erster Kuss, die Fertigstellung des Bootes und das Erlernen des Segelns verbinden Vater und Sohn und schweißen sie zu einer fragilen Familie zusammen, die immerhin eine schöne Insel der Klarheit auch von Seiten der Mutter bei der ersten gemeinsamen Ausfahrt erlebt.

Je mehr sie solche Inseln erlebt, desto größer die Hoffnung für sie - nach Edward Podvoll, dem Psychiater, Buddhisten und Autor der *Verlockungen des Wahnsinns*, später umbenannt in *Berichte aus entrückten Welten.*

Deutungsebene 3:
Das Ende des Films macht Hoffnung nach 100 Minuten bangen Elends. Dass Regisseur Joseph Greco, der auch das Drehbuch schrieb, diesen Film drehen und finanzieren konnte, bestärkt diese Hoffnung, denn er ließ sich durch seine eigene Kindheit mit seiner schizophrenen Mutter zu diesem Thema inspirieren. Der Film spielte bei einem Budget von ca. 1,5 Millionen Dollar zwar einige Filmpreise, aber nur gut 40.000,- Dollar ein, was zeigt, wie wenig sogenannte Normale von dieser Thematik wissen wollen, die immerhin ein knappes Drittel der Menschen aus Industrienationen betrifft. Ein knappes Drittel davon bleibt - wie Mary - im Schattenreich gefangen.

Fragen, die ZuschauerInnen sich stellen könnten:
1. Wie sicher fühle ich mich in meiner Haut vor äußeren Bedrohungen?
2. Wie dünn und sensibel ist andererseits meine Haut und wie nah der Schatten?
3. Habe ich einen Traum, ein Projekt, das mich auch durch größte Schwierigkeiten tragen kann?
4. Gibt es eine Arbeit, die ich in jedem Fall leisten könnte, die mir helfen würde, auch größte Schwierigkeiten zu überstehen?
5. Wie bereitwillig kann ich Unterstützungen annehmen?
6. Lebe ich eine Liebe, die solch einem Einbruch des Schattens standhalten könnte?
7. Wie wichtig und tragfähig ist meine Familie? Die der Herkunft und die selbst gegründete?
8. Wer könnte mir bei einem Schattendurchbruch beistehen?
9. Gibt es jemanden, für die oder den ich das meinerseits täte?

Angel Baby (1995, 101 Min.)

Ein Film von Michael Rymer, von dem auch das Drehbuch stammt mit John Lynch als Harry, Jacqueline McKenzie als Kate and Colin Friels, ist ein australischer Film über die Liebesgeschichte zweier Schizophrener. Es ist ein ebenfalls schwer zu ertragender Film, denn er unterstützt mit Farben und -schnitten das Schizophrenieempfinden und die sehr authentische wahnsinnige Stimmung.

Harry lebt mit der Familie seines Bruders und zaubert gegen Monster, die deren Kind am Schlafen hindern. Der Zauber ist ein magischer Kreis auf dem Boden und ein abgehängtes Plakat, das er mitsamt dem abgebildeten Monster aus dem Fenster wirft.

In einer Therapiegruppe lernt er Kate kennen und verfolgt sie. Sie aber flieht anfangs vor ihm. Dann stellt sich heraus, sie wurde als Kind vom Vater vergewaltigt und anschließend aus der Familie herausgenommen. Sie sprechen über den Tod und vergleichen ihre Suizidnarben.

„Wheel of Fortune" - „Glücksrad" ist Kates Fernsehsendung: sie entnimmt daraus Botschaften, die der Schutzengel „Astral" ihr schickt. Auf die Frage, ob sie beide zusammenkommen, antwortet das Glücksrad: You are my special angel - Du bist mein besonderer Engel!

Ein Beziehungswahnspiel bringt sie also zusammen: Liebe auf den ersten Hinweis! Und sie zeugen es gleich auf der Straße: das Kind ihrer Zukunft.

Es folgen Szenen ihrer irren Beziehung: Ein Essen bei der Familie seines Bruders, peinlich betretene Stille: zwei Irre! Sie scheitern schon fast am Essen - sie redet viel zu frei über Sexualität für die dort herrschenden bürgerlichen Verhältnisse. Gemeinsam suchen sie nach einer Wohnung, die zahlenmagisch ihren Bedürfnissen entspricht, was natürlich nicht leicht ist in ihrer Situation. In der eigenen Wohnung sind sie zunächst glücklich, bis Harry seine Medikamente absetzt. Er sucht Arbeit und findet welche, wie das Glücksrad ihr voraussagt hat.

Sie fesselt ihn ins Bett, lässt ihn schwören, dass er ihr gehört bis zur Stunde seines Todes. Danach gibt es einen Liebestrank - dann enthüllt sie ihm: wir sind schwanger! Das Glücksrad hat es gesagt.

Sie weigert sich, einen Frauenarzt zu konsultieren. Ihr Arzt droht ihr mit dem Rückfall in die Psychose und dass ihr Kind ihre Krankheit erbt, wofür tatsächlich medizinisch nichts spricht.

Harrys Bruder und seine Frau rasten aus, weil die beiden Psychos nicht auf sie hören und ihren Vorschlägen nicht folgen.

So stehen sie gemeinsam auf ihrer Suizid-Brücke und fragen sich - sollen wir springen? Sie spielt Möwe und steckt ihn an, sie schreien und üben abzuheben.

Außerdem üben sie tantrischen Sex, sammeln so Energie, was grundsätzlich schön, in ihrer beider Situation aber ausgesprochen gefährlich ist.

Obendrein leben sie extrem gesund: alles Junkfood, alle Medikamente wie sein Valium fliegen raus, Zigaretten müssen auch weg. Was an sich gut wäre, ist für sie gefährlich, weil sie sich so weiter sensibilisieren und immer anfälliger für neuerliche psychotische Einbrüche werden.

Ihr erster schwerer Konflikt entsteht, als sie aus zahlenmagischen Gründen einen höheren Preis für die Miete bezahlen wollen. Ein Skater fährt sie über den Haufen: er hat ihr Blut auf einem Taschentuch und sie dreht durch: wenn sie mein Blut haben, haben sie mich! - ganz im Sinn der Mumia-Magie indigener Stämme.

Ab jetzt folgt eine galoppierende Eskalation: Kate kommt völlig von der Rolle durch das Ereignis und versteckt sich sogar vor Harry. Sie spürt ihren Körper nicht mehr, was Psychiater Depersonalisationserfahrung nennen.

Knapp schaffen sie es noch einmal nach Hause, aber ab jetzt erleben wir dauernd filmische Lichteinbrüche. Die Realität verändert sich, die Ebenen wechseln.

Kate ist wie ein gehetztes Tier, reizbar, braucht ihr Valium, greift sogar Harry an. Sie spürt, dass sie ihre Medikamente braucht, er aber lässt sie - aus seinem Gesundheits-Fanatismus - nicht dran. Bei einem Besuch merkt die Frau des Bruders, dass bei den beiden alles völlig aus dem Ruder läuft. Wheel of Fortune sagt obendrein ein worst case scenario voraus!

Harry verliert seinen Job, bricht daraufhin zusammen und kämpft vergeblich gegen die Stimmen in seinem Kopf.

Sie wird in den Wirbel der Waschmaschine gerissen; die Wohnung spiegelt ihr inneres Chaos, vor dem sie sich verkriecht.

Er landet wieder in der Psychiatrie, muss unter Aufsicht seine Medikamente schlucken, empfindet das als Niederlage, kommt schließlich wieder Zuhause bei seinem Bruder unter.

Er besucht Kate in der Psychiatrie, die viel weniger Lebenswillen hat, wohl auf Grund ihrer noch schlechteren familiären Situation. Sie will nur noch sterben - er überzeugt sie zu bleiben und macht für sie das Wheel of Fortune-Spiel: 1. Not macht erfinderisch! 2. Gott sei Dank gibt es Mädchen! 3. Mach dich aus dem Staub!, sagt das Orakel-Rad. Darauf steigt sie ein und flieht mit ihm trotz Drogenrausches - die extrem langsame Kamera und die eigenartigen Geräusche zeigen ihre Wahrnehmungen.

Zusammen brechen sie in eine Baustelle ein und richten sich dort in einer Pseudowohnung mit Zimmern ein, deren Wände aus Plastikfolien bestehen. Harry entwickelt erstaunliche Energie und baut eine richtige kleine Wohnung in die leere Welt einer leeren Bauruine.

Es gibt Streit, als ihre Sendung nicht kommt, was sie als ganz schlechtes Zeichen interpretiert und ein neuerlicher Amoklauf beginnt. Die Zeichen werden übermächtig, und sie lässt wieder die Medikamente weg!

Es kommt zur Frühgeburt auf der Toilette: Immer wenn etwas nicht klappt, werden die Helfer angeschrien. Enyamusik begleitet sie, als es mit ihr ins Zwischenreich geht. Die Ärzte kämpfen um Kates Leben, wie sie es gelernt haben, und sie machen es gut, ruhig und professionell, aber Kate legt sich wieder quer. Auch können die Ärzte nicht abschätzen, in was für absonderlichen Zuständen sich Kate befindet. Ihre Angst aufgeschnitten zu werden, verhindert den rettenden Kaiserschnitt. So wird die Geburt zur Tortur. Die Herztöne werden schwächer: das Kind ist da, aber Kate geht: sie hat zu viel Blut verloren: sie lieben sich in ihren Bildern, Enyamusik nimmt Kate mit: die Stimmen der Ärzte zeigen es - der Wind kommt wieder und das helle Licht: Kates Blut fließt davon.

Harry und sein Bruder sehen die kleine Tochter, während die tote Kate davongefahren wird. Durch die Glasscheibe sieht Harry das kleine Mädchen, das das Rad des Glücks vorausgesagt hatte, er findet sie wunderschön: „Kümmert ihr euch um sie?!“, fragt er seinen Bruder und kehrt zurück zur Brücke ihrer Selbstmordträume und folgt Kate nach. Im Rückblick ihre Worte: „Jetzt, wo ich weiß was Liebe ist, würde ich es ohne dich hier nicht aushalten.“ Sie fliegen zusammen davon.

Deutung:

Eine psychiatrische Romeo und Julia - Version, die allerdings viel schwerer erträglich ist als das schon tragische Original.

Wie schon so oft erleben wir, wie die Betroffenen durch Absetzen ihrer Medikamente sich mutwillig in ein für sie nicht mehr beherrschbares Schattenelend manövrieren. Das war auch in ***Benny und Joon*** bei letzterer so. Wer Neuroleptika einmal genommen hat, kann nachvollziehen, dass die PatientInnen davon loskommen wollen, weil die ihr Wesen so sehr verändern, aber andererseits halten sie auch die Schattenwesen im Zaum. Das ergibt eine ausweglose Situation: PatientInnen, die nicht mit den Medikamenten wollen, aber nicht ohne können.

Und die allermeisten Betroffenen überschätzen ihre Kräfte und müssen erleben, wie es ihnen nicht gelingt, im Stil von John

Nash, allein mit ihrer Willenskraft mit den Geistern und Schatten, die sie riefen, zurechtzukommen.

Das Erd-Element

Das Erd-Element bestimmt die melancholische Struktur, die zwanghafte oder Zwangsneurose und das psychiatrische Krankheitsbild des Anankasmus, der Zwangskrankheit.

Zwangs-Krankheit

Besser geht's nicht (1997, 133 Min.)

Ein Film von James L. Brooks mit Jack Nicholson als zwanghaftem Schriftsteller Melvin und Helen Hunt als überforderte Mutter und Bedienung Carol.

Alexander aus ***Vincent will Meer*** hat uns gleichsam mit seinen zwangsneurotischen Besonderheiten und Auffälligkeiten schon vorgewarnt für Melvin, der noch an ganz anderen Zwängen leidet. Das Haus zu verlassen, erfordert eine ganze Reihe von Hygiene- und Sicherheits-Riten. Ins Restaurant gelangt er nur über seltsame Schrittmuster, die Pflasterfugen generell meiden. Dort angekommen, packt er sein eigenes, mitgebrachtes Einmal-Plastikbesteck aus. Zu jedem Händewaschen braucht er ein neues Stück Seife. Den Mitmenschen gegenüber zieht er seine für sie offensichtlich verrückten Zwangsmuster gnadenlos und auf grobe Art durch. Obendrein ist er fast immer herablassend und meist beleidigend, weshalb ihn niemand mag und er überall und besonders in seinem Stammlokal, wo „seine Bedienung“ Carol serviert, absolut unbeliebt ist. Er würde von Psychoanalytikern wohl das Adjektiv anal-aggressiv verpasst bekommen.

Seinem homosexuellen Nachbarn, dem Maler Simon und dessen schwarzem Kunst-Manager und Freund Frank gegenüber äußert er sich brüskierend schwulenfeindlich homophob und rassistisch. Simons Hund schiebt er angewidert vor Ekel in den Müllschlucker, damit er auch sicher nie mehr in „sein Treppenhaus“ uriniert. In Melvins Leben geht eigentlich alles daneben wegen seiner Zwänge. Er sagt: „Ich geh mich schnell duschen“ und bleibt stundenlang weg. Beim Flirten ist er unabsichtlich grob beleidigend.

Lediglich die Kellnerin Carol, die allein ihn in seinem Stammrestaurant bedienen darf, kommt noch einigermaßen mit ihm aus, indem sie manchmal einfach widerspricht und sich ihm widersetzt. Als alleinerziehende Mutter ihres asthmakranken Sohnes Spencer ist sie Schlimmeres als Melvin gewohnt. Und als es mit Spencer so schlimm wird, dass sie nicht mehr kommen und arbeiten kann, kommt Melvin an seine Grenze und bekommt ein echtes Problem.

In seiner Not engagiert er den Mann seiner Verlegerin, einen bekannten Arzt, den Jungen zu heilen und bezahlt ihn. Carol ist außer sich vor Glück und sehr dankbar, hat aber auch Angst, er wolle sie damit kaufen und brüskiert ihn entsprechend, indem sie sagt, auch dafür nie mit ihm zu schlafen. Er hat es aber sowieso nicht ihr oder gar ihrem Sohn, sondern ausschließlich sich zuliebe getan, damit er wieder sein zwanghaftes Essensritual mit ihr durchziehen kann.

Aber langsam fängt Melvin an, sich zum Besseren zu entwickeln und der Verdacht liegt nahe, dass es an Carol liegt. Er bringt sogar seine Zwangssymptome allmählich etwas unter Kontrolle. Die Medikamente, die das laut Film angeblich bewirkten, existieren leider nicht oder jedenfalls nur im Film. Eher ist es wohl so, dass sein von ihm ganz egoistisch gemeintes Helfen durch Carols liebevolle Dankbarkeits-Reaktion positiv auf ihn wirkt. So hat er sich mit der Geste, ihr einen guten Arzt zu schicken, tatsächlich selbst noch viel mehr geholfen, als er überhaupt beabsichtigte. Er gehorchte nur seinen Zwängen, aber Carols Reaktion brachte Therapie mit Heilungschancen in Gang.

Dieser neue Trend bewirkt völlige Verhaltensänderungen. So kümmert er sich etwa um Verdell, den Hund seines Nachbarn Simon, den er gerade noch via Müllschlucker für immer entsorgen wollte. Simon ist von einer Jugendbande überfallen und fast tot geprügelt worden. Sein Manager Frank vermittelt die zeitweilige Übernahme der Verantwortung für Verdell auf drastische Art. Melvin gewöhnt sich nicht nur an Verdell, sie fangen an, sich gegenseitig richtig zu mögen. So behält er Verdell gern noch länger, als Simon nach langem Krankenhausaufenthalt im wahrsten Sinne des Wortes niedergeschlagen und unfähig zu malen, obendrein völlig pleite ist.

Melvin fährt Simon sogar in seinem eleganten Cabrio zu dessen Eltern, wo der sie um finanzielle Hilfe bitten will, obwohl sie seit Jahren keinen Kontakt mehr hatten. Melvin bittet Carol, sie zu begleiten und gesteht ihr, er wolle sich für sie ändern. Sie küsst ihn spontan, aber gleich anschließend verletzt er sie wieder. Die Reise endet in Streit und Beleidigungen zwischen beiden auf Grund von Melvins zwanghaften Ungeschicklichkeiten. Aber immerhin hat Carol Simon neuerlich zum Malen inspiriert.

Melvin aber wird immer menschlicher und quartiert Simon bei sich ein, weil der nicht mal mehr die Miete zahlen kann. Simon ist berührt und sie reden erstmals richtig miteinander, wobei Melvin gesteht, wie eigenartig er sich nach den Ereignissen auf der Reise fühle, was ihn richtig verwirre. Simon diagnostiziert bei Melvin akute Verliebtheit und rät ihm, Carol noch gleich in derselben Nacht zu besuchen und es ihr zu sagen. Melvin tut es kurz entschlossen und entgegen all seinen Gewohnheiten und Zwängen und gesteht Carol seine Liebe, worauf sie sich küssend versöhnen.

Deutungsebene 1:
Wir erleben eine Menge Angst- und Abwehrzwänge und wie Impuls und Gegenimpuls zu Entscheidungsschwäche führen. Die Berührungs- und Ansteckungsangst in Verbindung mit dem Hygiene-Wahn zeigt auch stark hypochondrische Züge. Melvins Leben ist in Bewegungsstereotypien und eingefahrenen, zur Angstvermeidung wie einzementierten Mustern erstarrt. Extreme Planungsneigung, etwa beim Kofferpacken und Erstellen der Musik für die Reise, dienen ebenfalls der Angstminimierung. Wo der Plan gestört wird wie beim Abspielen der Musik im Auto, kommt die Angst wieder auf und führt zu - für Nicht-Eingeweihte absurden - Reaktionen.

Deutungsebene 2:
Das Schicksal nimmt Melvin mit seinem Hygienewahn, seinen neurotischen Sicherheitsritualen wie dem Schließzwang, die er rücksichtslos mittels seiner zwanghaften Muster durchzieht, seinerseits ähnlich rücksichtslos in Therapie. Es schlägt hart zu und schleust Verdell, den unhygienischen, lebendigen Hund in seine wie Fort Knox gesicherte Wohnung. Dazu inszeniert es einen Überfall auf seinen verhassten schwulen Nachbarn Simon, was ihm genau den Hund beschert, den er noch vor kurzem im Müllschlucker für immer loswerden wollte. Seine Therapeuten werden ausgerechnet der respektlose Kunsthändler und dieser kleine Hund, der ihn sogar ein bisschen auf den Arm nimmt, sobald er sich angenommen fühlt, etwa wenn er seine Schrittmuster imitiert. Melvin, beziehungsweise der gesunde Kern in ihm, kann einfach nicht verhindern, ihn als einziges Wesen auf dieser Erde menschlich zu behandeln und bald sehr zu mögen.

Deutungsebene 3:
Das Schicksal greift nun immer direkter und härter ein und beschert ihm eine saftige Krise, indem es ihm Verdell, den Hund,

und Carol, „seine“ Bedienung, fast zeitgleich wieder entzieht.

Melvin kann sich die neue Liebe zum Hund Verdell gar nicht wirklich eingestehen und merkt auch erst wie wichtig ihm Carol ist, als sie im Lokal und damit für ihn ausfällt.

Nun zwingt ihn das Schicksal zu bisher undenkbaren guten Taten, wenn auch zunächst aus purem Egoismus bezüglich Carols Sohn und für seinen schwulen Nachbarn, um Carol und Verdell in seiner Nähe zu behalten.

Verdell erkennt offenbar seinen guten gesunden Kern und bevorzugt ihn auch ohne Speck gegenüber Simon, was Melvin selbst erstaunt. Bisher dachte er, sich Zuneigung immer erkaufen zu müssen. Das neben seiner Härte auch wieder gnädige Schicksal schickt ihm diesen kleinen Hund als liebenswerten Lebens-Lehrer.

Als nächstes inszeniert es Krisengespräche mit seinem ursprünglich so verhassten Nachbarn und beide jammern sich ausgiebig die Hucke voll: sie haben Entscheidendes gemeinsam, sind ganz unten - Simon fehlen Arbeit und Erfolg, Melvin fehlen Carol und Verdell. Aber gerade in ihrer geteilten Niedergeschlagenheit, bei Simon auch ganz konkret, bei Melvin im übertragenen Sinn, liegt schon deutlich die Chance zum Wiederaufstieg zu neuen Ufern.

Genau diese bis vor kurzem noch „schwule Schwuchtel“ muss ihm nun seinen Zustand als Liebe zu Carol interpretieren. Melvin weiß, er kann nicht zurück und erkennt immerhin schon, dass Carol ihn aus seinem bisherigen, mit Zwängen so eng durchorganisierten Leben etwas erlöst hat. Obendrein sendet ihm das Schicksal zunehmende Heilungszeichen, hat er doch glatt und wohl erstmalig, in der neuen lebendigen Hektik vergessen, die Tür abzusperren, hat - offenbar ebenfalls erstmals - geküsst und ihr sogar in die Haare gefasst, ohne sich an den darin nachweislich zu Millionen hausenden Bakterien anzustecken.

Deutungsebene 4:

Wie macht das Schicksal eine junge, attraktive Frau wie Carol reif für eine Beziehung mit einem zwanghaft unverschämten und ständig verletzenden Kotzbrocken wie Melvin? Ganz einfach, es lässt sie, sozial am Ende, alleinerziehend und durch die Allergie Ihres Sohnes Spencer vollkommen geschafft und finanziell in die Enge getrieben, merken, wie sie angesichts all dieser Aussichtslosigkeit langsam verbittert.

Als Krönung schickt es ihr noch einen ziemlich normalen Hygienefreak als Liebhaber mit neurotisch-zwanghaftem Vorspielritual, das er fast ohne Beachtung von Carol einfach an ihr durchzieht, und dessen „Lust" schon an ein wenig Kinderschleim scheitert.

Es hilft ihr auch zu erkennen, wie unreif Melvin ist, der vor lauter Zwängen nie gelebt hat und kurz vor einer späten Pubertät steht und erlaubt ihr so, ihm - gleichsam als geübte Mutter - viele Beleidigungen und Ungeschicklichkeiten zu verzeihen.

Deutungsebene 5: Liebe als höchste Therapie

Es ist letztlich wie so oft die Liebe, die Melvin vorsichtig aus seinem Panzer aus Zwängen hervorschauen und seinen an sich liebenswerten Charakter langsam unter seinem Zwangskorsett aufscheinen lässt. Sie ermöglicht ihm auch, das für ihn ungeheure Wagnis eines freieren Lebens zu riskieren: zuerst mit dem Hund, dann mit dem zuerst zusammen- und dann niedergeschlagenen Nachbarn, schließlich und vor allem mit der sich entwickelnden Liebe zu Carol.

Solange er nur in seinen überaus erfolgreichen Liebesromanen von derselben einfühlsam schreibt, tut sich nichts in seinem Leben. Er bleibt ein Trockenkursler, der zwar vielleicht ein bisschen schwimmen, aber dabei nicht nass werden will. Aber als er die Zuneigung fühlt und merkt, dass Verdell, der Hund, nicht nur ein Hygiene-Desaster, sondern auch ein liebenswertes Wesen ist, dass im schwulen Nachbarn ein leidender Mensch steckt, der (seine) Hilfe braucht und dankbar dafür ist, vor allem aber, als Carol ihn auf so ungewohnte Weise verwirrt sein lässt, beginnt sich alles zu bewegen und sein Leben kommt erstmals etwas in Gang und sogar ein wenig in Fluss. Er kann plötzlich mit der ihm unbekannten Kraft der Zuneigung und Liebe sogar Zwänge überwinden und zu sich finden und so auch zu Carol.

Es ist wieder der vertraute christliche Meta-Satz „Liebe deinen Nächsten wie dich selbst." Wo es nicht mit einem selbst beginnt, hat es mit anderen keine Chance. Das hat Julia Roberts als Maggie Carpenter in ***Die Braut, die sich nicht traut*** (Bd.1) Länge mal Breite ausprobiert. Solange sie sich nicht kennt und zu sich nicht „ja"-sagen kann, wird das mit den anderen sicher nichts. Ausführlich dargestellt in *Glücklich mit mir selbst.*

Deutungsebene 6: Tiere als Therapeuten

In unserer überwiegend materialistischen Gesellschaft wird der (psycho-)therapeutische Einfluss von Tieren sehr weitgehend unterschätzt. US-Psycho-Physiologe Prof. James Lynch hat schon vor Jahrzehnten festgestellt, dass Hunde die einzigen Wesen sind, mit denen Hochdruck-Patienten auf Augenhöhe kommunizieren können und das auch noch, auf von den Vierbeinern gleichsam erzwungenen, körperlich sehr gesunden Spaziergängen. Ein Hund bringt also eine Art psychosomatisches Heilverfahren mit sich in die Beziehung zu seinem Herr(ch)en.

Persönlich konnten wir beide, Margit und ich, erleben, wie die Sorge für ein Pferd ein kleines Mädchen selbst durch (s)eine Heroin-Sucht-Phase begleitete und nie ganz untergehen ließ.

Im Taschenbuch *Das Tier als Spiegel der menschlichen Seele* sind zusammen mit der Tierärztin Irmgard Baumgartner viele berührende und ganz erstaunliche Heilungen durch Tiere zusammengetragen.

Deutungsebene 7:
Zwangs-Rituale helfen, Angst und damit Enge zu ertragen. Lateinisch „angustus" heißt „eng". Das ist zwar kein befriedigender Weg, aber immerhin einer. Hans Blüher hat einmal Neurosen als verpfuschte Sakramente oder Rituale bezeichnet. Für Zwangsrituale ist das nach den Erfahrungen der Schattentherapie ganz sicher der Fall.

Wo die Weite der Liebe einzieht, verliert die Enge alle Macht, so wie Dunkelheit dem Licht ganz leicht und wie von selbst weicht.

Wo es gelingt, die Enge der aus Angst geborenen Zwangsrituale durch die Bewusstheit einer Bewusstseins-Erweiterung zu durchschauen, können die Zwänge weichen. Deshalb ist Schattentherapie, die auch Zwangs-Symptome bis an deren Wurzeln zurückverfolgt, als - meines Wissens - einzige Psychotherapie hier wirksam. Sie zielt auf der ganzen Linie auf Bewusstseins-Erweiterung und löst die Enge und Angst, in der sich die Zwangs-Rituale zu deren Abwehr entwickelten.

Fragen, die ZuschauerInnen sich stellen könnten:

1. Welche Ängste plagen mich?
2. Finde sich Anzeichen von Hypchondrie auch bei mir?
3. Wie groß ist meine Ansteckungsangst? Projiziere ich sie auf andere?
4. Welchen Zwangshandlungen bin ich unterworfen?
5. Was haben mich Tiere schon gelehrt?
6. Was konnte ich bisher von meinen Feinden lernen?
7. Haben mich Krankheitsbilder schon in die Enge getrieben?
8. War die Liebe mir auch schon Lehrerin?
9. Wo haben sich in meinem Leben verpfuschte Rituale zu Zwängen ausgewachsen?

Das Wasser-Element

Es prägt die depressive Struktur, die gleichnamige Neurose und die schwere psychiatrische Form der Depression.

Sie ist das häufigste psychiatrische Krankheitsbild nach den Angst-Syndromen. Und trotzdem gibt es wenige Filme zum Thema, dic auch nie erfolgreich wurden. Kaum jemand will sich offenbar mit diesem Thema befassen.

In Depression und Melancholie wird die Nähe der beiden weiblichen Elemente sehr deutlich. Susan Sonntag sagte einmal, Depression sei wie Melancholie ohne deren Charme.

Einsam Zweisam *(110 Min. 2019)* vom französischen Regisseur Cédric Klapisch) zeigt, wie Einsamkeit zur Krankheit werden kann und sich zuerst in Schlafproblemen ausdrückt, sich dann aber auch in Panik-Attacken auswachsen kann.

Die Pharma-Forscherin Mélanie und der Call-Center-Arbeiter Rémy leben in größter Nähe in Paris, ohne sich zu kennen, geradezu ein Symbol für die seelische Vereinsamung bei größter physischer Enge in den Ballungs-Zentren der Moderne. Unabhängig voneinander versuchen sie übers Internet Partner zu finden und scheitern drastisch. Ihre Wege kreuzen sich ständig, vom Einkaufen bis zur Psychotherapie, der sich beide unterziehen und dabei auch frühe Traumata aufdecken. Die Parallelität ihrer Erfahrung verdeutlicht das Muster des Einsamkeits-Problems. Kennen lernen sie sich am Ende über die einzig noch funktionierende persönliche Beziehung zum Besitzer eines Ladens, wo beide einkaufen. Er lädt beide in einen Tanzkurs ein, wo sie einander schließlich nicht entkommen können.

Der Film ***Melancholia*** *(135 Min. 2011)* des Regisseurs Lars von Trier sei hier nur kurz erwähnt und ist als anspruchsvoller Kunst-Film ähnlich schwer zu ertragen wie sein Thema, die Depression.

Alles bewegt sich wie in Zeitlupe, als würde man gegen eine zähe Masse Kaugummi ankämpfen und vermittelt einen Eindruck der Lebensstimmung bei Depressionen beziehungsweise ihr völliges Fehlen. Die „lichte" Seite der Depression zeigt sich aber am Ende des Films als Justine, die Hauptdarstellerin, mit dem drohenden Weltuntergang gefasst und gelassen umgeht, hat sie doch genug Erfahrung mit dem inneren Untergangsgefühl.

Neurologische Krankheitsbilder

Zeit des Erwachens (1990, 116 Min.)

Der Film basiert auf wahren Begebenheiten, die der Arzt Oliver Sacks in den 60-er Jahren in einer New Yorker Klinik erlebte.

Nach jahrelanger Forschungsarbeit bewirbt sich der Arzt Dr. Malcolm Sayer (Robin Williams) für eine Arztstelle am Bainbridge Hospital für chronisch kranke Patientinnen, von denen es die meisten nie mehr verlassen werden, wie die fünfzehnköpfige Patienten-Gruppe, die völlig teilnahmslos und katatonisch - mit der Diagnose Europäische Schlafkrankheit - dort nur verwahrt wird.

Nur Dr. Sayer glaubt, dass der Geist in ihren teilnahmslosen Körpern noch am Leben ist und versucht, sie ins Leben zurück zu locken. Durch Zufall entdeckt er, dass die Patienten gar nicht wirklich apathisch sind, sondern auf bestimmte Reize reagieren, etwa zugeworfene Dinge auffangen. Mit einer Mischung aus Forschergeist und Mitgefühl beginnt er, sich intensiver mit dem Patienten Leonard zu beschäftigen und animiert ihn, auf einer Buchstabiermaschine seinen Namen zu schreiben. Leonard aber, bravourös dargestellt von Robert De Niro, schreibt den Titel des Rilke-Gedichts „Der Panther". Das verstärkt Sayers Überzeugung, dass die völlig verkrampften, d. h. katatonen PatientInnen innerlich tatsächlich wach seien und an einer Art Locked-in-Syndrom litten, sich also nur nicht bewegen und äußern könnten.

Als Sayer von dem Medikament L-Dopa hört, möchte er es seinen katatonischen Patienten verabreichen. L-Dopa ist synthetisches Dopamin, ursprünglich zur Behandlung von Parkinson-PatientInnen entwickelt. Sayer interpretiert das Syndrom seiner Patienten als eine Art „konzentrierten Parkinson" und beginnt,

Leonard mit Einverständnis seiner Mutter damit zu behandeln und erlebt ein Wunder: Leonard wacht buchstäblich auf und kann wieder sprechen, sich normal bewegen, essen und trinken und am Leben teilnehmen wie schon seit Jahren nicht mehr, und er verliebt sich in eine junge Besucherin.

Dr. Sayer überredet den Klinik-Aufsichtsrat und die Mäzene der Klinik, das teure Medikament auch den anderen vierzehn Betroffenen geben zu können. Nach deren zögerlicher Zustimmung beginnt die „Zeit des Erwachens". In 14 weitere, bis dahin erstarrte PatientInnen kehrt das Leben zurück und rührende Szenen brechen sich Bahn und erwecken die Station zu neuem Leben. Die Patienten holen Jahrzehnte Versäumtes nach, beschäftigen sich miteinander und bilden eine lebendige und lebhafte Gemeinschaft.

Obwohl sich bei Leonard bald schwere Nebenwirkungen zeigen, verlangt er, in Freiheit spazieren gehen zu dürfen. Als ihm das verwehrt wird, versucht er, gewaltsam auszubrechen. Außerdem entwickelt er erhebliche Bewegungsstörungen und wiegelt die anderen PatientInnen gegen die Gefangenschaft in der Klinik auf.

Das Wunder ist nicht nachhaltig, L-Dopa kann die PatientInnen nur für kurze Zeit zurückholen und entwickelt obendrein starke Nebenwirkungen. Am Ende fallen Leonard und seine Leidensgenossen ins katatone Koma zurück.

Doch da das Pflegepersonal nun erlebt hat, wie wach, emotional und fühlend die Menschen in den nur scheinbar leblosen Körpern sind, werden die PatientInnen fortan mit mehr Zuneigung, Zuwendung und Respekt versorgt und behandelt. Das Personal entwickelt sich, und Dr. Sayer, ursprünglich ein ziemlich verschrobener Bücherwurm, hat in Leonard eine Art Freund gefunden und in der Stationsschwester eine Verbündete und vielleicht mehr. Auch er und sie erwachen auf ihre Art und arbeiten weiter engagiert für das Erwachen ihrer Schutzbefohlenen.Dr.

Sayer forscht weiter an neuen Medikamenten, die Patient-Innen helfen und sie befreien könnten, und hat auch noch einige Erfolge, doch ein so spektakuläres Erwachen wie beim ersten Mal ereignet sich nie wieder.

Deutungsebene 1:
Der Film zeigt uns, wie wenig wir ins Innere von Menschen schauen können, und wie wir immer Menschen bleiben, egal was unserem Körper widerfährt. Wir wären gut beraten, alle Menschen und Wesen als fühlende Wesen zu begreifen, wie es uns die Lebensphilosophie des Buddhismus so wunderbar nahebringt.

Deutungsebene 2:
Der Film verrät auch, wie eng die Entwicklung der PatientInnen mit der ihrer BetreuerInnen verknüpft ist, wir wachsen mit unseren Schutzbefohlenen oder nicht. Das ist das Wundervolle an diesem Beruf, dass er uns wachsen lässt, während wir Wachstum anregen.

D. h. aber umgekehrt auch: wenn wir stagnieren, können wir unsere PatientInnen ebenfalls nicht wesentlich weiter bringen. Wir sind also angehalten, uns ständig weiter zu entwickeln, um ihrer Entwicklung zu dienen und sie weiter begleiten zu können.

Deutungsebene 3:
Dr. Malcolm Sayer ist ein leuchtendes Beispiel, was Forschung in Verbindung mit Empathie vermag. Eigentlich ein zwanghafter Erbsenzähler, Bücherwurm und eigenartiger, dabei aber liebenswerter und -würdiger Kauz, der sich jahrelang in der Wissenschaft vor dem Leben versteckt hielt, ist er mit seinen PatientInnen zu Leben erwacht. Er hat die Krankenschwester als liebenswerte Kameradin entdeckt und wenn er so weiter macht, wird er sie möglicherweise - nach einer verspäteten Pubertät - auch noch als Frau entdecken. Sie könnte ihm da entscheidend auf die Sprünge helfen.

Er hat einen Freund im Sinn der Freundschaftsliebe Philia in Leonard gefunden und der sich eine Freundin. Das aufkeimende Leben hat auch die Profis infiziert.

Der Film macht deutlich, wie dringend in jedem Arzt auch ein Forscher stecken sollte und in jedem Forscher ein Arzt. Was für ein wichtiger, tiefer Gedanke, in den katatonen Zuständen der PatientInnen eine konzentrierte Form von Parkinson zu sehen, dieses Muster zu erkennen und daraus eine Therapie zu entwickeln!

Durch klares logisches Denken und Vergleichen hat Ignaz Semmelweis die moderne Hygiene begründet und ungezählte Frauen vor dem Kindbett-Fieber gerettet. Ähnlich hat die Krankenhausärztin Mary Newport durchs Studium von Büchern und Forschungsarbeiten erkannt, was ihrem an Alzheimer erkrankten Mann Steve fehlt und das Krankheitsbild dieser Demenz als Typ 3 Diabetes entlarvt. Durch logische Überlegung hat auch der Vater und Diplomat aus ***Lorenzos Öl*** (Bd. 1) das Leben so vieler Kinder gerettet.

Deutungsebene 4:

Aber entscheidender war wohl noch, dass Semmelweis die Prostituierten im Herzen Leid taten, dass Lorenzos Vater seinen Sohn liebte und Mary Newport ihren Mann Steve. Und wieder erleben wir, was die Liebe vermag. Als Leonard noch einen letzten Tanz, schon von den Nebenwirkungen des L-Dopa geschüttelt, mit seiner jungen Liebe wagt, wird er ganz ruhig und die Nebenwirkungen treten zurück und verschwinden zeitweilig sogar ganz.

Fragen, die ZuschauerInnen sich stellen könnten:

1. Was für Altlasten könnten in mir ruhen?
2. Welche Schatten in mir schlummern?
3. Wo verschließe ich mich - freiwillig - vor der Welt und ziehe mich in mein Schneckenhaus zurück?
4. Was könnte ich tun, um mehr aus mir herauszugehen? Mich

mehr zu zeigen und auszudrücken?

5. Wo könnte ich den Forscher, den wachen Beobachter, den Dr. Sayer in mir einsetzen?
6. Interessiere ich mich für mich und was in mir alles verborgen schlummert?
7. Und für das, was in anderen Menschen verschüttet ruht?

ALS

Das Glück an meiner Seite (2014, 102 Min.)

Ein Film von George C. Wolfe mit Hilary Swank, einer ALS-Kranken und ihrer freundschaftlichen Beziehung zu ihrer Pflegerin.

Kate ist eine erfolgreiche Pianistin, als sie die ALS-Diagnose bekommt und ihren Beruf nicht mehr ausüben kann. Ihr beruflich stark engagierter Ehemann Evan fällt für die Pflege aus und so wird eine Pflegerin notwendig. Trotz vieler sehr besser qualifizierter Bewerberinnen entscheidet sich Kate zum Entsetzen ihres Mannes für die unerfahrene und obendrein chaotische Bec. Als Evan fremdgeht und Kate und das gemeinsame Haus anschließend verlässt, wachsen die beiden Frauen immer mehr zusammen. Einerseits bringt Bec mit ihrer Naivität vieles durcheinander, andererseits bringt ihr Humor auch wieder Lebendigkeit in Kates Leben. Bei allem durch ihre Art entstehenden Chaos, wächst Bec mit ihrer Aufgabe und im gemeinsamen Alltag und entwickelt sich zu einer letztlich verantwortungsbewussten Pflegerin, vor allem aber liebevollen Freundin.

Deutungsebene 1:
Der Film zeigt, wie wichtig - im Notfall - eine gute Pflegerin, aber wie viel wichtiger - in jedem Fall - eine beste Freundin ist. Insofern zeigt sich eine gewisse Ähnlichkeit zum französischen Film ***Ziemlich beste Freunde***, wo ebenfalls ein anfangs indiskutabler Helfer sich zum besten Freund mausert und das Leben seines querschnittsgelähmten Chefs dadurch wieder lebenswert wird.

Deutungsebene 2:
Die Freundschaftsliebe Philia erweist sich hier als deutlich wichtiger als die Partnerliebe der Erotik. Letztere entgleist in der Beziehung rasch, erstere entwickelt sich in schwieriger Zeit immer mehr.

Fragen, die ZuschauerInnen sich stellen könnten:
1. Ein Damoklesschwert wie das einer ALS-Diagnose könnte über jedem von uns hängen. Was bedeutet das für mich?
2. Kann ich mir solch einen Film überhaupt zumuten, oder muss ich so ein Thema verdrängen, um mein Leben halbwegs auf die Reihe zu bekommen?
3. Habe ich eine beste Freundin für - wirklich - alle Fälle oder einen besten Freund?
4. Könnte meine erotische Partnerschafts-Beziehung diese Ebene der Philia noch integrieren? Und gäbe es obendrein auch noch Raum für Agape, die göttliche Liebe?

Locked-in Syndrom

Schmetterling & Taucherglocke (2007, 112 Min)

In dem französischen Film geht es um das Locked-in Syndrom. Eingesperrt im eigenen Körper, kann der Hauptdarsteller nur noch ein Augenlid bewegen. Diese völlige Reduzierung der kommunikativen Fähigkeiten führt in extreme Isolierung. Es handelt sich um eine Filmbiografie des Regisseurs Julian Schnabel nach einem Drehbuch von Ronald Harwood, basierend auf der gleichnamigen autobiografischen Lebensgeschichte von Jean-Dominique Bauby, dem am Locked-In-Syndrom erkrankten ehemaligen französischen Elle-Chefredakteur. 1995 wird er mit 42 Jahren aus buchstäblich heiterem Himmel durch einen Schlaganfall im Hirnstammbereich aus seinem von Glamour und High-Style geprägten Society-Leben gerissen. Jean-Do, wie er von Freunden genannt wird, fällt drei Wochen lang in ein tiefes Koma. Als er daraus wieder erwacht, kann er nur noch sein linkes Auge bewegen. Sein Körper(haus) wird zu seinem Gefängnis, sein Geist jedoch ist ohne Einschränkungen aktiv und er bekommt alles mit, was um ihn und mit ihm geschieht. Mediziner attestieren ihm das sogenannte Locked-in-Syndrom. Seine Logopädin Henriette Durand bewegt ihn zu einer mühsamen, aber möglichen Kommunikation über eine Buchstaben-Tafel mit allen Buchstaben, geordnet nach Häufigkeit im Französischen. Sie liest ihm die Buchstaben vor und sobald sie den richtigen nennt ist, bestätigt er blinzelnd und mit links. Aber das ist mühsam und Jean-Do ist unwillig, verzweifelt, fühlt sich eingeschlossen und hat nur den Wunsch, rasch zu sterben. Seine Physiotherapeutin Marie Lopez hilft ihm, Lippen und Zunge zu trainieren, aber zu mehr als Grunzlauten reicht es nicht. Die beiden wundervoll (engagiert)en

Therapeutinnen erreichen aber immerhin, dass er seine Situation annimmt und für sich einen Ausweg findet, der ihm einen ganz neuen Lebensweg eröffnet.

Mit (s)einem Augenzwinkern diktiert Jean-Do seine Geschichte und lässt sein Leben nochmals Revue passieren. Dabei stößt er auf immer tiefere Gedanken und findet in diesen Seelenwelten die Erkenntnis, Glück bedeute zu lieben und geliebt zu werden.

Jean-Do erkennt, dass er geistig wach und frei ist wie nie, wie ein Schmetterling. Mit seiner Kreativität und aus seinen Erinnerungen diktiert er Buchstabe für Buchstabe mit der neuen, immer flüssiger werdenden Kommunikationsmethode (s)ein ganzes Leben und Buch.

Das seltene Krankheitsbild bringt viel Ehrlichkeit in seine Beziehungen zu den ihm nahestehenden Menschen. Seine frühere Frau, Mutter seiner drei Kinder, die er erst vor kurzem verlassen hatte, besucht ihn erst allein, dann mit ihren Kindern. Seine aktuelle Geliebte kommt nicht und lässt - unter Liebesbezeugungen - ausrichten, sie wolle ihn lieber so erinnern wie er vor dem Schlag(anfall) war.

Jean-Do begreift, wie erfolgreich, aber auch wie wenig liebenswert er war, sodass er in der größten vorstellbaren Krise nur die Zuwendung seiner wirklichen Frau und der Kinder und der beiden wundervollen professionellen Therapeutinnen bekommt, sein Vater ist zu alt, ihn zu besuchen.

Schließlich bringt er sein Buch gerade noch zu Ende und stirbt 10 Tage nach Erscheinen. Es erreicht die Seelen ungezählter LeserInnen und wird ein großer Bestseller.

Deutungsebene 1:

Sein (Schicksals-)Schlag(anfall) beendet zumindest eine Illusion, möglicherweise auch ein Leben, das ihn weniger weit gebracht hätte als dieses körperlich eingeschlossene Ende, das zugleich eine Befreiung seines Geistes bewirkte.

Er hatte gerade seine Familie verlassen, die ihn und seine Seele über diese Herabsetzung hinaus liebt, und sich einer Geliebten zugewendet, die ihn offenbar nur als erfolgreichen Society-Star wollte und der seine freie Seele in einem dermaßen gehandikapten Körper keinen einzigen Besuch wert war, oder die das einfach nicht schaffte.

Diesen Fehler hat sein Schicksal an seiner Stelle korrigiert, indem es ihm die Frau zurückbrachte, die seine Seele meinte und die ihn wahrscheinlich mehr aus Liebe liebte.

Deutungsebene 2:
Film und Buch zeigen wundervoll deutlich, wie sehr *Krankheit als Weg* zu verstehen ist und wie sehr auch als *Sprache der Seele*, denn ohne den Schlag auf tiefer Ebene wäre er wahrscheinlich weiter mit der falschen Frau einen Weg gegangen, der seine Seele nicht weitergebracht hätte. So aber wurde er plötzlich ganz ehrlich mit sich und konnte sich selbst erkennen, wenn das auch ein deprimierendes Erwachen war und er erkennen musste, wie er immer Erfolg über Liebenswürdigkeit gestellt hatte.

Deutungsebene 3:
Wir erkennen daran einmal mehr, dass Erfolg und Glück zweierlei sind und aus ersterem kein Glück folgt, sondern nur aus Liebe. Als er das erkannt hatte, konnte er in Frieden gehen. Seit seinem ersten, spontanen Wunsch zu sterben, der aus einem Beleidigtsein mit seinem Schicksal erwuchs, hatte er so viel und das Wesentliche gelernt. Das wäre wohl kaum passiert, wenn er sein Highlive auf Schickeria-Ebene noch Jahrzehnte weitergeführt hätte.

Deutungsebene 4:
Der Film zeigt, wie die Macht des Schicksals uns jederzeit in jeder Hinsicht treffen und uns alles nehmen kann, um unseren Weg

und uns selbst oder gar das Selbst zu finden. Nichts ist diesbezüglich undenkbar, nichts für das Schicksal unerreichbar. Auch seine Ärzte stellen staunend fest, keine Ursache für den Schlag zu erkennen, denn Jean-Do hat nicht geraucht, nicht zu viel getrunken, war nicht übergewichtig - nichts von all dem - und doch solch ein Schlag(anfall).

Wer das zu Ende denkt, wird erkennen, dass immer „Sein Wille" geschieht, und es einfach eine Frage der Intelligenz ist, es anzuerkennen - je früher, desto besser.

Fragen, die ZuschauerInnen sich stellen könnten:

1. Wer würde wohl zu mir halten, wenn mir Ähnliches widerführe?
2. Liebt mich jemand so, dass ich mir das vorstellen kann?
3. Bin ich so liebenswert, dass das sogar einige für mich täten oder bin ich nur erfolgreich und reich?
4. War ich auch schon einmal mit meinem Schicksal so unausgesöhnt, dass ich mich beleidigt vom Leben zurückziehen wollte?
5. Kann ich mir vorstellen, nochmals eine ganz neue Sprache zu lernen, um mich wieder auszudrücken?
6. Wie ist mein Schicksalsbezug? Kann ich „Seinen Willen" akzeptieren?
7. Mich ihm gegebenenfalls fügen, auch bei sehr schwierigen Prüfungen?

Querschnittslähmung

Der in Bd. 1 beschriebene Film ***Ziemlich beste Freunde*** ist eine gute Einführung in dieses Thema. Sie kostet gleichsam das halbe Leben, der untere Teil stirbt quasi und alle Aufmerksamkeit muss sich auf den oberen richten. Vielleicht war der untere früher überbetont?

Das Meer in mir (2004, 125 Min.)

Ein Film des spanischen Regisseurs Alejandro Amenábar (Original: Mar Adentro) handelt von der authentischen Geschichte des galizischen Seemanns Ramón Sampedro (1943-1998), der als Tetraplegiker, d. h. Querschnittsgelähmter auf Halswirbelsäulen-Höhe und bis auf den Kopf völlig bewegungsunfähig, über Jahrzehnte für das Recht auf aktive Sterbehilfe vor Gericht kämpfte. Die Geschichte ist so einfach wie brutal und wunderbar dargestellt von Javier Bardem. Im Alter von 25 Jahren erleidet er einen Badeunfall, bei dem er sich bei einem Sprung ins zu flache Wasser das Genick bricht.

Seitdem ist er in einem völlig unbeweglichen, unempfindlichen Körper eingesperrt, empfindet sein Leben als unwürdig und nicht mehr l(i)ebenswert und hat nur noch den einen großen, aber verbotenen Wunsch, „in Würde" zu sterben und sich das Leben zu nehmen. Nur das kann er als Paraplegiker nicht. Er braucht dazu Hilfe und das ist in Spanien und in den meisten anderen Ländern wegen der Vorsätzlichkeit Mord. Seine Familie ist gespalten, sein Bruder lehnt seinen Wunsch prinzipiell ab, seine Schwägerin, die ihn aufopferungsvoll pflegt, ist sich unsicher, weil sie Ramón auch sehr liebt und respektiert. Mit seinem Vater kann er gar nicht darüber sprechen und sein Neffe ist zwischen allen Stühlen. Spaniens Gerichte und die katholische Kirche verweigern Ramón die aktive Sterbehilfe, erstere hören ihn nicht mal an, letztere verbergen ihre Unfähigkeit, sich überhaupt einzufühlen, hinter religiösen Standard-Floskeln.

Lediglich der Verein „Würdevoll sterben", dem sich Ramón angeschlossen hat und in dem er die Freundin Gené findet sowie die an der seltenen Erbkrankheit Cadasil leidende Rechtsanwältin Julia unterstützen ihn. Deren sehr seltenes Krankheitsbild führt als dominant vererbte Erkrankung unweigerlich zu Attacken von Minder-Durchblutung des Gehirns und vor allem zu Infarkten der kleinen Gehirnarterien, was sich in einer Vielzahl von Schlaganfällen zeigt und über Lähmungen zu schweren Ausfällen und häufig auch zu Demenz führt.

Entgegen seiner eigenen Meinung, sich gar nicht mehr verlieben zu können, verliebt sich Ramón in die verheiratete Julia, wie auch umgekehrt. Nach einem innigen Kuss teilen sie neben ihrer Liebe auch die gemeinsame Todessehnsucht und beschließen, nach dem von Julia initiierten Erscheinen von Ramóns Gedichten in Buchform, gemeinsam zu sterben. Julias Versprechen, ihn und sich selbst am Tag der Veröffentlichung seines Buches umzubringen, gibt Ramón neue Hoffnung auf (s)ein Ende. Aber als das Buch erscheint, hält sich Julia nicht an die Vereinbarung und kommt nicht. Wir erfahren nicht, ob sie schon nicht mehr in der Lage ist, diesen Vorsatz umzusetzen, oder einfach nicht mehr will. Stattdessen sehen wir sie innig mit ihrem Ehemann.

(S)einen Gerichtsprozess für die Legalisierung der Sterbehilfe haben Ramón und seine Unterstützer längst verloren, er wird nicht einmal angehört, weil Sterbehilfe tabu bleiben soll. Müde vom langen Kampf gegen die Bürokratie, sieht er als einzige Lösung den assistierten Selbstmord, bei dem niemand dafür belangt werden kann.

Und da ist zur (Er-)Lösung Rosa, eine einfache Arbeiterin und Hobby-Radio-Moderatorin. Ihre beiden Kinder allein erziehend und von Männern nachhaltig enttäuscht, liebt sie Ramón und will ihn durch Vermittlung von Lebensfreude heilen, aber auch für sich haben. Ramón macht ihr mit der Zeit klar, dass das keine wirkliche Liebe sei, denn eine solche würde seinen Wunsch zu gehen, respektieren. Rosa ist erst entsetzt, aber sie gibt (ihn) nicht auf, versteht ihn schließlich und willigt ein. Zum Abschied holt sie ihn zu sich ans Meer, von dem er träumt, seit er nach seinem fast tödlichen Sprung (s)eine Nahtod-Erfahrung hatte.

So kann er von ihr und anderen Freunden unterstützt, vor laufender Kamera und in Eigenregie mit einem Strohhalm eine Zyankali-Mischung trinken und ins Meer zurückkehren, wo er schon vor vielen Jahren fast gestorben war, und das jetzt endlich will.

Zum Schluss besucht Gené, Ramóns langjährige Freundin vom Verein „Würdevoll sterben", die im Rollstuhl sitzende Julia und übergibt ihr einen Abschiedsbrief von Ramón, doch Julia ist schon so tief ins große Vergessen der Demenz abgetaucht, dass sie sich gar nicht mehr an ihn erinnert.

Beide Frauen schauen aufs Meer, und wir hören von Ramón Sampedro selbst eines seiner Gedichte über Julia und sich und ihre gemeinsame Sehnsucht nach (Er-)Lösung:

Ins Meer hinein, ins Meer,
in seine schwerelose Tiefe,
wo die Träume sich erfüllen,
und Zwei in einem Willen sich vereinen,
um zu stillen eine große Sehnsucht.

Ein Kuss entflammt das Leben
mit einem Blitz und einem Donner,
und sich verwandelnd
ist mein Körper nicht mehr Körper,
als dräng' ich vor zum Mittelpunkt

des Universums.
Die kindlichste Umarmung
und der reinste aller Küsse,
bis wir beide nicht mehr sind
als nur noch eine große Sehnsucht.

Dein Blick und mein Blick
wortlos hin und her geworfen,
wie ein Echo wiederholend: tiefer, tiefer,
bis weit jenseits allen Seins,
aus Fleisch und Blut und Knochen.

Doch immer wach ich auf
und immer wär' ich lieber tot,
um endlos mich mit meinem Mund
in deinen Haaren zu verfangen.

Deutungsebene 1:
Der Film schildert am Beispiel der Menschen aus Ramóns unmittelbarem sozialen Umfeld und jenen, denen er bei seinem Prozess begegnet, die unterschiedlichen Haltungen und Emotionen, die sein Wunsch nach assistierter Sterbehilfe auslöst. Insofern ist der künstlerisch anspruchsvolle Film ein wesentlicher Beitrag zu der auch in vielen anderen Ländern geführten Debatte. So viele Positionen so einfühlsam ins Spiel des Lebens und Sterbens einführend, kann er zur Grundlage einer differenzierten Auseinandersetzung werden. Indem er das langjährige Martyrium von Ramón mit dessen sehnlichstem Wunsch nach sterbender Erlösung zum Ausgangspunkt nimmt, bringt er wohl auch Menschen, die sonst entschieden gegen Sterbehilfe sind, zum Umdenken und auf Ramóns Seite.

Deutungsebene 2:

Einzigartig an „Mar adentro" ist, wie der Regisseur das ursprüngliche Todeserlebnis beim Sprung ins zu flache Wasser immer wieder als wundervollen Übergang in eine lichtere und schönere Welt darstellt, so wie ihn Ramón erlebt hat. Dieser Blickwinkel lässt Sterben insgesamt als jenes wundervolle Ereignis und Ende des Lebens erscheinen, das praktisch alle Religionen und Traditionen darin sehen, den Moment der (Er-)Lösung.

Insofern wird auch Ramóns sehnsüchtiger Wunsch dorthin zurückzukehren - für ihn ins Meer, weil er es im Meer erlebt hat - nachvollziehbar und sogar verständlich. Es ist diese Sehnsucht, wieder in die Einheit ein- und zurückzukehren, die wir in der Moderne solide verdrängt und in Konsumwelten erstickt haben.

Aber Ramón darf nicht zurückkehren, er muss bleiben, um nach Ansicht des erbarmungslosen Staates und der ihn prägenden und in seinem und ihrem Schatten sich als gnadenlos erweisenden Religion in seinem Körpergefängnis auszuharren.

Deutungsebene 3:

Aus einem anderen Blickwinkel muss er noch bleiben, um die Liebe in ihren verschiedenen Varianten zu erfahren - von den leeren Wort-Hülsen des ebenfalls gelähmten Priesters, der ihn rasch aufgibt, als Ramón auf sein katholisches Gesäusel nicht einsteigt, über Rosas sich von der besitzergreifenden zur aufopfernd entwickelnden Liebe bis zu jener großen erotischen Liebe zu Julia, die in diesem Leben ohne Erfüllung bleiben muss, und zur selbstlosen Liebe seiner Schwägerin Manuela. Und Ramón muss lernen Hilfe anzunehmen, um sie geradezu zu betteln, um Er-Lösung zu erbitten und endlich zu finden.

Vielleicht sollte Ramón auch lernen, die Ebenen der Liebe von Manuela und Rosa mehr zu schätzen und die große erotische Liebe, die ja von Julia wiederum enttäuscht wird, nicht länger an erste Stelle zu stellen. Aber mit dieser hat sein besonderer Weg begonnen, schaute er doch nach einem Mädchen aus, bevor er den schicksalhaft-fatalen Sprung ins Meer tat.

Deutungsebene 4:

Ramón empfindet das Leben im vollständig gelähmten Körper als Hölle, seine veröffentlichte Gedichtsammlung heißt bezeichnenderweise „Briefe aus der Hölle“, und den schon einmal im Ansatz erlebten Tod als Himmel. Insofern träumt er dieses 29 Jahre lang eingesperrte Leben vom Himmel im Meer, der ihn schon einmal fast zurückgeholt hatte.

Deutungsebene 5:

Ramóns Geschichte und das Film-Kunstwerk von Meister-Regisseur Alejandro Amenábar brachten die Diskussion über Sterbehilfe in Spanien erst so richtig in Gang. Rosa, in Wirklichkeit, Ramona Maneiro, gestand ihre Tat nach Ablauf der Verjährungsfrist am 12. Januar 2005, was dafür spricht, dass sie darunter gelitten hat und sich nach dieser frühest möglichen Beichte sehnte, ohne ins Gefängnis zu müssen.

Dass sie für diesen Akt der Liebe in Spanien ins Gefängnis müsste, wird von vielen kritisiert und von vielen begrüßt. Der Film kann diese Frage auch letztlich nicht entscheiden, aber er kann feste Standpunkte verunsichern durch sein tiefes Einlassen auf die individuelle Situation von Ramón.

Die Fakten sind: Gerichte in Barcelona und La Coruña haben Ramóns Bitte um unterstützten Freitod ebenso abgewiesen wie das spanische Verfassungsgericht und das Europäische Parlament. Trotz seiner akribischen Planung und der Video-Aufzeichnung seines Selbstmordes, wurde seine Freundin Rosa alias Ramona Maneiro angeklagt. Wahrscheinlich wäre sie auch verurteilt worden, hätten sich nicht Tausende mutige Spanier mit Ramón Sampedros Freitod solidarisch erklärt und sich selbst der Tat bezichtigt. Angesichts der dadurch drohenden juristischen Farce, wurde das Verfahren gegen Ramona Maneiro 1999 eingestellt.

Fakt ist leider auch, dass die Vertreter einer Religion, die ständig von Erbarmen und Gnade sprechen und dann so erbarmungs- und gnadenlos urteilen, damit ihr Gerede als Geschwafel entlarven und demonstrieren, wie tief sie in den Schatten gesunken und wie weit sie ihre Religion in die Unglaubwürdigkeit mitgerissen haben.

Deutungsebene 6: unsere Haltung

Persönlich würden wir, Margit und Ruediger, jedem von Selbstmord oder Freitod abraten. Zu sehr entsprechen unsere Erfahrungen denen im wundervollen Film ***Jenseits des Horizonts*** *(Bd. 1)* dargestellten Konsequenzen.

Fragen, die ZuschauerInnen sich stellen könnten:

1. Wie ist meine grundsätzliche Haltung zum Thema Freitod?
2. Wie würde ich mich entscheiden, wenn ich in Ramóns Haut steckte?
3. Kann ich beide Seiten spüren und nachfühlen?
4. In welche Figuren und Positionen kann ich mich einfühlen?
5. Würde ich mich komplett heraushalten wie Ramóns Vater?
6. Oder eindeutig gegen seinen Wunsch Stellung nehmen wie sein Bruder?
7. Oder kann ich Julias Haltung nachfühlen, aus Liebe gemeinsam zu gehen?
8. Oder Rosas Wandlung nachvollziehen?
9. Oder Manuelas Gespaltenheit in Liebe nachfühlen?

Im französischen Film ***Cartagena - zwischen Liebe und Tod*** *(2009, 92 Min.)* (Bd.1) mit Sophie Marceau und Christopher Lambert von Alain Monne (Regie und Drehbuch) spielt sie eine durch Verschulden ihres früheren Partners querschnittsgelähmte Frau in Lateinamerika, die einen Betreuer sucht. Er, ein ehemaliger, inzwischen dem Alkohol verfallener Box-Weltmeister, wird ihr Bediensteter und sie finden sich. Sie holt ihn aus dem Suff und er sie aus ihrer Melancholie und sie verlieben sich.

Auch hier bricht das Schicksal hart ins Leben und bricht ihr den Rücken, aber zerbricht sie nicht. Im Gegenteil, es zeichnet sie eher aus und ihr Leben bekommt wieder Sinn, als sie seines rettet und sich von ihm retten lässt. Sie therapieren sich gegenseitig. So gegensätzlich sie sind, kann ihre Liebe nur eine zum Heil werden, obwohl auch beide das Wohlergehen des anderen von Beginn an im Auge haben.

So ergibt sich ein Beispiel für die japanische Kunst des Kintsugi, der des kunstvollen Reparierens, die wir wunderbar auch auf unser Leben anwenden können. Beider Leben war zerbrochen, ihres durch die Querschnittslähmung, seines durch den Alkohol, wird aber durch die Liebe kunstvoll repariert. Aus den Scherben entsteht etwas ganz Neues und kann - im Sinne der kunstvollen Reparatur - etwas Wundervolles ergeben, schöner als vorher. Jedenfalls können beide an ihrem vorherigen Unglück wachsen und lernen, und allein Letzteres kann schon so sehr beglücken.

Filme zu nervlichen Krankheitsbildern

Stottern

The King's Speech (2010, 118 Min.)

Ein britisch-australischer Spielfilm von Tom Hooper mit Colin Firth als König Georg VI, Helena Bonham Carter als seine Frau und Königin und Geoffrey Rush als Sprachlehrer Lionel Logue.

Öffentliche Reden sind Prinz Albert, Sohn des englischen Königs George V. verhasst, denn er leidet seit der Kindheit unter schwerem Stottern. Kein Spezialist konnte ihm helfen, bis seine Frau Elizabeth den eigentümlichen Sprachtherapeuten Lionel Logue auftut, der weder Arzt noch Logopäde und ohne Diplom und Ausbildung ist. Als erfolgloser Shakespeare-Darsteller fand er zufällig heraus, dass er die Sprechstörungen traumatisierter australischer Soldaten lindern konnte. Mit seiner unkonventionellen Methode und direkten Art brüskiert er von Anfang an den eher scheuen Bertie, so der Spitzname des Prinzen, den er frecherweise benutzt, was unter anderem dazu führt, dass der die Therapie zunächst abbricht.

Als nach dem Tod des alten Königs sein älterer Bruder, der neue König Edward VIII. aus Liebe zur geschiedenen Wallis Simpson auf den Thron verzichten muss, wird Prinz Albert unter dem Namen George VI. im Schicksalsjahr 1936 König. Angesichts des ausgebrochenen Krieges gegen Hitler-Deutschland muss er sich in einer Radioansprache an sein Volk wenden. Keinesfalls darf er dabei stottern und holt so Lionel Logue zurück - und gleichsam zusammen meistern sie die Herausforderung.

George VI. bekommt mit seiner Hilfe alle kommenden Ansprachen ans Volk hin, und der König dankt es mit lebenslanger Anerkennung. Auf dem langen gemeinsamen Weg werden Bertie und Lionel Freunde fürs Leben.

Deutungsebene 1:
Lionel Logue ist überzeugt, Stottern gehe auf seelische Traumata zurück, wie er es bei den Soldaten erlebte, und sei deshalb ausschließlich mit Sprechübungen nicht zu bewältigen. So nötigt er Prinz Albert, über seine unglückliche Kindheit zu sprechen, wo er vom Kindermädchen seelisch misshandelt wurde, mit Essensentzug bestraft und als geborener Linkshänder zum Gebrauch der „richtigen“ Hand verbogen wurde. Während die Therapie Höhen und Tiefen erlebt, bringt sie aber auch hörbare Fortschritte, während sich - anfangs noch unbemerkt - zwischen beiden so etwas wie Freundschaft unter erschwerten Bedingungen entwickelt.

Deutungsebene 2:
Lionel erkämpft sich eine gleiche Ebene mit dem Prinzen und König und verzichtet bewusst auf alle Etikette. Während der König alles Persönliche heraushalten will, besteht Lionel als „echter“ Psychotherapeut - wenn auch ohne Diplom - darauf, in die Seelentiefen der gequälten königlichen Seele abzusteigen und „zwingt“ den Hochwohlgeborenen, von seiner misshandelten Seele zu sprechen. Das macht wohl den entscheidenden Unterschied zu all den bestens ausgebildeten Spezialisten, die erfolglos blieben. Insofern ist der Film auch ein Plädoyer für aufdeckende Psychotherapie und Psychosomatik.

Deutungsebene 3:
Dem Prinzen wurden seine X-Beine mit Schienen und folglich mechanischer Gewalt und unter großen Schmerzen „zurecht“

gebogen. In Bezug auf seine Links-Händigkeit, die wir heute - wissenschaftlich von der Uni Wien belegt - als großen Vorteil erkennen, weil sie natürlichen Zugang zu beiden Hirnhälften ermöglicht, wird er ebenfalls verbogen und auf die „richtige" rechte Hand getrimmt. Lionel fand das schon öfter bei Stotterern.

Deutungsebene 4:

Der Durchbruch gelingt Lionel mit einem Trick: dem Neuesten aus Amerika. Um dem mutlosen und schon reichlich resignierten Prinzen die grundsätzliche Heilbarkeit des Stotterns zu demonstrieren, lässt er ihn den berühmten Monolog Sein oder Nichtsein aus Hamlet laut vorlesen. Währenddessen spielt er über Kopfhörer laute Musik ein, sodass sein Patient sich selbst nicht hören kann und nimmt das Ergebnis direkt auf Schallplatte auf. Der entnervte Prinz Albert gibt auf und bricht mitten drin ab, und gleich auch die Therapie, allerdings nimmt er die Aufnahme als Geschenk mit.

Nachdem er seines Vaters, König Georgs V. Weihnachtsansprache voller Bewunderung und staunend über dessen Souveränität im Umgang mit dem neuen Medium Radio angehört hat, legt er gleichsam als Kontrapunkt die von Logue aufgenommene Schallplatte auf, wohl um sich mal wieder die eigene Unfähigkeit zu beweisen. Aber das Gegenteil passiert, er ist völlig überrascht, dass er den Sein-oder-Nichtsein-Monolog völlig fehlerfrei vortragen konnte. Dieses Erlebnis bringt ihn zurück in die Therapie und zu Lionel und letztlich ins Leben.

Deutungsebene 5:

Als Alberts Bruder David als Eduard VIII. den Thron besteigt, verschärft sich der Konflikt zwischen den Brüdern wegen Davids unstandesgemäßer Beziehung zur geschiedenen US-Amerikanerin Wallis Simpson. David schiebt Alberts Einwände verächtlich beiseite und bezichtigt ihn des Verrats und dass er auf den Thron spekuliere. Albert bleibt sprachlos stumm, unter diesem Druck kann er nicht mal mehr stottern.

Lionel ermutigt Albert nach dieser Erfahrung, seine Wut durch lautes Schreien und Fluchen zu äußern, was Albert ohne Stottern schafft. Als Logue ihm allerdings andeutet, dass Albert in seinen Augen der sehr viel bessere König wäre, gerät Albert außer sich und so in Wut, möglicherweise, weil er die Wahrheit in dieser Aussage spürt. Er wirft Lionel Hochverrat vor und ihn mal wieder hinaus.

Deutungsebene 6:

Dann muss sein Bruder - gezwungenermaßen - auf den Thron verzichten, und Prinz Albert wird König. Als solcher kehrt er zu Lionel zurück und entschuldigt sich, wohl auch, weil er seine Hilfe dringender denn je braucht. Lionel entschuldigt sich seinerseits ebenfalls bei ihm wegen seiner Ungeschicklichkeit.

Als der Erzbischof von Canterbury, der die Krönung leiten wird, Lionels fehlende Ausbildung aufdeckt, verweist der auf seine Erfolge und der König steht zu ihm. Mit seiner Hilfe bewältigt er seine Krönung fast problemlos.

Die höchste Bewährungsprobe erfährt das Duo aber bei der wichtigsten Rundfunkansprache des Königs zu Kriegsbeginn. Der hat inzwischen nicht nur viel Vertrauen zu Lionel aufgebaut, sondern auch unter dessen Therapie Selbstvertrauen entwickelt, und obwohl sie kaum Zeit haben, diese entscheidende Rede einzustudieren, gelingt sie dank Lionels mimischer und gestischer Regie ausgezeichnet, ja sogar eindrucksvoll.

Deutungsebene 7:

Lionels und des Königs Erfolg beruht sicher auf Lionels stimmiger Einschätzung des Stotterns als Angststörung. Aber es hat gewiss auch mit der zwischen ihnen entstehenden Freundschaft zu tun, auf die es Lionel mit seiner sprichwörtlichen Unverfrorenheit auch anlegte, denn nur in der konnte der Prinz erstmals auftauen.

Bis dahin war er offensichtlich ohne Freund und seine Frau die einzige Vertraute. Sie wurde als Queen Mom über 100 und in Kriegszeiten zum Wahrzeichen des Mutes und Widerstands in England, harrte sie doch nicht nur in den Bombennächten mit der Bevölkerung in London aus, sondern sprach ihr auch ständig Mut zu.

Mit ihr und dem neuen besten Freund hatte Georg VI., wie er sich auf Churchills, des anderen großen Strategen Rat hin nannte, großes Glück in einer so schwierigen persönlichen und weltpolitischen Situation.

Deutungsebene 8:

Der mit leichter Hand inszenierte Film, der vier Oskars bekam, entlarvt nebenbei die Krönungszeremonie mit all ihrem Mummenschanz und dem schwer mit Orden beladenen König mit mehr als einem Augenzwinkern als Theaterstück aus dem Bereich Komödie und wirft einen ebenso humorigen Blick auf die Anfänge des Rundfunks.

Fragen, die ZuschauerInnen sich stellen könnten:

1. Welche Rolle spielt Angst in meinem Leben?
2. Wie frei ist mein Ausdruck, der Fluss meiner Sprache und meines Lebens?
3. Was hindert mich gegebenenfalls am freien Sprechen?
4. Welche Barrieren und Blockaden trage ich aus alten Zeiten mit mir herum?
5. Kann ich auf einen besten Freund, eine beste Freundin vertrauen und bauen?
6. Ist mein(e) Partner(in) auch zugleich beste(r) Freund(in)?
7. Wo hört bei mir die Freundschaft auf?

Ticks - The Kid mit Bruce Willis. Dieser in Bd. 1 ausführlich gedeutete Film verrät eindrucksvoll, wie ein einziger kleiner Tick - ein Zucken des Augenlids - bis zurück zu jenem Trauma führt, an dem ein ganzes Leben zu entgleisen und sogar in eine Psychose zu entgleiten droht. Der erfolgreiche Imageberater, wunderbar von Bruce Willis dargestellt, lässt seine Symptome und inneren Bilder nach vergeblichen Unterdrückungsversuchen mit den Pharmaka einer Psychiaterin doch noch an sich heran. Schließlich darf ihn sein jahrzehntelang unterdrücktes Inneres Kind berühren und an die Hand nehmen und sein Elend bis zum Ursprung des Ticks verfolgen und das zugrunde liegende Trauma auflösen.

Das ist umso wichtiger, als unterdrückte Ticks eher die Tendenz entwickeln sich auszudehnen. Das folgende Tourette-Syndrom lässt sich als Ansammlung unkontrollierbarer Ticks verstehen. Insofern gilt hier - wie allerdings letztlich überall: Wehret den Anfängen, indem Ihr sie wahr und wichtig nehmt, sie verstehen lernt und sie bis an ihre Ursprünge zurückverfolgt, wie hier von Bruce Willis so eindrucksvoll vorgelebt.

Tourette-Syndrom

Dieses Syndrom ist eine Art Sammlung absurden Verhaltens über absonderlich bis zu obszön-provozierenden Äußerungen. Oliver Sacks hat das Krankheitsbild unnachahmlich in seinem Buch *Der Mann, der seine Frau mit einem Hut verwechselte* in dem Kapitel Ricky Ticky Tin beschrieben.

Dem Tourette-Syndrom widmen sich erstaunlich viele gute Filme wie ***Ein Tick anders*** oder ***Vincent will Meer***, die uns helfen können, diesem verrückt anmutenden Krankheitsbild und den Betroffenen näher zu kommen. Wohl wegen dem bizarrverrückten Ablauf der Symptomatik und ihrem Bezug zur 11. Lebensbühne des Himmelsgottes Uranos oder seinem Ur- oder Lebensprinzip und den obszönen Bezügen zur 8. Lebensbühne, werden sie unter Komödien eingeordnet, haben aber tatsächlich einen ernsten Hintergrund.

Ein Tick anders (2011, 86 Min.)

Ein Film von Regisseur Andi Rogenhagen mit Jasna Fritzi Bauer als Eva Strumpf, Waldemar Kobus als ihr Papa, Victoria Trauttmansdorff als ihre Mama, Stefan Kurt als ihr Onkel Bernie und Renate Delfs als ihre Oma widmet sich ausschließlich dem Thema Tourette.

Eva (17) leidet an diesem Syndrom und damit an einer Fülle von Ticks mit intensivem Grimassieren, begleitet vom Ausstoß meist obszöner Wortschwalle. Sie meidet fremde Menschen, schmeißt die Schule und fühlt sich nur in der Natur mit ihren Salamandern wohl, denen sie Namen gibt. Ihre Mutter will ihr um jeden Preis helfen und entwickelt deshalb eine Art Kaufrausch bezüglich obskurer Medikamente und Wunderdrogen.

Eva liebt ihren Vater, der widerwillig Autos verkauft und schließlich den Job verliert, aber sich das zu Hause nicht zu sagen traut. Er geht wie immer aus dem Haus und schreibt heimlich auf einer Bank im Wald Bewerbungen, was Eva auf ihren Radtouren bald herausfindet. Wirklich gut versteht sie sich mit ihrer Oma, Vaters Mutter, die aber schon vermehrt ans Sterben denkt und dabei nicht dauernd gestört werden will.

Als der Bankdirektor ihren Kredit auf die Wohnung nicht verlängert und ihr Vater schließlich und nach intensivem Training bei Eva und Oma einen neuen Job findet, der aber in Berlin ist, gerät Evas Welt aus den Fugen. Weder will sie ihre Oma, noch die gewohnte Wohnung und auch nicht ihre Lurche am nahen Weiher verlassen. Vor allem will sie schon gar nicht in eine Großstadt wie Berlin mit lauter fremden Menschen, die ihr Tourette-Syndrom nicht kennen und sie als Monster erleben, das in den ungeschicktesten Momenten ziemlich ungezogene Ausdrücke ausstößt, die obendrein meist sehr stimmig sind, aber so erst recht als unpassend empfunden gelten.

Eva will zwar keineswegs, muss aber umziehen oder etwas unternehmen, auf alle Fälle raus aus ihrem beschaulichen Leben, wo sie frei von Stress ist und mit sich allein in der Natur auch fast frei von ihren auf- und ausfälligen Symptomen.

Verschiedene Bewerbungen scheitern an ihren Ticks, die damit Jobs, die sowieso nicht zu ihr passen, verhindern. Sie versucht ziemlich viel - wie Popstar zu werden mit der zu ihr und ihrem Symptom passenden Komposition Arschlicht - und scheitert immer an ihrem Krankheitsbild beziehungsweise dessen als obszön empfundenen Begleitgeräuschen, die das auch tatsächlich sind. Schließlich hat sie den verrückten Einfall eines Banküberfalls auf den Bank-Manager, der ihre Kredit-Verlängerung verweigert hat. Tatsächlich gelingt es ihr, als Junge verkleidet mit den alten Jungs der chronisch erfolglosen Band ihres Onkels, einen schweren Koffer aus dem Tresorraum zu entwenden.

Der enthält allerdings in ihren Augen nur wertlose Papiere. Aber der Bankdirektor ist doch auffällig außer sich durch den Verlust. Eva beobachtet ihn durchs Fernrohr, wie er rotiert und just zum richtigen Moment verfolgt sie ihn nach Hause, lernt da ihre Symptome, die sie ans Messer geliefert hätten, erstmalig unterdrücken und sieht den Bankdirektor mit einem Spaten aus dem Wald hinter seinem Garten kommen.

Durch einen typisch verrückten Trick, nämlich nicht das vergrabene Geld zu suchen, sondern Pilze, findet sie tatsächlich seine Geldtasche mit 1,7 Millionen Euro, nachdem sie noch gleichsam als Schweige-Geld einiges an einen diebischen Jäger abdrücken musste. Eva schleppt die Beute zu Ihrer Oma und die lässt sie die Tasche unter ihrem Bett verstecken und bittet, sie nicht schon wieder am Sterben zu hindern.

Als Eva das Geld bei ihr holen will, findet sie die Oma tatsächlich friedlich im Bett eingeschlafen und die Tasche nicht mehr unter dem Bett. Ihre verzweifelte Suche bleibt ergebnislos. Bei ihrer Beerdigung sieht sie Oma mit der Tasche auf einem Baum von oben lachend herabschauen.

Als es ans Erben geht, bekommen die Eltern Omas Haus, Eva aber ihr Sparbuch mit 1,7 Millionen Euro und ein paar Zerquetschten.

Deutungsebene 1:
Nun hätten alle alles, aber die einmal in Gang gesetzte Dynamik des Aufbruchs geht weiter. Die Eltern ziehen trotzdem nach Berlin (um), aber Eva bleibt. Sie kauft sich das Haus ihrer Oma, wo sie an einem kleinen Teich ihre Lurche betreut und stressfrei leben kann. Sie entscheidet sich gegen die große Welt, die ihr nicht gut tut, und für ihre kleine, Mutter Natur nahe, die sie nährt und relativ symptomfrei leben lässt. Wie sie sagt: Die Ticks kommen wie sie wollen, nicht, wenn man sie braucht. Als sie kurz vor dem Banküberfall deren Direktor interviewt, der vorbereitet ist und die Ticks erwartet und sehen will, kommen sie eben nicht wie auf Bestellung.

Tatsächlich kommen sie, wenn sie sie am wenigsten brauchen kann und der großen Welt der Erwachsenen begegnet. Dann brechen sie hervor und vermasseln ihr den Zugang zu dieser Welt. Letztlich lotsen die Ticks sie also auf ihre eigent(üm)lich verrückte Art und in diesem, im wahrsten Sinne des Wortes reizenden Film auf die originellste, außergewöhnlichste Art und Weise durch ihr Leben.

Erst als der ihr sympathische Junge aus der Tierhandlung, in der sie sich beworben hatte und an dessen unsympathischem Vater sie gescheitert war, ihr eine teure Lieferung für ihre Lurche vorbeibringt, kommen mit dem überfälligen (Pubertäts-)Stress wieder einige Ticks zum Tragen, die jetzt aber nicht mal stören, sondern einfach aufzeigen, was für ein außergewöhnlicher Mensch sie ist und was für einen empathischen Menschen sie braucht.

Deutungsebene 2:
Evas Ticks sind wie die der meisten Tourette-PatientInnen - in Worten der Schulmedizin - sehr stressabhängig. Je höher die Spannung einer Situation, desto offensiver die Entladungen über die Ticks. Meist sind es Gesichtsverrenkungen, verbunden mit ungezogenen, oft sogar unverschämt herausfordernden Verbalinjurien, die aber nicht selten mehr als einen Kern Wahrheit enthalten. Sie drücken ganz offen sexualisierte Beschimpfungen und Provokationen aus, die ihr rasch alle verständnislosen Menschen, die ihr Anderssein nicht aushalten können, vom Hals schaffen und dann auch halten.

Das Krankheitsbild zwingt Betroffene offenbar zu schonungs- und schamloser Ehrlichkeit und Offenheit. Es verreißt ihnen das Gesicht im Angesicht stressverursachender Menschen. In ruhig beschaulicher Natur mit ihren Lurchen verzieht Eva dagegen keine Miene. Das würde dafür sprechen, ein naturnahes, grundehrliches Leben zu führen.

Spannungsvoll aufgeladene Situationen und Menschen zwingen sie offenbar, wie ein Seismograph auf solche Ladungen zu reagieren und sie und sich - gleichsam stellvertretend - abzureagieren. Insofern ist sie eigentlich ein Segen für ihre Mitwelt, zeigt sich auf ihrem Gesicht doch ständig aller in der Luft liegender Stress, und sie könnte so regelrecht als Wegweiser in ein empfindsames, empathisches Leben dienen. Zum Beispiel zeigt sie bei ihrer geliebten Oma, die deutlich sagt, „bei mir kannst du alles zerstören“ und die sie gar nicht ändern will, keine Symptome. Bei ihrem Vater, den sie und der sie liebt, aber hin und wieder schon, denn er will sie auch ändern und zu einer Studentin machen. Ihre Mutter, die sie wohl auch liebt, aber ständig verbessern und anders haben will, löst entsprechend dauernd Symptome bei ihr aus.

Deutungsebene 3:

Dies ist ein typischer Film für die 11. Lebensbühne wegen all der unberechenbar plötzlichen Verrücktheiten, die sich in Evas Symptomen und Leben spiegeln. Die verrückte Lösung im Film, bringt viel Glück und keinen Schaden, mal abgesehen vom Bankdirektor, der am Ende ins Gefängnis muss, wo er aber auch von Rechts wegen hingehört. Außerdem mutiert er dort zu einem sozialen Wesen, was sich darin ausdrückt, dass er 17 mal hintereinander zum Gefangenen des Jahres gewählt wird.

Deutungsebene 4:

Ein Tick anders ist ein sympathischer Film zum Aussöhnen, der obendrein oft zum Schmunzeln und nicht selten zum Lachen verführt und für Betroffene und Nicht-Betroffene hilfreich ist. Denn beide können verstehen, was beim Tourette-Syndrom abgeht und wie das zu mildern und zu ändern ist.

Was schaffbar ist, zeigt Eva einerseits mit ihrer totalen Konzentration beim Einbruch ins Haus des Bankers und andererseits bei ihrer entspannten Hingabe an Mutter Natur und ihre Wesen. Sowohl totale Konzentration als auch völliges Ergeben und entsprechende Hingabe können den Tick-Sturm verhindern, wobei letzteres auf Dauer sicher heilsamer ist.

Ohne Tochter in Berlin beendet die Mutter auch ihren Kaufrausch mit einem Fenstersturz - allerdings nur des Fernsehers, der ihr danach keine Werbe-Suggestionen mehr unterjubeln kann, die sowieso nichts Vernünftiges für Eva bringen.

Werbung für glutenfreie ketogene Kost gibt es da nicht. Die

aber könnte auch bei Tourette etwas bringen wie bei Epilepsie und neurodegenerativen Erkrankungen. Mit ersterer hat das Tourette-Syndrom die Entladung von Spannungen gemeinsam. Insofern wären die hier wirksamen Empfehlungen wie Spannungsabfuhr durch „verbundenen Atem", große Orgasmen und entsprechende Kost zur Erhöhung der Krampfschwelle einen Versuch wert.

Fragen, die ZuschauerInnen sich stellen könnten:

1. Wie steht es um meine Spannungsabfuhr? Habe ich genügend Ventile?
2. Geht es mir in der Natur oder in der Stadt besser?
3. Habe oder hatte ich eine Groß(e) Mutter und/oder einen Groß(en) Vater, die auf mich schau(t)en?
4. Kann ich wenigstens mit einem meiner beiden Eltern richtig gut?
5. Habe ich auch Ticks oder ähnliche Absonderlichkeiten? Kann ich sie verstecken oder sind sie stärker als meine Konzentration?
6. Wie gehe ich bei anderen damit um?

Vincent will Meer (2010, 96 Min.)

Der deutsche Spielfilm von Ralf Huettner ist nach einem Drehbuch des Schauspielers Florian David Fitz entstanden, der obendrein bravourös die männliche Hauptrolle des Tourette-Kranken Vincent spielt.

Nach dem Tod seiner Mutter, deren Asche er in einer Bonbon-Dose mit sich trägt, wird er vom wenig verständnislosen Vater (Heino Ferch) in einer Klinik abgeliefert, wo er mit dem Zwangsneurotiker Alexander, (Johannes Allmayer) in einem Zimmer landet und durch (s)einen tourette-entsprechenden Tick-Sturm unbewusst der magersüchtigen Marie (Karoline Herfurth) erlaubt, ihr zwangsverordnetes Essen verschwinden zu lassen. Die hat seitdem ein Auge auf ihn. Dr. Rose (Katharina Müller-Elmau) hatte ihr mit Zwangsernährung gedroht, was sie wohl animierte, ihre Flucht aus der Klinik zu planen. Den noch gar nicht ganz angekommenen, im Zimmer unter den Hygiene-Zwängen von Alexander leidenden Vincent, hat sie schnell überredet, mitzukommen. Sie entwenden das Auto von Dr. Rose und als Vincents Zimmergenosse wider Willen, Alexander, sie hindern will, packen sie ihn gleichsam ein und düsen zu dritt los.

Marie will nur weg, Alex hat anfangs als Entführter kein Mitspracherecht, so darf Vincent die Richtung bestimmen: St. Vicente in Italien, denn es war seiner sterbenden Mutter letzter Wunsch noch einmal das Meer in Italien zu sehen, den er ihr jetzt erfüllen will.

Die Essen verweigernde Marie, der zwanghaft gegen allen Schmutz und jede Unordnung kämpfenden Alexander und Vincent machen sich im geklauten Auto ihrer Ärztin auf den Weg nach Italien ans Meer und wie sich immer mehr herausstellt, auch zu sich selbst.

Vincents Vater Robert (Heino Ferch), ein von seiner Wichtigkeit überzeugter Politiker, der seinem Sohn ausgesucht lieblos begegnet und ihn lediglich - ohne Erregung öffentlicher, seiner Karriere schadender Beachtung - zurück ins Heim verfrachten will, und die behandelnde, von schlechtem Gewissen geplagte Ärztin aller drei, die ihre entsprungenen Patienten wieder *heimholen* will, nehmen die Verfolgung auf. So beginnt ihre abenteuerliche, folgenreiche Reise - im Sinne eines Roadmovie mit Schwung verfilmt - an deren Ende keiner der fünf mehr so ist wie er einmal war.

Als Vater Robert von der Flucht seines Sohnes erfährt, sperrt er ihm als erstes die Bankomat-Karte und macht sich mit Dr. Rose auf die Suche nach den dreien. Auf der Reise ahnt Robert, wo es hingehen wird: an den Ort, wo er mit seiner Frau in Triest einmal sehr glücklich war. Er entdeckt langsam, aber sicher seine alte Liebe zu Vincent wieder, die durch das die kleine Familie (zer)störende Tourette-Syndrom verschüttet war. Als sie die drei einholen, die aus Geldmangel zu Zechprellern an der Tankstelle wurden, kommt es lediglich zum für alle überraschenden Autowechsel. Die drei Jungen fliehen weiter nach vorn und die beiden „Erwachsenen" hinterher.

Nachdem die beiden Alten sich einander deutlich die Meinung gesagt und ihre Schatten gespiegelt haben, kommen sie sich allmählich näher. Die drei Flüchtlinge gelangen über anmachende Umwege weiter Richtung St. Vicente am Meer. Vincent nimmt sich und bekommt wirklich mehr: Er verliebt sich in Marie, die seine Gefühle erwidert. Alle drei sehen die Welt von oben, klettern sie doch aufs Gipfelkreuz eines Berges, von wo sie die Welt und ihre Leben von oben betrachten können. Auf der Fahrt ans Meer eskaliert ein Konflikt zwischen Vincent und Alex, der Vincent vor Marie und deren - in seinen Augen - fehlender Liebesfähigkeit warnt.

Kaum in Triest gelandet, wo das Bild seiner Mutter gemacht wurde, das Vincent und letztlich auch Vater Robert leitet, bricht Marie entkräftet tot zusammen, kann aber reanimiert und ins

Krankenhaus gebracht werden, wo Vincent sie besucht. In einer herzzerreißenden Szene bittet sie ihn, sie von ihren Fesseln zu befreien, denn sie ist genau in der Situation gelandet, vor der Dr. Rose sie gewarnt hatte. Aber Vincent spürt, wie lebens-*notwendig* die künstliche Ernährung für sie ist und reißt sich von ihr los, während sie an ihren Fesseln reißt und ihre Situation noch nicht akzeptieren kann.

Anschließend kehren die beiden jungen Männer mit Dr. Rose und Vincents Vater in beider Autos wieder zurück Richtung Deutschland. Bald aber bittet Vincent seinen Vater, anzuhalten und ihn aussteigen zu lassen. Er will nach Triest zurück, aber vorher erbittet sein Vater „sie" zurück und Vincent übergibt ihm die Dose mit der Asche seiner Mutter. Alex folgt Vincent. Nach einer heftigen Schlägerei und dem langen Weg, auf dem sie sich gemeinsam durchgeschlagen haben, sind sie Freunde geworden. In Triest bleibt das Ende offen und auf einen Blickflirt mit einer hübschen Italienerin reagiert Vincent mit seinem typischen Tourette-Tanz.

Deutungsebene 1:

Der Film wahrt beeindruckend die Mitte, ohne etwas von den drei Krankheitsbildern zu beschönigen, macht er sich in keiner Szene lustig über die Symptome. Tourette verschwindet nicht einfach, aber die Symptomatik wird deutlich geringer, wenn Betroffene mit sich in Einklang sind wie sich schon bei Eva in ***Einen Tick anders*** zeigte. Auch bei Vincent werden die Tourette-Symptome besser, als der 27-jährige Sohn sich ins Leben auf *macht* und zu pubertieren beginnt und seinem Gefühl folgt.

Der anfangs so lieblos agierende, in seiner Karriere-Welt gefangene Vater Robert, wird letztlich zum Segen für Vincent. Es war notwendig, sich von der erst lange Alkohol-Süchtigen und vor allem dann von der gestorbenen Mutter loszureißen, wo Vincent zwei ganze Tage nicht nur symbolisch, sondern konkret an ihre Hand geklammert fest hing, wovon ihn der Vater erst mit fremder Hilfe losreißen konnte. Offenbar hatte seine Mutter Vincents spät einsetzendes Tourette zwar irgendwie dankbar angenommen, wie Robert sagt, aber nicht verkraftet und sich ihr Leben, das sich ganz um ihren kranken Sohn drehte, „schön gesoffen". Der bayrische Ausdruck sagt das so hart, aber auch treffend. Natürlich ist solch eine Situation für eine Mutter extrem schwer zu bewältigen. Evas Mutter in ***Einen Tick anders*** versucht es mit ihrem neurotischen Kaufrausch bezüglich Nahrungsergänzungsmitteln für die Tochter.

Sein Vater schiebt Vincent einerseits ab, aber andererseits holt und bringt er ihn - unbewusst - zurück ins Leben. Er ist nach Goethe in dieser Situation seines Lebens ein Teil von jener Kraft, die stets das Böse will und stets das Gute schafft. Das wichtigste der *Schicksalsgesetze*, das der Polarität, lenkt im Hintergrund mit. Letztlich wird die Klinik zu Vincents Sprungbrett, nicht wegen der Zwangsgemeinschaft im Doppelzimmer mit Zwangsneurotiker Alex oder wegen der sicher gut gemeinten verhaltenstherapeutischen Tipps von Dr. Rose zur Unterdrückung der Tourette-Symtome, sondern wegen dem Flucht- und Selbstbefreiungs-Impuls, den sie auslöst und den er mitbekommt.

Er will und muss zu den Ursprüngen seines Namens nach St. Vicente, dem Ort, wo seine Eltern glücklich waren, bevor es ihn gab, nach dem er benannt und an dem er vielleicht sogar gezeugt wurde. Im Anfang liegt alles, besagt das drittwichtigste der *Schicksalsgesetze*.

Und Vincent muss seine Lebensreise beginnen, und die beginnt schon mit den verspäteten Pubertätsversuchen mit Marie auf der Reise.

Seine Tourette-Symptome kann er, wenn er auf seinem Weg und in seinem Leben in Gang kommt, integrieren, das deutet der Film zumindest an.

Deutungsebene 2:
Marie kann zwar Vincent zuliebe in ihrer Verliebtheit ein ganzes Sandwich essen, aber das ist - so unvorbereitet nicht nur das Falsche, sondern auch zu viel auf einmal, und so erbricht sie alles wieder. Sie ist sich des seelischen und medizinischen Ernstes ihrer Situation offenbar nicht bewusst und verdrängt ihr Problem systematisch, auch projizierend. Es ist sicher für niemanden ein ästhetischer Genuss, einem schon dicken Menschen zuzuschauen, wie er sein Essen verdrückt oder gar verschlingt. Aber das hat nichts mit ihrem Problem Anorexia nervosa zu tun, bei dem es ja nicht nur um Essenverweigerung geht, sondern um die viel tiefere Weigerung, Frau zu werden mit allem was dazu gehört wie einem weiblichen Körper mit entsprechenden Rundungen und Formen.

Insofern ist ihre Liebe zu Vincent für sie das heilsamste auf dieser Reise. Und tatsächlich hat Alex sogar recht, wenn er sie für liebesunfähig hält, denn sie kann nicht mal sich selbst annehmen, geschweige denn lieben und dann wird das mit den Nächsten nichts, wie der christliche Meta-Satz „Liebe deinen Nächsten wie dich selbst“ so deutlich ausdrückt und ich in *Glücklich mit mir selbst* erkläre. Marie müsste erst lernen, sich und ihren Körper anzunehmen und zu lieben, bevor das mit Vincent etwas werden kann. Der scheint das zu spüren und widersteht - sichtbar schweren Herzens - ihrem herzzerreißenden Wunsch, sie von ihren Fesseln ans Klinikbett zu befreien. Aber er kommt zurück, ob zu ihr, lässt der Film offen, wohl um dem Happyend-Klischee zu entgehen.

Marie muss sich offensichtlich selbst von ihren viel tiefer innen liegenden seelischen Fesseln befreien, die sie an einen Mädchenkörper binden und in ihm festhalten - aus Angst vor der Frau, die in ihr steckt und sich nach Befreiung sehnt - ähnlich wie das gefesselte Mädchen in der Klinik.

Deutungsebene 3:
Der Zwangsneurotiker Alex, der ja gegen seinen Willen auf diese Heilungsreise entführt wird, lernt trotzdem, ein Teil des Trios zu werden.

Seinen neurotischen Geldbezug, er klaut gleich den Anzug von Robert und findet den Autotausch super, kann er immerhin überwinden, indem er die beiden Weggenossen nach einiger Bedenkzeit am Schatz seiner Waisenrente teilhaben lässt, für sie einkauft und anbietet, mit ihnen zu teilen. Hier wird sein Zwangssymptom, offenbar sein ganzes Geld immer am Leib zu tragen, für das Trio zum (materiellen) Segen.

Dass er von Vincent für seine nicht mal falsche Diagnose von Maries Problem blutig geschlagen wird, ließe sich als unfair interpretieren. Aber andererseits bringt es die beiden jungen Männer, die ja in ihnen stecken und nach Befreiung verlangen, einander in einer Art Blutsbrüderschaft näher, und so gewinnen sich beide auf dieser Reise als beste Freunde. Alex jedenfalls profitiert von der gemeinsamen Reise sehr und dass er nicht mit *heim*kommt, sondern mit seinem neuen Kumpel Italien unsicher machen will, ist ein überaus gutes Zeichen und wird offenbar von der Ärztin Dr. Rose auch nicht mal im Ansatz behindert.

Deutungsebene 4:
Dr. Rose kann zwar ihre drei PatientInnen nicht heimbringen, aber ahnt wohl, dass sie da auch gar nicht hingehören, sondern ins Leben, in das sie mit dieser Flucht ge- und entsprungen sind. Und jede(r) ist gelandet, wo sie oder er zuerst einmal hingehört. Auch Marie, die ihre lebensbedrohliche körperliche Situation mit der in diesem Fall äußerst notwendigen, weil lebensrettenden Hilfe der Schulmedizin in den Griff bekommen muss, bevor sie ihre Pubertäts-Magersucht auf der noch wichtigeren, weil ursächlicheren seelischen Ebene angehen kann, am besten wohl mittels Pubertät und Hilfe eines liebenden Partners. Vielleicht kehrt

Vincent dafür zurück zu ihr, oder es kommt jemand anderes.

Beide ältere Jungen gehören natürlich in die Pubertät, und die hat im sonnig-warmen Triest mehr Chancen als in der Klinik.

Dr. Rose ihrerseits, die keine Kinder hat und ihre PatientInnen als solche nimmt und behandelt, könnte vielleicht mit Vater Robert einen Versuch wagen. Der ist auch der einzige von den vieren, der sich von ihr ganz gut therapieren lässt und mit ihrer Hilfe zu seinen Gefühlen zurückfindet. Zumindest ansatzweise stellt er sich der Auseinandersetzung mit der entgleisten Beziehung zu Vincents Mutter, als sie ihn einfühlsam an den glücklichen Fotografen des entscheidenden, den ganzen Film lenkenden Bildes seiner Frau erinnert, nämlich ihn selbst. Immerhin haben die beiden aus tiefer anfänglicher Aversion sehr rasch sehr viel Zuneigung zueinander entwickelt. Und nicht nur sie konnte ihm so Entscheidendes sagen, wie dass er einmal sehr geliebt hat, sondern auch er vermittelt ihr, dass sie keine so schlechte Therapeutin ist wie sie fürchtet, wohl weil sie die eigene Bedürftigkeit hinter all ihrem Einsatz spürt. Und natürlich könnten so eine gescheite und attraktive Frau und so ein erfolgreicher Mann es besser haben, als nur in ihrer Klinik oder Partei in den dortigen Zwängen zu versauern.

Die Unterstellung, ihre PatientInnen als Kinder zu betrachten und dann wohl auch zu benutzen, mag unverschämt klingen, aber mal ehrlich, welche Ärztin würde schon ihren entlaufenden PatientInnen bis nach Italien verfolgen, selbst wenn die ihr Auto geklaut haben?

Deutungsebene 5:

Letztlich handelt es sich bei allen fünfen auch um ein spätes Pubertäts- und Entwicklungsthema, insofern sie alle in die Gänge kommen müssen und tief drinnen auch wollen, wie der Film zeigt - jede(r) natürlich und selbstverständlich auf ihre (seine) eigene Art und Weise.

Moderne Krankheitsbilder und Seuchen

Burnout

Happy Burnout (2017, 102 Min.)

In dem Film des Regisseurs André Erkau spielt Wotan Wilke Möhring einen Alt-Hippie, Drückeberger und Schmarotzer, der in einer Psychosomatik-Klinik mit einem eingebildeten Burnout landet, nicht unähnlich wie sich McMurphy in die Psychiatrie einschmuggelt.

Seine verrückte Normalität wird zum Heilungsfaktor in der Welt der Verrückten, indem er sie alle irgendwie zu den Anfängen ihres Elends zurückführt. Nach dem dritten der *Schicksalsgesetze*, das besagt, alles liege schon in seinem Anfang begründet, kommen sie von dort wieder zu sich. Vor allem, dass sie wieder beginnen, Verantwortung für andere, nämlich den verrückten Althippie zu übernehmen, hilft ihnen über ihr eigenes, eingebildetes Elend hinweg.

Und zugleich heilt den Althippie die Erfahrung mit den wirklich Verwirrten und Verrückten, und er findet zurück in ein (eigen-)verantwortliches Leben und zu seiner Tochter.

Deutung:
Der Film zeigt eindrucksvoll die Wirkungsweise des Schicksals. Der Alt-Hippie, der sich schon ein Leben lang vor Verantwortung und Erwachsenwerden gedrückt hat, will sich weiterhin verweigern und lässt sich so mit Burnout in eine Klinik einweisen. Dieser Versuch, sich neuerlich und wie gehabt durchzuschnorren, führt direkt in seine Eigentherapie, lässt ihn merken, wie viel

besser er es hat als die wirklich Kranken. Indem diese ihm helfen, gesunden sie selbst Stück für Stück - eine Art Homöopathie auf sozialer Ebene.

Fragen, die ZuschauerInnen sich stellen könnten:

1. Wo drücke ich mich vor Verantwortung, weiche unübersehbaren Aufgaben und Herausforderungen aus?
2. Wie und wo könnte es mir helfen, Verantwortung für andere zu übernehmen und ihnen auf die Sprünge zu helfen, um selbst den Absprung in mein Leben zu finden?
3. Wo brauche ich einen entscheidenden Impuls, um am Ende nicht mein Leben verspielt und verweigert zu haben?
4. Burnout steckt hinter zu viel falscher Arbeit, die die Seele nicht nährt, sondern ausbeutet. Wo finde ich Spuren davon in meiner Arbeits-Situation?
5. Habe ich einen Beruf, der mir Berufung ist und einem inneren Ruf folgt oder eher einen Job, der nach (Er)Lösung schreit und sich dafür des Burnout-Syndroms bedienen könnte?

Übergewicht

Schwer verliebt (2001, 108 Min.) (Bd.1) mit Gwenyth Paltrow und Jack Black offenbart die Macht unserer Programmierungen und wie wir zwischen äußeren und inneren Werten herumirren.

Anfallsleiden, Epilepsie

Fathers and Daughters (2015, 116 Min.)

Ein Film mit Russel Crowe als Jake Davis, Amanda Seyfried als seine Tochter Katie und Jane Fonda als Verlegerin. Nachdem seine Frau bei einem Autounfall umkam, den er nach Ansicht von deren Schwester verschuldet hatte, bleibt der Pulitzerpreisgewinner Jake mit seiner kleinen Tochter allein. Tatsächlich hatte er bei der tödlich endenden Autofahrt gerade eine Auseinandersetzung mit seiner Frau wegen einer Affäre und sie drohte, ihn zu verlassen.

Jake behält ein Anfallsleiden von dem Unfall und ist mit den Nerven so fertig, dass er widerwillig, aber doch, für 7 Monate in eine Psychiatrische Klinik geht, während seine Tochter zu ihrer Tante und deren (erfolg)reichem Anwaltsmann kommt.

Anschließend wollen die Tante und ihr Mann die Kleine behalten, aber Vater und Tochter lieben sich und so ziehen sie wieder zusammen. Jake liebt seine Tochter, aber kann ihr die verlorene Familie nicht ersetzen und ist wohl auch neben seinen wiederkehrenden Anfällen von Schuldgefühlen geplagt. Außerdem hat er größte Probleme mit dem Schreiben und daraus folgend mit Geld. Das hat zur Folge, dass er voll auf die „Vereinigten Staaten des Geldes" projiziert, was - wie bei Projektionen üblich - die (häuslichen Finanz-)Probleme nicht mildert.

Die Tante und ihr Ehemann bedrohen ihn gerichtlich, um ihm die Tochter wegzunehmen, was Jake gerade noch verhindern kann. Vor allem aber verhindert die auffliegende Untreue des Ehemanns, der seine Sekretärin geschwängert hat, diesen Versuch juristischen Kindsraubes.

Aber Jake stirbt bald an den Kopfverletzungen nach einem Anfall. So erlebt er seinen größten literarischen Erfolg selbst nicht mehr, den seine Agentin (Jane Fonda) allein verkündet. Offenbar konnte er mit der Situation nach dem Unfall und den Schuldgefühlen nicht mehr weiter leben.

Hier macht der Film einen weiten Zeitsprung. Die erwachsene Katie (Amanda Seyfried) kann sich später nicht auf Gefühle einlassen, schläft so ziemlich mit jedem, aber ohne Liebe. Als sich ein glühender Verehrer der Literatur ihres Vaters in sie verliebt, zerstört sie auch diese beginnende Beziehung durch ihre Unfähigkeit, sich einzulassen und ihre Promiskuität.

Aber schließlich erkennt sie ihre Liebe doch, bekennt sich zu ihr und zu ihm, und sucht ihn (auf). Da hat er aber schon eine andere. Aber er verlässt sie, und kommt zu Katies Glück zu ihr zurück.

Deutungsebene 1:

Die Anfälle verhindern, dass Jake das Trauma seines Lebens vergessen und ganz neu anfangen kann. Sie überfallen ihn immer wieder und strecken ihn buchstäblich nieder. Dass er den Unfall nicht verarbeiten kann, sondern in wiederkehrenden Anfällen weiter bearbeitet, zeigt, wie sehr er an dem Thema hängen geblieben ist. Ob am Verlust seiner Frau oder der Untreue-Situation, der Überforderung als Witwer mit der kleinen Tochter, bleibt offen. Un- und Anfälle gehören jedenfalls nicht zufällig zur selben 11. Lebensbühne.

Deutungsebene 2:

Auch Tochter Katie hat den Auslöser des Unfalls, den Vorwurf ihrer Mutter an den Vater wegen seines Seitensprunges, nicht verarbeitet. Sie lebt mit und leidet unter Promiskuität, kann sich auf niemanden einlassen, als fürchte sie, ihrer Mutter Schicksal zu wiederholen. Vater Jake kann sich bei aller Bemühung und Liebe auch nicht richtig auf sie einlassen, um ihre Seele zu heilen. Er stirbt früh und folgt seiner Frau, Katies Mutter.

Beide Eltern verlassen Katie viel zu früh und ohne ihr ein Gefühl zu hinterlassen, dass sich eine verlässliche, treue Beziehung lohne.

Deutungsebene 3:

Aber letztlich hat Vater Jake Katie über sein hinterlassenes literarisches Werk doch noch Zugang zur Liebe vermitteln können, denn ihr offenbar erster ernsthafter Verehrer, den sie auch selbst liebt, findet sie über ihres Vaters Werk.

Fragen, die ZuschauerInnen sich stellen könnten:

1. Was für ein Muster hinterlasse ich (meinen Kindern)?
2. Kann mein Leben anderen helfen, die Weichen in ihrem Leben zu stellen?
3. Habe ich für jemanden Vorbild-Funktion?
4. Welche Erfahrungen habe ich mit Wiedergutmachungs-Projekten?
5. Wie steht es bei mir mit Treue, Verlässlichkeit, Verbindlichkeit?
6. Welchem Muster, welchem Drehbuch folge ich?
7. Kann ich mich zunehmend in die Regie einmischen, um sie zu übernehmen?

Neurologische Alters-Krankheitsbilder

Parkinson

Shakespeare für Anfänger (2016, 85 Min.)

Eine britisch-ungarische Film-Komödie von Janos Edelenyi mit Brian Cox, Coco König, Anna Chancellor. Einst ein gefeierter Theaterschauspieler, der es auf den Bühnen Englands zu Berühmtheit brachte und für seine Darstellungen von Shakespeare-Charakteren verehrt wurde, hat Sir Michael Gifford die ruhmreichen Tage lange hinter sich und ist inzwischen schwer an Parkinson erkrankt. Ohne Pflegekraft kann er seinen Alltag, der von Inkontinenz und Schlimmerem gezeichnet ist, nicht mehr bewältigen, aber mit geht es auch nicht, denn er macht es Niemandem leicht. So besteht er etwa darauf, auf seinem finanziell kaum noch (unter)haltbaren Landsitz zu bleiben. Tochter Sophia, streng und ähnlich egoman wie er selbst und seine ehemalige Geliebte Milly sorgen für ihn. Aber beide werden dem egozentrischen alten Herrn nicht Herr, der abwechselnd zu Wutanfällen neigt, in Selbstmitleid versinkt oder einfach unausstehlich ist mit einem riesigen Anspruch, dem er nicht mehr gerecht werden kann. Letzterer ist typisch für Parkinson und spiegelt sich in noch berühmteren Parkinson-Patienten wie Papst Woytila, Mao Tse Tung und Broz Tito.

Eines Tages wird die Ungarin Dorottya (Coco König) eingestellt. Sie träumt von einer Schauspielkarriere und sucht und findet mit ihrer offenherzigen und direkten Art bald Zugang zu dem alten Kauz, dessen große Vergangenheit von Shakespeare erfüllt ist. Die Gegenwart ist allerdings in Urin- und Stuhlprobleme abgestürzt, was er sich und seinen Helferinnen keineswegs verzeiht. Dorottya lehnt er schon ab, bevor er sie überhaupt gesehen hat, aber über ihre gemeinsame Liebe zu Shakespeare finden sie doch rasch (einen Draht) zueinander. Sie würde gerne von Sir Gifford unterrichtet werden und sorgt liebe- und aufopferungsvoll und obendrein einfühlsam für ihn, auch wenn sie manchmal widerspricht, was er annehmen und sogar schätzen lernt.

Mit der Zeit entfacht ihre geistige Auseinandersetzung neue Lebensgeister in Sir Gifford, sodass seine körperlichen Einschränkungen in den Hintergrund treten, zumal Dorottya schlicht und einfach Windeln anschafft mit dem Kommentar, dass sie gut zu Anfang und Ende des Lebens passten.

Ganz nebenbei kommt auch Dorottya auf ihre Kosten, kommunizieren die beiden doch oft in Shakespeare-Dialogen und so scheint sie auf dem besten Wege, auch ihren Traum zu verwirklichen. Tatsächlich bewirkt Shakespeare eine Lage, für die es zu seinen Zeiten als größter Meister der Dichtkunst noch nicht einmal ein Wort gab: eine Win-win-Situation.

Als Sir Michael Gifford von der *Writer's Guild of Great Britain* für sein Lebenswerk ausgezeichnet werden soll, bereitet er seine Rede für die Preisverleihung vor. Alle bis auf Dorottya wollen ihm, aus Angst vor Blamage, den persönlichen Auftritt ausreden. Er habe doch schon Hunderte Preise bekommen… Er antwortet - für seinen Riesenanspruch typisch: „23, ich habe sie nicht gezählt."

Seine streng-böse Tochter Sophia, möchte seinen Auftritt bei der Preisverleihung unterbinden und den Preis an seiner Stelle entgegennehmen. Dorottya, die Michael ermutigt, sich den Preis selbst zu holen, wird deswegen von ihr entlassen. Michael empört sich mit Shakespeares Worten des zutiefst verletzten King Lear gegen seine beiden missgünstigen Töchter und sinniert anschließend in bewegten Worten des alten Königs über Leben, Sterben und Tod. Er tobt sich dabei so in Rage, dass er einen Herzanfall erleidet und ins Krankenhaus kommt.

Aber dank seines Handys, zu dem ihn Dorottya überredet hatte, finden sie wieder zueinander und er kommt, auch getragen von seinem Zorn auf seine Tochter Sophia, wieder rasch zu Kräften. Im Altersheim gibt er eine Art windelfreie Generalprobe für seinen großen Auftritt. Mit Dorottya - als jüngste Tochter Cordelia - spielt er eine Szene aus King Lear, die seine hochbetagten ZuschauerInnen zu Tränen rührt.

Verbündet auch mit seiner Ex-Geliebten Milly, schmuggelt er sich heimlich in die eigene Preisverleihung. Wie immer von Josef, seinem Chauffeur und besten Freund seit über 40 Jahren, mit einem Glas Champagner bestens eingestimmt und gegen sein lebenslanges Lampenfieber gewappnet, stürmt er die von Tochter Sophia usurpierte Bühne in bester Laune. Er bedankt sich noch rasch bei ihr, um sie dann beiseite zu stellen und selbst (s)einen brillanten, das Publikum bannenden letzten Auftritt hinzulegen. Glänzend und makaber zugleich, lässt er noch schnell seinen bösesten Kritiker dumm dastehen, um dann über die entscheidenden Dinge des Lebens zu sprechen. Er wächst über sich hinaus, bedankt sich noch genial während seines Auftritts mit einer Empfehlung für und bei Dorottya und gibt ihr vor großem Publikum gleich zweimal ihre Stichworte. Auf sein „Sein" darf sie antworten: „oder nicht sein".

Letzteres aber kommt für beide nicht in Frage. Der Abspann weiß zu berichten, dass Dorottyas Karriere glänzend und auch mit einem Preis beginnt und der alte Kauz noch seine langjährige Geliebte Milly heiratet, was diese erhebt und seine Tochter Sophia, der es trotz ihres Namens noch an Weisheit mangelt, in die Ecke stellt und möglicherweise an die richtige Stelle rückt im Sinne von sozialem Beseitigen.

Deutungsebene 1:
Der alte Sir Gifford hängt in der Vergangenheit fest, von seiner Tochter bevormundet, die ihrem eigenen Leben und dem großen

Anspruch im Namen Sophia nicht gerecht wird. Er verzweifelt an der Bedeutungslosigkeit seiner Gegenwart, die sich von den großen Bühnen und Hirn und Herz auf die erniedrigenden von Darm und Blase reduziert hat. Seine alten Filme und Fernseh-Aufnahmen können ihn nicht mehr erheben und kaum trösten. Er hat im Leben die Kurve nicht gekriegt und seine dargestellten Rollen nicht verwirklicht und auf sich bezogen. Die böswillige und eigennützige Tochter tanzt ihm genauso auf der Nase herum, wie König Lears Töchter dem alten König, aber immerhin merkt Sir Gifford es noch rechtzeitig.

Deutungsebene 2:
Dorottya belebt die oberen Bühnen von Geist und Herz neuerlich mit ihrer, seiner ebenbürtigen Shakespeare-Liebe und erlöst ihn weitgehend vom niederschmetternden unteren Körpergeschehen. Er kann mit ihrer technischen Hilfe jetzt wenigstens körperlich einfach loslassen, auf der Ebene des Seelenabwassers und der materiellen Schätze, ohne an Peinlichkeit zugrunde zu gehen. Selbst sein von der Parkinson-Krankheit ausgelöstes Zittern ist kein Problem mehr, wenn sie einfach die Rasur übernimmt. Und darüber hinaus stürzt er nicht mehr zu Boden wie zu Beginn ihrer Bekanntschaft, weil sie ihn im Rollstuhl fährt und diesen rechtzeitig in den Büschen verbirgt, wenn er wieder den berühmten Mann geben muss.

Deutungsebene 3:
Die im Taschenbuch *Krankheit als Sprache der Seele* ausführlich beschriebene Parkinson-Persönlichkeit wird im großen Sir Michael Gifford sehr *deut*lich. Er hat viel erreicht, aber es reicht ihm nicht. Seine höheren und größeren Ansprüche an sich und sein Lebenswerk sind (noch) nicht erfüllt. Sobald er Ruhe gibt, was seinem Alter entspräche, beginnt sein Ruhetremor. Ruhe geben und sich wohlverdientes altersentsprechendes Abdanken zu

leisten, erfüllt ihn, der ein langes, erfolgreiches Bühnenleben lang vor jedem Auftritt Lampenfieber hatte, noch immer mit zitternder Angst. Sie sich nicht eingestehend, bleibt ihr nur der (Aus) Weg in den Körper.

Mit Josefs Hilfe, seinem besten Freund und Chauffeur, konnte er es standesgemäß und lebenslang in Champagner ertränken.

Sein großes bevorstehendes Thema ist als Abschluss seines Alterns das Sterben und der Tod. Darüber spricht er auch zum Schluss im letzten großen Auftritt. Die Anerkennung für sein Lebenswerk käme spät, wie er - seinen großen Anspruch nochmals verdeutlichend - selbst feststellt, aber er macht - auch gegen erhebliche Widerstände aus dem eigenen Kreis - noch das Beste daraus und das verdankt er seiner Liebe zu Shakespeare und (der) seiner Pflegerin Dorottya.

Deutungsebene 4:
„Geben ist seliger als Nehmen", weiß die Bibel und Dorottya befolgt das wohl intuitiv. Nehmen folgt dann ganz von selbst auf Geben, wie das Ende des Films und Dorottyas eigener Anfang zeigt. Sie bekommt zum Schluss sogar mehr als sie sich hat träumen lassen, weil sie vorher sich selbst und ihre große Liebe zu Shakespeare eingebracht und dem alten Shakespeare-Kauz - sogar ansatzweise - selbstlos geschenkt hat.

Deutungsebene 5:
Shakespeares archetypische Bilder und ihr Ausdruck in Sprache sind zeitlos und insofern immer aktuell. Sie tragen durch den ganzen Film. Insofern ist der Titel ***Shakespeare für Anfänger*** genial doppeldeutig. Auch Anfänger können in der Welt der Symbole mit diesen durch Shakespeares Übersetzung in zeitlose Probleme viel anfangen und erkennen, wie sie auch moderne Probleme gültig und deutlich beschreiben, wodurch auch moderne Menschen der Lösung ihrer Probleme damit näher kommen.

Deutungsebene 6:
Der große, übermächtige Anspruch von Parkinson-PatientInnen wird in Sir Michael sehr deutlich und klar. Selbst wenn viel erreicht ist, reicht es ihnen und ihm noch nicht. Tito hat „sein" Vielvölkerreich Jugoslawien als in Serbien praktisch allein regierender Kroate nach dem Krieg über Jahrzehnte geeint. Noch rückwirkend können die meisten seiner damaligen Untertanen erkennen, wie gut sie es unter ihm in ihrem schönen Land hatten. Nicht wenige sehnen sich nach dieser Zeit und ihm zurück. Aber Titos Seele selbst war wohl unbewusst klar, dass seine Partisanen-Art es nicht geschafft hat, die so verschiedenen und oft auch divergierenden Bevölkerungsgruppen zu einem Volk zusammen zu schweißen. Kaum war er, der lange noch als eine Art Denkmal von seinem engsten Kreis bewahrt und seine schwere Parkinson-Erkrankung verschwiegen wurde, gestorben, brach das Reich in entsetzlichen Bürgerkriegen und schlimmsten Gemetzeln auseinander.

Ähnliches in noch viel größerem Maßstab widerfuhr Mao Tse Tung. Dem mag trotz aller Glorifizierung im Reich der Mitte wohl (mindestens ansatzweise) bewusst gewesen sein, dass seine Ideen wie „Der große Sprung nach vorn" oder die „Kultur-Revolution" ihn vor allem zum größten Massenmörder aller Zeiten stempelten. Die permanente Revolution ließ keineswegs die Menschen politisch bewusster oder gar glücklich, ja nicht einmal satt zurück. Im Gegenteil, seine Ideen brachten großen Hunger über sie. Seinen idealistischen Anfängen, die sich noch in den persönlichen, verständnisvollen Begegnungen mit dem jungen Dalai Lama spiegelten, wurde er in keiner Weise gerecht. So blieb vom großen Anspruch nur der Schatten übrig, mehr Menschen auf dem Gewissen zu haben als jeder andere.

Bis zum Schluss hielt auch er als schon fast versteinertes Denkmal eines einigen Chinas - gequält mit verheimlichtem Parkinson im Yangtse schwimmend, den Schein aufrecht. Den jeweiligen

Machthabern des inneren Kreises dieser „großen" Männer war das Krankheitsbild Parkinson wohl jeweils zu deutlich. Beide waren sie versteinert und so unlebendig wie die Gesellschaften, für die sie standen.

Papst Woytila ertrug ähnlich versteinert sein Parkinson-schicksal gebeugt und demütigt in aller Öffentlichkeit. Ihm mag gedämmert haben, dass seiner Seele doch die Demut fehlte, die sich in seinem gequälten, gebeugten Leib verkörperte. Vielleicht hat er geahnt, dass sein - aus polnischer Herkunft verständlicher - glühender Antikommunismus nicht die Lösung für die Aufgaben eines versöhnenden Heiligen Vaters war und er insofern seinem Amt nicht gerecht wurde. Er hat Großes geleistet und mit nachweislich von der Mafia gewaschenem Vatikan-Geld, wie im Buch „Die Akte Vatikan" nachgewiesen, die Gewerkschaft Solidarnosc so aufgerüstet, dass sie den Kommunismus in Polen besiegen konnte. So beginnt letztlich der Zusammenbruch des weltweiten kommunistischen Imperiums neben Gorbatschow auch mit dem mächtigen polnischen Polit-Papst.

Wahrscheinlich wurde ihm nachträglich auch bewusst, Lateinamerika mit einer einzigen großen, aber zutiefst unpäpstlichen Geste für den Katholizismus verloren zu haben. Als er in Managua, der Hauptstadt des gerade erst befreiten Nicaraguas, Ernesto Cardenal, den Priester und Poeten der Befreiungstheologie, als der niederknien und ihm demütig den Papst-Ring küssen wollte, mit einer herrischen und seiner Position unwürdigen Geste verjagte. Über eine Million Menschen drehten daraufhin dem Papst und seiner Kirche den Rücken und gingen weg von ihm und ihr. Und dieses Symbol wirkt bis heute in Lateinamerika und Franzikus I. trägt noch weiter daran. Seine Wahl war wohl auch ein Schritt, um das von Woytila mutwillig verspielte Lateinamerika zurückzugewinnen.

Unversöhnlich in einer zutiefst unchristlichen Versteinerung, die weder dem hohen Anspruch des Verzeihens noch der Gnade gerecht wurde, war er ein typischer Parkinson-Patient, eine wichtige große Figur in der Auseinandersetzung mit der kommunistischen Ideologie, aber doch nie ein versöhnender, heilender oder gar Heiliger Vater. Trotzdem wurde er schon selig und wird bestimmt noch heilig gesprochen. Aber das ist Politik und lässt - wie bei Säulen-Heiligen üblich - seine Seele nicht gesunden.

Deutungsebene 7:
Dass heute immer jüngere Menschen Parkinson bekommen, könnte uns zu denken geben, spricht es doch dafür, dass zunehmend und immer früher große Ansprüche ohne Beziehung zum eigenen Leben und seiner Seelenwirklichkeit in die Irre führen und - in den Schatten verdrängt - sich anschließend verkörpern. Das Problem wird offenbar immer früher, immer häufiger. Wer ein Denkmal werden will wie Shakespeare, muss Denkwürdiges hinterlassen, aber seine Erkenntnisse auch auf sich beziehen.

Fragen, die ZuschauerInnen sich stellen könnten:

1. Finde ich auch bei mir Tendenzen, in der Vergangenheit zu leben, weil mir die Gegenwart zu unangenehm ist?
2. Wie sehe ich meine Bedeutung für die Welt? Habe ich hier überhaupt einen Anspruch und wie hoch ist er gegebenenfalls?
3. Wie viel unterdrückte Angst ist in mir gespeichert?
4. Kenne ich Zittern vor Angst?
5. Kann ich - wie Dorottya - viel geben und lange auf Belohnung warten?
6. Oder ist mein Geben immer spekulativ?
7. Kann ich mir helfen lassen, nicht nur auf die Sprünge, sondern auch in einfachen Dingen des alltäglichen Lebens?

Alzheimer

Das große Vergessen, wird seiner zunehmenden Bedeutung entsprechend in immer mehr Filmen thematisiert. Allerdings wird das Krankheitsbild in all diesen Filmen weiterhin als unausweichlich und schicksalshaft zum Tode führend beschrieben, was nicht (mehr) der Wahrheit entspricht und seit einem Jahrzehnt auch bekannt ist, nur nicht verbreitet wird. Letzteres zeigt, wie Pharma-Konzernhörig der moderne Journalismus ist, ersteres, wie langsam die Mühlen der Schulmedizin mahlen, aber auch, wie fortschrittsfeindlich diese sich so sehr auf die wissenschaftliche Forschung berufende Medizin in Wirklichkeit in ihrem Schatten ist.

Sie ignoriert in ganz andere, hoffnungsvolle Richtung weisende wissenschaftliche Studien. Im Buch *Das Alter als Geschenk* belegt die Bredesen-Studie, wie dieser Professor der renommiertesten kalifornischen Universität (UCLA) mit Lebensstil-Veränderungen von 10 Alzheimer-PatientInnen verschiedener Stadien 9 wieder ganz gesunden ließ und den 10. „nur" deutlich besserte. Auch eine finnische Studie mit 200 TeilnehmerInnen weist in diese hoffnungsvolle Richtung. Mit der sogenannten Nonnenstudie widerlegt Prof. Gerald Hüther in *Die Demenzfalle* die diesbezüglichen Vorstellungen der Schulmedizin.

Wir können Alzheimer heute tatsächlich verhindern und auch gut behandeln. Diese Erkenntnis ist - wie die Studien zeigen - nicht neu, aber für die eben oft statt evidenz-basierte, eher eminenz-blasierte Schulmedizin eben doch.

Anders als bei Krebs fehlen uns hier noch hoffnungsvolle Filme, die diese hoffnungsvollen therapeutischen Ansätze aufgreifen. In *Das Alter als Geschenk* habe ich die wissenschaftlichen Fakten für den erfolgreichen Umgang mit Demenz und vor allem ihre vorbeugende Verhinderung dargestellt. Entsprechend der Psychosomatik geht es zuvorderst und auf Seelenebene darum, die richtige Wahl zu treffen und kindlich statt kindisch zu werden, unser Inneres Kind wieder zu entdecken und zu beleben. Auf somatischer Ebene aber darum, unser Hirn weiter zu ernähren und da es keinen Zucker mehr im Sinne von Diabetes 3 verkraftet, auf ketogene pflanzlich-vollwertige Kost im Sinne von *Peacefood-Ketokur* umzustellen.

Die zahlreich vorhandenen Filme enthüllen aber bereits das Wesen dieses großen Vergessens und der erste hier besprochene verrät - wohl intuitiv - ein tiefes Verständnis des für die Moderne so bedrohlichen Krankheitsbildes. Dafür sei Til Schweiger Dank. Von uns bekommt er dafür den Ehren-Doktor-Titel der Medizin, ist er mit seiner Interpretation doch viel weiter als die Schulmedizin.

Der Grund für die extreme Angst vor Alzheimer ist wohl, dass es ausgerechnet den Intellekt, den archetypisch männlichen Pol unseres Wesens trifft, auf den wir so stolz sind. Er wird erst blockiert und dann ausgeschaltet, und Betroffene bekommen es auch noch mit.

Tatsächlich haben wir nämlich nicht die Wahl, ob wir wieder werden wie die Kinder, sondern nur, auf welcher Ebene. Und raffinierte Kohlenhydrate wie Fabrikzucker und auch Honig sind der vorzeitige Untergang unseres Hirns. Honig im Hirn macht uns tatsächlich kopflos. Erlöst lauten Botschaft und Auftrag dieser weltweiten Seuche: uns freiwillig von der Dominanz von Kopf und Hirn zu lösen zugunsten unseres Inneren Kindes mit seinem warmen Herzen.

Honig im Kopf (2014, 132 Min.)

Ein Film von und mit Til Schweiger und Didi Hallervorden als seinem Vater und ehemaligem Tierarzt Amandus Rosenbach, kommt dem Phänomen und seiner seelischen Lösung viel näher als die oberflächlichen Erkenntnisse der Schulmedizin bezüglich Alzheimer-Toxin.

Emma Schweiger, Tils Tochter, spielt Amandus' Enkelin und er selbst ist Amandus' Sohn Nico. Dieser deutsche Film hebt das bei Alzheimer zentrale Thema „Wieder werden wie die Kinder" besonders deutlich hervor. Der demente Großvater versteht sich nur noch mit seiner Enkelin Tilda. Die beiden gehen auf eine wundervolle Reise nach Italien und leben wie die Kinder. Sie ist ein bezauberndes Kind, und er wird zunehmend wieder zu einem, allerdings recht schwierigen und eigensinnigen.

Als Dr. Rosenbach auf der Beerdigung seiner Frau eine verwirrte und verwirrende Abschiedsrede hält, offenbart sich sein für Alzheimer typischer Geisteszustand erstmals.

Sohn Niko holt Amandus in sein Haus nahe Hamburg, sehr zum Schrecken seiner Frau Sarah (Jeanette Hain). Die Ehe ist sowieso in der Krise, seit Niko von Sarahs Affäre mit ihrem Chef Serge weiß. Amandus' Geisteszustand befeuert die Krise weiter, im wahrsten Sinne des Wortes, als er beim Versuch, einen Kuchen zu backen, einen Brand verursacht, den Sarah gerade noch im letzten Moment löscht.

Weil Amandus' Verfall voranschreitet und er dazu beiträgt, das Sommerfest von Niko und Sarah in eine Katastrophe zu verwandeln, entscheidet sich Niko schweren Herzens, ihn ins Heim zu geben. Tilda, seine elfjährige Tochter, ist strikt dagegen. Da sie von ihrem Kinderarzt erfährt, es sei für Alzheimer-Patienten hilfreich, altbekannte Orte wiederzusehen, beschließt sie, mit ihrem Opa auf eine Reise in die Vergangenheit nach Venedig abzuhauen, wo Amandus schöne Flitterwochen mit seiner Frau erlebte.

Per entwendetem Auto kommen sie nicht weit wegen Amandus´ unfallträchtigen Fahrstils. Er brettert einfach über rote Ampeln. Mit dem Zug geht es bis Bozen, wo Amandus auf Toiletten-Suche aus dem Zug aus- aber nie mehr einsteigt. Tilda greift konsequent zur Notbremse. Anschließend versteckt sie sich mit Opa auf der Bahnhofstoilette, bis die sie verfolgenden Carabinieri aufgeben. Mit Gott und etwas Glück auf ihrer Seite, werden sie abends von Putzmann Erdal auf dem Klo gefunden. Er arrangiert für sie die Weiterfahrt nach Venedig mittels Schaf-Transporter. Als der von der Polizei angehalten wird, fliehen Amandus und Tilda noch eben rechtzeitig und finden Herberge in einem Kloster. Die Oberin ist von beider Geschichte so berührt und angetan, dass sie Amandus und Tilda am nächsten Tag bis nach Venedig bringen lässt. Dort checken Vater Niko nebst Frau Sarah - per Flugzeug nachgereist - ausgerechnet im selben Hotel wie Amandus und Tilda ein.

Nachts verlässt Amandus unbemerkt das Hotel und findet die Bank, auf der er vor Jahrzehnten glücklich mit seiner Frau saß. Tilda findet ihn am Morgen, aber er erkennt sie nicht mehr. Just in diesem Moment entdecken Niko und Sarah die beiden. Zu viert geht es heim nach Hamburg.

Von nun an wird der Film zum Märchen und alles wird zeitlos und gut. Die bisher so opponierende Sarah will ihre Arbeit bei dem anrüchigen Chef aufgeben, um Amandus' Betreuung mehr Zeit zu widmen. Das versöhnt Niko in doppelter Hinsicht und kittet die zerrüttete Ehe. Neun Monate nach dem Blitzbesuch in Venedig bringt Sarah einen gesunden Jungen, nach seinem Großvater Amandus genannt, zur Welt. Der erlebt noch eine glückliche Zeit bei seiner Familie und schläft schließlich friedlich bei Tilda ein. Bei der Beerdigung liegt Tilda im Gras und schaut in den Himmel, von wo von nun an Amandus auf seine kleine Prinzessin schaut, wie noch zu Lebzeiten abgesprochen.

Deutungsebene 1:
Die liebevolle und anrührende Darstellung der Alzheimer-Entstehung bei Tildas Opa zeigt schön, wie inmitten des großen Vergessens Augenblicke - nach Edward Podvoll „Inseln der Klarheit" - auftauchen. Auch wenn in den Lehrbüchern steht, der Humor gehe zuerst verloren, können doch Charme und Witz lange erhalten bleiben wie bei Amandus. Die oft gnadenlosen Projektionen auf andere, wie auch die Aggressionen sind bei ihm nur angedeutet.

Die kleine Enkelin hört von ihrem einfühlsamen Kinderarzt, dass Alzheimer-Patienten eine Aufgabe brauchen und sich gern zurück in eine glücklichere Vergangenheit erinnern. Kurzentschlossen entführt sie ihren geliebten Opa in dessen Vergangenheit nach Venedig, wo er mit seiner Frau so glücklich war.

Deutungsebene 2:
Der Film zeigt bewusst die schönen Seiten und das Potential, das in diesem Krankheitsbild steckt, wenn alle Betroffenen ihr eigenes Inneres Kind erinnern und sich darauf einlassen, was obendrein den Umgang mit den Alzheimer-PatientInnen entscheidend erleichtert.

Die süße und zugleich brillante kleine Emma Schweiger gibt ein bezauberndes Kind, ein brillanter Didi Hallervorden wird als Alzheimer-Patient typisch kindisch - auf (be)rührende Art und Weise. Im Duett holen die beiden das Innere Kind aus allen heraus, denen sie begegnen und die sie heimsuchen, ob die anfangs so zugeknöpfte Schwiegertochter Sarah, Vater Nico, den Putzmann auf der Toilette oder die Oberin. So wird die Flucht der beiden „Kinder" zur Therapie der gerade in die Zerrüttung abrutschenden Familie, holt sie zurück und heilt sie - und wenn sie nicht gestorben sind, leben sie heute noch.

Die Schauspieler machen dieses seelische Alzheimer-Hauptthema, die Umkehr im Leben und Rückkehr der Seele zum

Inneren Kind auf mitreißende, über weite Strecken lustige Art und weise deutlich. So entsteht ein Road-Movie, bei dem wohl alle gern mitreisen. Und tatsächlich müssten wir alle unser Inneres Kind rechtzeitig wieder entdecken. Das wäre im Sinne von *Krankheit als Symbol* die wirksamste Alzheimer-Vorbeugung und im Verbund mit der notwendigen Nahrungsumstellung auf pflanzlich-vollwertige Ketokost eine überzeugende Therapie.

Deutungsebene 3:
Til Schweiger gelingt hier eine wirklich schöne und bei aller Leichtigkeit tiefgehende Inszenierung: das Sommer-Fest zerfällt wie die Ehe der Einladenden und die Persönlichkeit von Opa. Der drückt konkret und symbolträchtig auf den entscheidenden Knopf ‚Zündung', während der zuständige Discjockey gerade in den Garten pinkelt, und lässt so das ganze Theater des Sommerfestes als explodierende Schmierenkomödie auffliegen.

Deutungsebene 4:
Wie traumhaft, wenn alle Alzheimer-PatientInnen so ein Glück hätten. Selbst Demenz wirkt in dieser Inszenierung sympathisch. Lediglich die Schwiegertochter wird anfangs als dunkler Pol unsympathisch dargestellt, aber würden wir nicht fast alle so reagieren? Ist ihre nicht die Mehrheitsposition? Ist es nicht ihre Haltung, die „normal" ist, die wir alle rasch einnehmen würden?

Der Film enthält nebenbei viele Tests: Würde ich reagieren wie der ausländische Restaurant-Besitzer oder wie der sich aufregende und -plusternde deutsche Gast? Der fühlt sich von Amandus offenbar an sich selbst erinnert, was natürlich unangenehm ist.

Deutungsebene 5:
Tatsächlich könnte das ganze Szenario sogar noch glimpflicher und glücklicher verlaufen, würden längst studienbelegte Therapieansätze umgesetzt.

Wie bei Til Schweiger-Filmen schon fast üblich wird auch ***Honig im Kopf*** von der Kritik verkannt und verrissen, wobei den Kritikern ganz offensichtlich einfach das tiefere Verständnis der Psychosomatik von Alzheimer fehlt und so viel Hoffnung, ausgerechnet bei solch einem Thema, gegen den Strich geht.

Natürlich gibt es realistischere Filme zur heutigen Alzheimer-Lage wie ***Die Auslöschung*** mit Klaus-Maria Brandauer oder ***Still Alice*** mit Juliane Moore. Aber sie sind doch nur deswegen realistischer, weil sie den deprimierenden Stand der Schulmedizin spiegeln, und die Hoffnung spendende Besinnung auf das Innere Kind, die Psychosomatik und die Lebensstil-Medizin nicht kennen und folglich ignorieren. Es sind sehr gute Filme und Julianne Moore hat sogar den Oscar für ihre Rolle bekommen, wobei Klaus-Maria Brandauer - in unseren Augen - das Thema noch besser spielt und Emma Schweiger und Didi Hallervorden den Oskar mindestens so verdient hätten.

Fragen, die ZuschauerInnen sich stellen könnten:

1. Wie geht es meinem Inneren Kind?
2. Habe ich mich zeitlebens darum gekümmert oder später damit begonnen?
3. Wie viel Kindlichkeit erlaube ich mir heute? Wie spielerisch gehe ich mein Leben an?
4. Wie verspielt bin ich in Beziehung, Beruf und auf dem Entwicklungsweg?
5. Habe ich Angst vor Alzheimer?
6. Ist mir Alzheimer-Vorbeugung ein Thema?
7. Wie könnte ich die staunenden Augen des Kleinen Prinzen im Hinblick auf das Wunder des Lebens bei mir entwickeln?
8. Was für Vorbilder habe ich in meiner Familie?
9. Wie ging und geht es meinen (Groß(en)Eltern in Bezug aufs Alter(n)?
10. Kann ich *Das Alter als Geschenk* erleben?

11. Schaffe ich es, mich und mein Gehirn gesünder zu ernähren, ihm die Zuckerflut und mir das große Vergessen ersparen?

Diese Fragen gelten für alle Alzheimer-Filme, bei den weiteren Filmen kommen nur noch einige neue Fragen-Aspekte hinzu.

Die Auslöschung (2013, 90 Min.)

In diesem Film mit Klaus-Maria Brandauer als Kunsthistoriker Ernst und Martina Gedeck als Restaurateurin Judith erzählt Nikolaus Leytner mit viel Fingerspitzengefühl die Geschichte einer späten großen Liebe, die durch die Diagnose Alzheimer zutiefst erschüttert, trotzdem nicht zerbricht. Geradezu behutsam zeigt der Film das langsame und bewusste Versinken in der Demenz.

Judith Fuhrmann (Martina Gedeck) und der Kunsthistoriker Ernst Lemden (Klaus Maria Brandauer) verlieben sich. Der wortgewandte, scharfsinnige und -züngige Intellektuelle imponiert ihr als Feuerwerk an Humor und Witz und mit viel Herz. Aus einer schönen Nacht entwickelt sich eine tiefe Liebe und sie ziehen bald zusammen und freuen sich auf ihr neues, gemeinsames Leben. Doch es kommt zwar neu, aber ganz anders. Ernst verändert sich auffallend und zieht sich immer mehr in sich selbst zurück. Angesprochen, wirkt er zerstreut und mischt sich auch nicht mehr in jedes Gespräch mit seinem früheren Dominanzanspruch ein. Sein gewohnter, fast zwanghafter Hang zur Opposition verliert sich immer mehr. Schließlich geht er zur Untersuchung und erhält die erschütternde Diagnose: Alzheimer-Demenz.

Ganz allmählich dringt die Krankheit vor oder besser ein, sachte erst und ohne spektakuläre Symptome, aber andererseits auch nicht mehr zu verkennen. Er verlegt Gegenstände und vergisst Alltägliches, aber auch den Namen seines Enkels Emil. Seine rhetorische Stärke und seine Gewandtheit verliert er, anfangs kaum wahrnehmbar, später immer deutlicher. Zu Beginn macht er noch Witze, schockiert etwa Judith damit, sie vergessen zu haben.

Ernst will sich seiner Krankheit stellen und beginnt mit eigenen Recherchen. Er registriert den fortschreitenden Verfall so genau er kann. Seine Lage wird zunehmend bedrohlicher und es ergeben sich Streitereien, zumal Ernst sich tagtäglich mit seiner Krankheit beschäftigt, um alles darüber zu erfahren. Schließlich besorgt er sich Gift für den Fall, seinen Verfall nicht mehr auszuhalten. Judith ist gegen Selbstmord, lässt sich aber überzeugen, das Gift aufzubewahren. Ernst versteckt es in seinem gewaltigen Bücherschrank bei Senecas Gesammelten Werken. Sich selbst schreibt er - durch Alzheimer vorbereitet - den Erinnerungszettel: „Seneca bringt Erlösung".

Das Ausmaß der Demenz wird immer deutlicher. Gemälde, die ihn früher bewegten und zu Elogen animierten, erscheinen ihm zunehmend oberflächlich, lustig und bedeutungslos. Entferntere Personen verschwinden immer rascher aus seinem Gedächtnis, aber auch das Erkennungsvermögen bezüglich seiner Kinder wird schwächer.

Mit seinem Enkel Emil lernt er zu spielen wie ein kleines Kind. In der Entdeckung seines eigenen Inneren Kindes läge eine große Chance, wie in ***Honig im Kopf*** dargestellt, aber in seiner Umgebung und diesem Film weiß niemand davon, und so bleibt es eine belanglose Episode ohne Konsequenzen.

Aus der überglücklichen, großen Liebe wird immer mehr eine einseitige Pflegesituation, die Judith ständig (heraus-)fordert. Schließlich landet Ernst im Rollstuhl. Obwohl er die Fähigkeit des Austauschs allmählich verliert, seine Familie und Vergangenheit vergisst, bleibt die Verbindung zwischen Judith und Ernst bis zum Ende erhalten. Sie kümmert sich hingebungsvoll um ihn. Als Ernst auch nicht mal mehr sprechen kann, mischt sie das Gift in seinen Grießbrei, und Ernst scheint sich - in einem der ganz selten gewordenen Momente der Klarheit - dessen bewusst zu sein, isst den Brei und geht hinüber.

Deutungsebene 1:

Die Auslöschung ist - in unseren Augen - eine sehr gelungene Darstellung des Alzheimer-Geschehens mit seinen Symptomen und ein berührender Film über das langsame Versinken in der Demenz - brillant dargestellt von Klaus-Maria Brandauer.

Das heute wissenschaftlich nachgewiesene langsame Verhungern, das tatsächlich ein Aushungern der Gehirnzellen ist, wird hier nachvollziehbar und gleichsam spürbar.

Das Wissen um die seelisch dahinter steckende Verkennung der Wichtigkeit des Inneren Kindes und körperlich eine Art Typ 3 Diabetes macht das Miterleben nicht leichter. Schon allein eine Ernährungsumstellung auf pflanzlich-vollwertige Ketokost könnte Alzheimer vorbeugen und noch Heilung bewirken.

Mitgefühl gilt neben den Betroffenen auch den Schulmedizinern, die das zu verantworten haben, weil sie die Erkenntnisse ihrer eigenen Wissenschaft seit vielen Jahren weder zur Kenntnis nehmen noch erst recht zur Anwendung bringen. Und auch Angestellte und Lobbyisten der Pharmaindustrie verdienen Mitgefühl, wie auch Journalisten, die sich weiterhin auf die Propagierung der Sackgasse einschwören lassen und damit die wirklich hilfreichen Maßnahmen dem wachsenden Heer der Betroffenen vorenthalten. Nicht nur Menschen wie Robin Williams und Gunter Sachs könnten noch leben, auch Hunderttausende weniger bekannte Demenz-Opfer.

Deutungsebene 2:

Das Thema Selbstmord liegt bei Alzheimer so nahe, so lange man an die Aussichtslosigkeit dieses Krankheitsbildes glaubt, wie es Pharmaindustrie, öffentlich-(un)rechtliche und Mainstream-Medien unisono verkünden.

Der Film macht auch die Qual deutlich, wenn Betroffene merken, was abläuft beziehungsweise nicht mehr läuft. Das sind Situationen, die Menschen aus Verzweiflung in den Suizid treiben. Die Verantwortung dafür tragen jene, die weiter das (Propaganda-)Lied der Pharmaindustrie singen, dass Alzheimer solange unheilbar bleibe, bis sie Mittel dagegen gefunden habe. Mittel gibt es längst, nur werden sie ignoriert, weil nicht lukrativ für die Industrie.

Deutungsebene 3:
Klaus Maria Brandauer und Martina Gedeck sind natürlich eine Traumbesetzung und Nikolaus Leytner hat das Ganze obendrein perfekt inszeniert. Das Ergebnis ist ein einzigartiger Liebesfilm, der nicht an der Oberfläche bleibt, sondern tief unter die Haut geht und weit reicht und insofern aufzeigt, wie weit Liebe gehen kann. Wäre sie dazu auch mit dem Wissen um echte Hilfs- und Heilungsmöglichkeiten gepaart, wie viel Hoffnung gäbe das!

Die schon beim ersten Alzheimer-Film angeführten Fragen sind auch hier wichtig. Jetzt nur bisher nicht erwähnte:

1. Würde meine Liebe so weit reichen?
2. Kann ich mir vorstellen, meinen Partner so weit zu begleiten?
3. Wie stehe ich dem Tod gegenüber? Ist er und die Endlichkeit meines Lebens überhaupt Thema für mich?
4. Könnte ich mir vorstellen, jemanden aus Liebe zu töten um ihm Schlimmeres zu ersparen - wie Judith hier oder der Häuptling in ***Einer flog über das Kuckucksnest***?
5. Ist Alzheimer, das große Vergessen und die Wahrscheinlichkeit daran zu erkranken, für mich Thema?
6. Zurückschauend, würde ich etwas von meinem Leben lieber vergessen?

Still Alice - Mein Leben ohne Gestern (2014, 101 Min.)

Ein Film vom Regie-Duo Richard Glatzer und Wash Westmoreland mit Julianne Moore als Alice Howland und Alec Baldwin als ihrem Mann, basiert auf der gleichnamigen Romanvorlage der Neurowissenschaftlerin Lisa Genova.

Alice Howland, Mutter dreier erwachsener Kinder und Linguistikprofessorin an der New Yorker Columbia University, wird bald nach ihrem 50. eine seltene und besonders heimtückische, weil so rasch verlaufende Form von erblichem Alzheimer attestiert. Sie fängt an, Wichtiges zu vergessen und hätte lieber Krebs, als diese rasch verlaufende Form von Demenz. Erinnerungen, aber auch Namen und sogar Worte, auch ihr Arbeitsschwerpunkt an der Uni entfallen ihr schneller als bei „normaler" Demenz. Das Schicksal entzieht ihr gleichsam ihre Lieblingsspiel-Wiese mit Nachdruck. Sie verirrt sich schließlich sogar beim Joggen in ihrem vertrauten Uni-Viertel. Der Film ist so beklemmend wie Alices Krankheit in ihrer vorhersehbaren und unausweichlichen Form.

Anfangs versucht Alice, ihre Krankheit geheim zu halten und so weiter zu machen wie bisher. Erst als ihr Uni-Chef sie mit Beschwerden der StudentInnen konfrontiert, offenbart sie sich ihm. Ihren Wunsch, noch einige Zeit weiter zu unterrichten, lehnt er ab.

Beim Besuch in einem Heim für Demenzkranke fasst Alice den Entschluss, ein Video aufzunehmen, in dem sie mit der noch vorhandenen Einsicht ihrem älteren Ich befiehlt, eine ganze Dose Medikamente zu schlucken, wenn sie nicht mehr in der Lage wäre, einfache Fragen über sich zu beantworten.

Ihr Arzt bittet Alice, eine Rede bei einer Veranstaltung eines Vereins für Demenz-Kranke zu halten. Sie versucht es wissenschaftlich ohne Eigenbezug, wie sie es von ihrer Uni-Karriere gewohnt ist, aber ihre Tochter Lydia rät, ihre persönlichen Erfahrungen einzubringen. Obwohl sie mit der Kritik ihrer Tochter nichts anfangen kann, beherzigt Alice deren Rat und offenbart ihre Ängste und erzählt, was sie noch am Leben hält. So wird ihre Rede - gleichsam ihr Abschied von der Bühnen-Ebene - ein großer Erfolg und zeigt die Richtung: nicht wissenschaftlich, sondern gefühlsbetont persönlich.

Die Situation spitzt sich weiter zu, als ihr Mann ein verlockendes Stellenangebot aus einem anderen Staat bekommt und einen Umzug erwägt, den er aber auf ihre Bitte hin verwirft. Als Alice „zufällig" auf die Video-Botschaft ihres noch gesünderen Ichs stößt, versucht sie sich daran zu halten und sich mit den Pillen umzubringen. Aber ihre Krankheit verhindert es, sie lässt nicht den Entschluss, aber die Pillen fallen und verstreut sie im ganzen Badezimmer.

Ihr Mann kann offensichtlich nicht mehr und nimmt nun doch das Angebot der Mayo Clinic in Minnesota an, und Tochter Lydia die Aufgabe, bei ihrer Mutter zu bleiben. Ihr Mann hatte zwar ihr und sich geschworen, immer für seine Frau da zu sein, entwickelt aber durch die krankheitsbedingte Distanz immer mehr den Wunsch, sich für die eigene Karriere einzusetzen.

Deutungsebene 1:

Die fatale Diagnose betrifft auch Alices drei Kinder Lydia, Tom und Anna und möglicherweise ähnlich stark wie sie selbst, handelt es sich doch um eine erbliche Form von Demenz. Sie müssen sich fragen: will ich überhaupt erfahren, ob ich das problematische Gen habe? Im Test stellt sich heraus, Anna ihre älteste Tochter, gerade schwanger mit Zwillingen, hat das Alzheimer-Gen geerbt, Tom, ihr Sohn, ist nicht betroffen und Lydia entscheidet sich gegen einen Test. Das wiederum belastet Alice schwer. Und alle drei Kinder müssen sich fragen, wie umgehen mit einer Mutter, die einen kaum noch und bald gar nicht mehr erkennt? Sie tun sich schwer in der immer verwirrteren Frau ***Still Alice*** zu erkennen. Intellekt und Sprache einzubüßen, ist für einen auf verbale Kommunikation als Berufsinhalt eingestellten Menschen besonders hart, aber gerade das fordert ihr Schicksal jetzt von ihr. Alices Ringen nach Worten, ihr Stottern, sind auch für uns Zuschauer schwer erträglich. Was ihr jetzt einzig bliebe, sind Gefühl und Liebe, aber beide hat sie in ihrer Uni-Karriere nicht geübt.

Deutungsebene 2:
Alice versucht die Krankheit zu verheimlichen, wie so viele andere Betroffene. Aber damit ist kein Durchkommen. Demenz kommt immer heraus und ans Licht. Dass der Uni-Direktor den Wunsch, noch etwas weiter zu unterrichten, ablehnt, mag hart erscheinen, aber ist wesentlich für sie. Aus Schicksalssicht ist es nur konsequent, denn offensichtlich ist etwas anderes an der Reihe.

Um sich das letzte bisschen Selbstbestimmungsrecht zu erhalten, ist ihr Selbstmord-Plan nochmals ein Versuch, dem Schicksal ein Schnippchen zu schlagen. Er scheitert an ihrem Zustand, der den Plan vereitelt, indem sie den ganzen tödlichen Inhalt der Dose vor ihrer Pflegerin verschüttet.

Nicht untypisch ist, dass zwar Frauen oft bis zum Ende bei ihren Demenz-kranken Männern ausharren wie in **Die Auslöschung**, aber Ehemänner das nur selten schaffen und Alec Baldwin spielt das insofern unsympathisch realistisch.

Eine berührende und auf Alices wirkliche Aufgabe hinweisende Episode wird auf einem Spaziergang mit Tochter Lydia deutlich, als die ihr einen Abschnitt aus dem Theaterstück „Engel in Amerika“ vorträgt, um herauszufinden, ob ihre Mutter es noch versteht. Alice bemüht sich sichtbar und angestrengt und findet als Antwort nur noch ein, aber dafür das entscheidende Wort: „Liebe“.

Die Liebe zu sich und ihrem Inneren Kind wäre tatsächlich auch hier die Lösung, die im Film aber ansonsten kaum anklingt.

Die selbst mittels Vererbung schwer betroffene Tochter Lydia stellt sich ihrem Schicksal am eindrucksvollsten der drei Kinder. Nicht zu Anfang, wo sie sich gar nicht an den Gen-Test heranwagt, sondern als sie in der schwersten Zeit bei ihrer Mutter bleibt und insofern einen Ausblick auf ihre eigene mögliche Zukunft gewinnt - wenn sie nicht rechtzeitig die Weichen in ihrem Leben anders stellt.

Die neue Wissenschaft der Epigenetik macht hier selbst Wissenschaftshörigen große Hoffnung, zeigt sie doch, dass wir zwar nicht die Genetik, aber das Ein- und Anschalten von Genen sehr wohl entscheidend mitbestimmen.

Deutungsebene 3:

Julianne Moore spielt Alice bravourös und hat dafür den Oscar der besten Hauptdarstellerin bekommen, aber macht das allein den Film sehenswert? Hauptthema ist der Umgang mit dieser seltenen Diagnose von verschärftem Alzheimer, und die dadurch verursachten Veränderungen im Leben sind hervorragend dargestellt. Aber all das verbreitet eine deprimierende Stimmung von Hoffnungslosigkeit und Ausgeliefert sein. Und wer braucht das?

Natürlich sind wir immer und alle ausnahmslos unserem Schicksal ausgeliefert, aber wir können doch viel mehr (daraus) machen als Selbstmord und als diese Art von Filmen anbieten.

Deutungsebene 4:

Ginge es darum, die Unausweichlichkeit des Schicksals darzustellen, wäre das gut gelungen. Wir müssen alle sterben und nur sehr wenige an dieser besonders dramatischen Form von bewusstem und rasantem Verdämmern. Alice wird auf die denkbar unerlösteste Weise in den Augenblick des Hier und Jetzt gezwungen. Der Untertitel „Mein Leben ohne Vergangenheit" beleuchtet nur die eine Hälfte, die andere nimmt auch noch die Zukunft.

Die Kritik in der „Zeit" rühmt wie fast alle Kritiken die schauspielerische Leistung von Julianne Moore, die „in dieser Rolle einer überwältigend liebenswerten und zur Liebe fähigen Frau, deren Gehirn zu dem Kind zurückkehrt, das sie ganz am Anfang des Lebens war". Hier läge die größte, in ***Honig im Kopf*** so viel überzeugender dargestellte Chance: statt gezwungenermaßen kindisch, lieber freiwillig kindlich im Sinne des Inneren Kindes zu werden und ins Hier und Jetzt einzutauchen und damit dem Ziel aller Traditionen und Religionen gerecht zu werden. Alice mag dem Kritiker der „Zeit" überwältigend liebenswert erschienen sein, aber ob sie so liebesfähig war, wie er diagnostiziert, ist angesichts des Krankheitsbildes eher unwahrscheinlich und gibt das Drehbuch nicht her.

Näher dran erscheint uns die Kritik des „Spiegel", die gleichermaßen die darstellerische Leistung von Julianne Moore hervorhebt, der es gelänge, den Film „durch ihr uneitles Spiel aufzuwerten" und „ihm mehr Tiefe zu verleihen, als das Drehbuch vorgesehen" habe.

Deutungsebene 5:

Die seltene Variante von erblicher Demenz ist zu wenig erforscht, um studienbasierte Hoffnung zu wecken. Aber zumindest der Versuch mit einem freiwilligen Eintauchen ins Hier und Jetzt im spirituellen Sinn, dem Wieder-werden-wie-die-Kinder und einer der Situation angemessenen Ernährung im Sinne von pflanzlich-vollwertiger Ketokost ist auch hier denkbar, und sicher wird die Epigenetik in Zukunft noch viel Staunen und Hoffnung bescheren.

Die Kollegin Mary Newport beschreibt in ihrem Buch *Alzheimer heilen und vorbeugen* wie sie ihren Mann Steve u.a. mit mittelkettigen Fettsäuren des Kokosöls aus der Demenz zurückholt, er seinen Humor wiederfindet und sogar wieder arbeitsfähig wird. Was für ein *wundervoller* Filmstoff!

Zu den obigen noch ergänzende Fragen:

1. Was habe ich ins Leben mitbekommen an Erbgut und Aufgabe?
2. Was werde ich weitergeben?
3. Habe ich Kraft und Mut, jede Chance zu ergreifen?

An ihrer Seite (2006, 110 Min.)

Ein kanadischer Spielfilm mit Julie Christie und Gordon Pinsent unter der Regie von Sarah Polley, der uns auf subtile Weise zum Zeugen macht, wie die Liebe auch bei Alzheimer bis zuletzt bleiben und zu was für herausfordernden Verwicklungen das führen kann.

Das Ehepaar Fiona und Grant Anderson lebt seit 45 Jahren zusammen, davon die letzten 20 im ehemaligen Haus von Fionas Großeltern inmitten der Weite kanadischer Natur. Bei Fiona tritt zunehmend Vergesslichkeit auf, nach einem Skiausflug kehrt sie nicht mehr heim und Grant findet sie schließlich nach ausgedehnter Suche desorientiert im Ort wieder, was zu Arzt-Besuch und Alzheimer-Diagnose führt. Als ihre Ausfälle immer auffälliger und drastischer werden, beschließt Fiona, in ein Pflegeheim umzuziehen. Damit sie sich dort besser eingewöhnt, darf Grant sie - nach den Heimregeln - einen Monat lang nicht besuchen. Das fällt ihm schwer, waren sie doch 45 Jahre lang nie getrennt.

Als er sie endlich wieder besuchen darf, hat sie sich in den ebenfalls an Alzheimer leidenden Aubrey verliebt und erkennt Grant nicht mehr als ihren Mann. Sie hält ihn für einen besonders netten Bekannten, der sie „hartnäckigerweise" täglich besucht. Das macht Grant in einer für ihn herausfordernden Situation zum Beobachter eines ungewöhnlichen verliebten Paares im Reich des Vergessens. Schließlich wird er Zeuge, wie Fiona

Aubrey tröstet, weil dessen Frau ihn aus finanzieller Not wieder zu sich nehmen will. Nachdem das wirklich passiert, leidet Fiona zunehmend unter der Trennung von Aubrey und verfällt so rasch, dass ihre Verlegung auf eine Abteilung für Schwerstkranke ansteht. Grants Liebe zu Fiona geht so weit, dass er Aubreys Ehefrau Marian besucht und versucht, sie zu überzeugen, Aubrey wieder ins Heim zu geben. Zunächst verweigert Marian dieses Ansinnen, andererseits gefällt ihr Grant sehr und sie lädt ihn zu einem Ball ein, wo sie sich näherkommen. Nun gesteht sie Grant zu, Aubrey zu einem Besuch ins Heim zu bringen.

Aber als Grant Aubrey zu seiner Fiona in die Klinik bringt, hat sich Fionas Zustand plötzlich so deutlich verbessert, dass sie ihn wieder als ihren Mann erkennt und behauptet, dass er lange fort gewesen sei. Sie nehmen sich ebenso innig wie herzlich in die Arme als sei nichts gewesen.

Deutungsebene 1:

Schon Alois Alzheimer diagnostizierte bei seiner ersten berühmten Patientin, Auguste Deter, solche Inseln der Klarheit, die US-Psychiater Edward Podvoll auch bei anderen schweren Geistesstörungen fand. Fiona geht gleichsam für eine gewisse Zeit weg und lebt wie ein Kind - durch die Krankheit nicht Verantwortungslos sondern -frei einen Seitensprung aus und kehrt gänzlich schuldlos und naiv - eben kindlich - zurück in ihre Ehe. Ihr liebender Mann Grant gesteht ihr das auch zu, schließlich hat sie Alzheimer. Sie darf so kindlich fühlen und handeln und niemand nimmt es ihr mehr übel.

Wahrscheinlich hat Fiona in den 45 Jahren ihrer Zeit ohne Trennung in der Weite der kanadischen Landschaft nie Gelegenheit gehabt, solch ein Verhältnis zu leben und regrediert jetzt auf eine Ebene, wo das sogar gesellschaftlich akzeptabel erscheint.

Sie taucht ins Hier und Jetzt ein und lebt darin jeden Moment, die Verantwortung für die Vergangenheit gibt sie im Hinblick auf ihren Mann auf, die für die Zukunft auch im Hinblick auf Aubrey und lebt, was ihr gerade im Moment noch ein- und zufällt.

Mit dem Charme und der sinnlichen Ausstrahlung von Julie Christie als Fiona wirkt das ansonsten Undenkbare sogar charmant und schön.

Deutungsebene 2:
Krankheit als Weg und Chance zu erkennen, erleichtert dieser Film. Er lässt - dank Julie Christie - selbst Alzheimer als eine Möglichkeit aufblitzen, in ein schönes, aber eingefahrenes Lebensmuster nochmals Abwechslung und für Grant eine große Herausforderung zu bringen. Erst hatte er 45 Jahre lang eine wundervolle Frau, die ihm dann krankheitsbedingt langsam entschwand, und als sie an Aubrey verloren schien, findet er sich in Marian eine neue Liebe und bekommt prompt auch seine große alte Liebe zurück, hat also plötzlich zwei Frauen. Fiona hatte 45 Jahre lang einen wundervollen Mann, lebte dann für eine kurze Phase ein Verhältnis und kehrt zu ihrem Mann zurück. Marian verlor wie Grant ihren Partner an die Demenz und hat möglicherweise einen neuen bekommen mit einem sehr ähnlichen Schicksal, und der alte bleibt ihr auch. Was für späte Schicksalsfügungen und Aufgaben!

Deutungsebene 3:
Das Regiedebüt der damals gerade 28 gewordenen kanadischen Schauspielerin Sarah Polley basiert auf der Kurzgeschichte „The Bear Came Over the Mountain" der kanadischen Schriftstellerin Alice Munro. Polley inszeniert mit unglaublichem Geschick die Liebesgeschichte eines Paares, das schon viel länger zusammenlebt, als Polley alt ist. Mit ebenso viel Einfühlung stellt sie Fionas Verfall dar, nutzt durch ihr tieferes Eindringen in das Alzheimer-Geschehen auch die Insel der Klarheit zu einer überraschenden Wende am Ende und führt uns vor, wie die Liebe bis zum Schluss

dem Ganzen bezaubernden Charme verleihen kann, wozu natürlich auch Julie Christie auf berührende Weise beiträgt, die es tatsächlich schafft, bei allem Verfall noch Würde und in ihrer Partner-Volte bezaubernd naive Unschuld auszudrücken.

Deutungsebene 4:
Und wieder einmal zeigt ein Krankheits-Film: die Liebe stirbt zuletzt. Das verdeutlichen viele Alzheimer-Geschichten und machen dieses Krankheitsbild wohl auch deswegen zu solch einem Filmthema wie ansonsten höchstens noch Krebs.

Fragen, die ZuschauerInnen sich stellen könnten:

1. Könnte ich jemanden so lieben, dass ich ihm eine andere Liebesgeschichte erlaube und diese sogar fördere?
2. Kann ich mir vorstellen, dass meine Liebe in 45 Jahren so wächst, dass sie zu solcher Größe führt?
3. Der Film zeigt auch, die Regeln von Anstalten entsprechen und dienen meist diesen und nicht den Menschen, für sie angeblich da sind. Andererseits bringt diese Regel - aus Schicksalssicht - diese verblüffende Dynamik erst in Gang.
4. Könnte ich mir vorstellen, so weit wie Grant zu gehen und für meinen geliebten Partner über alle Schatten zu springen?
5. Muss ich erwarten, dass auch bei mir Ungelebtes herauskommt, wenn die Intellekt-Kontrolle nachlassen sollte?
6. Wie weit unterwerfe ich mich und mein Leben - auch unsinnigen bis verheerenden - Klinik- oder anderen etwa politischen Bestimmungen?
7. Was sagt mir der Ausspruch: Wo Unrecht zu Recht wird, wird Widerstand zur Pflicht?

Vergiss mein nicht - Wie meine Mutter ihr Gedächtnis verlor und meine Eltern die Liebe neu entdeckten (2012, 97 Min.)

Ein deutscher Dokumentarfilm von und mit David Sieveking, der wie ein Spielfilm berührt. David zieht - im Einvernehmen mit seinem Vater und seinen Schwestern - als Autor, Regisseur und Sohn wieder zu Hause ein und übernimmt für einige Wochen die Pflege seiner demenzkranken Mutter, um seinem Vater, der die Mutter lange und aufopferungsvoll gepflegt hat, einen Erholungsurlaub in der Schweiz zu ermöglichen. Er dokumentiert diese Zeit mit seiner Mutter mit der Kamera. Mit viel Einsatz und Fantasie versucht er seine Mutter Gretel wieder zu mobilisieren, auch wenn ihre Krankheit immer deutlicher wird, wobei sie jedoch kaum ihren Lebensmut verliert. David lernt sie noch einmal neu kennen. Sie hält ihn schon bald für ihren Ehemann Malte. Beide reisen miteinander nach Stuttgart zu Gretels Schwester und danach in die Schweiz den Vater abzuholen. Der entwickelt nochmals eine liebevolle Beziehung voller Intimität und Romantik zu Gretel, die sie sogar erwidern kann.

David macht danach eine Reise in die Schweiz und die Vergangenheit seiner Eltern, die dort in den 70iger Jahren ein recht unkonventionelles Leben führten. Während Gretel aber ihr Leben vergisst, lernt er beide, seine Mutter und seinen Vater, auf dieser Reise neu und erst wirklich kennen. Nachdem die Liebe zwischen seinen Eltern nochmals neu entsteht, endet der Film mit einer schon bettlägerigen Gretel, die bald gehen wird.

Deutungsebene 1:

David Sieveking ist ein leichter, manchmal sogar heiterer Film gelungen mit Dialogen, die selbst bei diesem schweren Thema oft nicht einer gewissen Komik entbehren, ein Film, der über die Krankheit Alzheimer hinausgeht und die Lebens- und Liebesgeschichte seiner Eltern nachzeichnet. Er malt geradezu ein Bild seiner Mutter Gretel, während deren Selbstbild langsam untergeht und schafft ihr ein Denkmal.

Deutungsebene 2:

Die Krankheit ermöglicht hier einen völligen Neuanfang. Denn als David mit seiner Mutter den Vater in der Schweiz wieder trifft, verlieben sich die beiden alten Herrschaften wie zum ersten Mal, wobei die Herrschaft der Mutter über ihr Leben gerade verloren geht. Das erinnert an Fiona und Grant in ***An Deiner Seite***.

Die Faszination für das Thema Liebe greifen fast alle RegisseurInnen der Alzheimer-Filme auf, aber in die Tiefe Richtung Lösung wagt sich tatsächlich nur Til Schweiger mit der Thematik des „Wieder Kind Werdens" und der Entdeckung des Inneren Kindes, und auf die ganzheitlich psychosomatische Lösung warten wir bisher noch vergeblich - jeweils auf Filmebene.

Deutungsebene 3:

Das Thema, seine erkrankte Mutter oder auch den Vater völlig neu in dem Krankheitsbild zu entdecken, bringt auch Joachim Schaffer-Suchomel in seinem Buch *Nie warst Du mir so nah* über seinen an Alzheimer erkrankten Vater berührend nahe, den er lange pflegte.

In beiden Fällen zeigt sich, wie wertvoll das Einlassen von Familien-Angehörigen für beide Seiten sein kann, wobei die Pflege von Alzheimer-Betroffenen eine unglaubliche Herausforderung ist. Es zeigt sich auch daran, dass sich deren Risiko auf diese Krankheit mit jahrelanger Pflege aufs Sechsfache erhöht.

Iris (2001, 87 Min.)

Ein Film des britischen Regisseurs Richard Eyre mit Judi Dench und Kate Winslet als Iris und Jim Broadbent als ihr Ehemann macht uns zu Zeugen der Alzheimer-Geschichte der bekannten Schriftstellerin Iris Murdoch, die mit 74 Jahren an Alzheimer erkrankt und zusammen mit ihrem Partner gegen das große Vergessen ankämpft. Der Film folgt der Biographie „Elegy for Iris: A Memoir" des Ehemannes John Bayley, die er nach Iris´ Tod veröffentlichte.

Während des Schreibens an einem neuen Buch stellen sich bei Iris Murdoch sprachliche Probleme ein, sie bekommt das Wort Puzzle nicht mehr in den Griff und erhält die Diagnose Alzheimer. Ihr seelischer und körperlicher Verfall schmälert die Liebe ihres treu ergebenen Partners John nicht, und er nimmt in dieser Liebe ihre Pflege auf. Diese überaus intelligente, sprachlich und rhetorisch brillante Schriftstellerin - in Rückblenden als vitale, sexuell erfahrene und freizügige junge Frau dargestellt - zunehmend den Verstand verlieren zu sehen, überfordert ihren Mann dann aber doch, und er lässt sie schweren Herzens ins Heim einweisen, wo sie vier Jahre später stirbt.

Deutung:

Der Film ist die Geschichte einer großen, selbstlosen, zu Herzen gehenden Liebe und des geistigen Verfalls, der sich auch mit dieser großen Liebe nicht aufhalten lässt.

Wie die bisherigen Filme zeigt auch dieser, dass bei diesem Krankheitsbild des Alters die Seelenebene allein nicht reicht und es noch mehr braucht im Sinne der Psychosomatik. Es gilt hier auch den körperlichen Aspekt zu beachten und statt - wie die Schulmedizin - nur zu versuchen, den normalen Abbau des Gehirns aufzuhalten, auch das Nachwachsen neuer Nervenzellen zu unterstützen.

Alzheimer - Schluss

All diese Filme widmen sich mit Hingabe dem großen Vergessen. Noch schöner wäre es, engagiert und in wundervollen Bildern für ein Leben zu plädieren, dass man von Herzen gern erinnern möchte.

Und wie wäre es erst bezüglich dieses schweren Themas im Sinne von Honig im Kopf weiterzugehen und zusätzlich zur seelischen Lösungsebene auch die körperliche noch mit ins Spiel des Lebens zu bringen?

Wie wäre es, die Geschichte von Mary und Steve Newport in einem Film zu erzählen, in der ihre Liebe in Engagement und bis in ihre private Forschung führt, sodass sie Steve, ihren Mann, wieder zurückholen kann aus dem Land des Vergessens wie im Mythos Orpheus seine Eurydike? Da könnte die Liebe nicht nur als Garant für ein würdiges Ende, sondern als Retterin erscheinen. Zusätzliche Lösung läge in einfach zu bewältigender Ernährungs-Umstellung. Das und/oder die Verfilmung der Bredesen-Studie wären berechtigte Hoffnung weckende Sujets, gestützt von neuen Wissenschafts-Erkenntnissen.

Seuchen, Epi- und Pandemien

Schwindsucht

TBC ist die Seuche unserer Vergangenheit, eine Entzündung und Lungen-Krankheit die seinerzeitige Konflikte um das Thema Kommunikation deutlich werden ließ. Dieser Blick auf die Vergangenheit mag den auf Gegenwart und Zukunft schärfen.

In dem Film ***Der Zauberberg*** *(153 Min. 1982)* von H.W. Geißendörfer nach dem Roman von Thomas Mann wird das Muster der Schwindsucht (TBC) so *deut*lich wie in der Krankheitsbilder-Deutung. Thomas Mann nimmt tatsächlich diese *Krankheit als Symbol* ihrer Zeit und interpretiert sie entsprechend, nur eben poetisch. Geißendörfer bringt sie - sicher geführt von der Romanvorlage - auf die 12. Lebensbühne. Erst verschwindet der Patient in seiner Heimatstadt, dann im Sanatorium und dann aus dem Leben - eben Schwindsucht. Und auch die Sehnsucht danach wird in dieser Sucht im Hauptdarsteller deutlich.

Malaria

Malaria ist die heute mit Abstand gefährlichste Seuche, die am meisten Opfer fordert, allerdings vor allem in Afrika, dem schwarzen und weitgehend mit all seinen Problemen im Dunkeln bleibenden und gelassenen Kontinent.

Mary und Martha (2013, 90 Min.)

Der Film bringt ihn uns nahe, indem er zeigt, wie Afrikas und der Welt gefährlichste Seuche auf zwei Jungen aus Familien der ersten Welt übergreift.

Zwei Mütter verlieren ihre Söhne an Malaria und nehmen - in dieser wahren Geschichte - anschließend den Kampf gegen die Seuche auf.

Weil ihr Sohn George (Lux Haney-Jardine) in der Schul-Klasse gemobbt wird, nimmt ihn die wohlsituierte, zu overprotection neigende US-Mutter und -Hausfrau Mary Morgen (Hilary Swank) aus der Schule und geht mit ihm auf Reise ins südliche Afrika. In Mozambique wird George von einem Moskito mit Malaria infiziert und stirbt.

Trotz oder gerade wegen dieses schrecklichen Erlebnisses kehrt sie ins südliche Afrika zurück und lernt dort Martha O'Connell (Brenda Blethyn) kennen, deren erwachsener Sohn Ben (Sam Claflin) dasselbe Schicksal erlitt, als er in einem Waisenhaus im Land arbeitete. Noch in der Verarbeitung und Trauer über den Verlust ihrer jeweils einzigen Kinder, erkennen beide geschockt, wie hoch die Malaria-Todesraten vor allem bei Kindern im südlichen Afrika sind. Beide so verschiedenen Frauen tun sich zusammen und beginnen, aktiv gegen die Krankheit zu kämpfen und ihren Schmerz und ihre Trauer in konstruktive Aktivitäten zu wandeln. Beide machen es auf ihre ganz persönliche Art. Die Engländerin Martha bleibt vor Ort in Afrika, um dort persönlich Kranke zu betreuen, während Mary in die USA zurückkehrt und mit all ihrem Einfluss versucht, die US-Regierung zu bewegen, etwas gegen die Verbreitung der Malaria zu unternehmen. Beide erleben erste Erfolge, aber auch, wie steinig der Weg zu nachhaltigen Veränderungen ist und wie unwillig die Verantwortlichen sind.

Deutungsebene 1:

So verschieden beide Mütter sind, eint sie ihr gemeinsames Schicksal. Sie schaffen es, ihre Trauer und Verzweiflung in konstruktiv-erlöste Aktionen zu wandeln, die konkret helfen und unterstützen sich dabei in ihrem Verlust.

Wahrscheinlich ersparen sie vielen dasselbe Schicksal wie es ihre Söhne erlitten. Sicher findet das Schicksal immer Wege, uns Lebenssinn in Form anstehender (Lern)Aufgaben zu vermitteln. Versuche, es auszumanövrieren, auszutricksen oder zu umgehen, finden wir reichlich in den Mythen der Völker. All diese Versuche scheitern immer. Das Schicksal ist nicht zu betrügen, aber es kann unser Schicksal sein, nachhaltig helfend einzugreifen und die Weichen in eine konstruktiv-erlöste Richtung zu stellen.

Deutungsebene 2:

Mary will ihren einzigen Sohn, der auch ihr ein und alles ist, den sie aber möglicherweise genau deswegen zu sehr verwöhnt, verzogen und gerade nicht ausreichend aufs Leben in einer Schulklasse vorbereitet hat, vor allem bewahren. Sie geht davon aus, dass er ein völlig unschuldiges Opfer der Schulkameraden ist und das Mobbing in der Klasse nichts mit ihm und seiner Situation, sondern nur mit den bösen anderen Schülern zu tun hat. Aus dieser Projektion heraus nimmt sie ihn aus der Schule, statt ihm den Rücken zu stärken, damit er sich wehrt und seinen Platz findet, verteidigt und behauptet. Sie befreit ihn vom Druck und geht, natürlich zusammen mit ihm - auf Afrika-Reise, wo sie ihm eine bessere Ausbildung zukommen lassen will. Aber dort erwischt ihn das Schicksal in Gestalt der Mücke, und er stirbt an Malaria. Wer mag, könnte daraus lernen, dass das Schicksal nicht auszuhebeln ist, und schon gar nicht mit Projektionen.

Der Volksmund kennt den Spruch: Wer sich alles ersparen will, dem bleibt nichts erspart. Nicolaus Klein fügte hinzu: „Wer sich nichts ersparen will, dem bleibt auch nichts erspart." Letztere

Version mag ähnlich klingen, ist aber trotzdem viel besser, weil sie auf alles Mögliche vorbereitet.

Aus dieser klassischen Overprotection-Geschichte entsteht aber doch etwas Sinnvolles und Wesentliches, sozusagen als Gutes vom Schlechten.

Deutungsebene 3:

Mary und Martha erleben bei ihren Hilfs-Versuchen für die mehrheitlich afrikanischen Kinder, dass das Schicksal ihrer beiden Söhne als Einzelschicksal abgetan wird und die reiche, saturierte weiße Gesellschaft in der jeweiligen Heimat gar nicht willens ist, das Sterben ungezählter afrikanischen Kinder an Malaria zu stoppen.

Das ist eine Erfahrung, die ich selbst von Erlebnissen mit deutschen Entwicklungsdiensten bestätigen kann. Manchmal konnte man sich des Eindrucks nur schwer erwehren, dass die Bekämpfung einer riesigen lebensbedrohlichen Seuche, vor der wir geographisch sicher sind, geradezu als kontraproduktiv im Kampf gegen die Überbevölkerung empfunden wurde. Wenn Seuchen auch uns betreffen könnten, ist das Engagement gegen sie unvergleichlich größer und manchmal sogar weit überzogen wie die jüngste Vergangenheit mit maßlosen Maßnahmen zeigte.

Die Klima-Veränderung wird diese Situation insofern ändern, als die entsprechenden Mücken bereits in unsere Breiten einwandern. Bald wird sich zeigen, ob wir wegen Malaria, die in den letzten Jahrzehnten unglaublich viel mehr Todesopfer forderte als die Grippe und ihre Varianten, einen ähnlichen Aufstand machen wie etwa bei Covid-19. Wenn wir intelligent wären, würden wir jetzt schon mal anfangen, die Malaria in den Griff zu bekommen, denn sie wird kommen - auch zu uns.

Fragen, die ZuschauerInnen sich stellen könnten:

1. Kenne ich auch bei mir die Tendenz, mir oder meinen Liebsten alles abnehmen und ersparen zu wollen?

2. Wie reagiere ich auf Trauer oder Verlustschmerz? Neige ich dazu, sie in mich hinein zu fressen oder sie in konstruktive Aktionen zu verwandeln?
3. Wie mitfühlend bin ich mit mir und uns im Gegensatz zu den anderen? Interessiert mich Malaria überhaupt oder gar nicht - als Krankheit der anderen?
4. Wie viel traue ich dem Schicksal zu?
5. Halte ich mich für schlauer und ersinne immer neue Tricks oder stehe ich ihm demütig gegenüber und versuche, trotzdem mein Bestes zu geben?
6. Wie vertraut sind mir die Spielregeln des Lebens, die *Schicksalsgesetze*?
7. Kann ich Schicksalsschläge in etwas Gutes verwandeln? Sind sie mir Ansporn für einen Wandel zum Besseren?

Cholera

Der bunte Schleier (2006, 125 Min.)

Von John Curran nach dem Roman von Somerset Maugham spielt zu Zeiten der Cholera und ist als wundervolle Liebesgeschichte ausführlich in Bd.1 beschrieben. Der schüchterne Bakteriologe Dr. Fane (Edward Norton) verliebt sich in Kitty (Naomi Watts). Sie heiratet ihn nicht aus Liebe, sondern unter dem Druck, ihrem Vater auf der Tasche zu liegen und ihrer Mutter zu entkommen. Fane weiß das, aber er liebt sie und hat wenig Zeit, da er zurück nach China muss. Kitty betrügt ihn schon gleich nach der Hochzeit mit dem Playboy Charles. Fane kommt dahinter und nimmt sie gleichsam zur Therapie mit durch die schönsten Gegenden des ländlichen China in ein entlegenes Gebiet, wo die Cholera wütet. Die Seuche therapiert seine Frau erfolgreich und holt sich ihn am Ende.

Deutung:
Hier stirbt ein Arzt an der Seuche, die er bekämpft - das ist wie ein zeitloser Archetyp. Ein neues Beispiel, wieder aus China, ist der Arzt Li Wengliang, der als erster vor Covid-19 warnte, dafür aber von der allmächtigen Diktatur verfolgt, unter ungeklärten Umständen verstarb. Die Bereitschaft, sich für eine gute Sache zu opfern, ist ein Archetyp, der große Seelen auszeichnet.

Die Pest

Gefährliche Schönheit - Die Kurtisane von Venedig von Marshall Herskovitz ist als großartiger Film einer großen und mutigen Liebe ebenfalls ausführlich in Bd.1 gedeutet. Es ist aber auch ein Sittenbild Venedigs zur Zeit der beiden großen Seuchen der damaligen Zeit, der schwarzen Pest und der katholischen Inquisition.

Und wenn wir von heute aus zurückblicken, wissen wir, dass die im Schmutz erstickenden Städte geradezu paradiesische Brutstätten einer enormen Rattenplage waren. Die von den Ratten auf Menschen überspringenden Flöhe übertrugen die Pest.

Von heute aus aber durchschauen wir rückwirkend auch die katholische Inquisition, die die Pest für ihre grausamen Feme-Morde vor allem an Frauen instrumentalisierte, um in Angst und Panik versetzte Menschen gefügig und in ihre Macht zu bekommen. Das durchschauend, schwanen einem unübersehbare Parallelen zur modernen Corona-Seuche, deren Ausbreitung wir zwar wissenschaftlich vergleichsweise gut durchschauen, wo diese wissenschaftlichen Fakten aber konsequent ignoriert werden und wir nicht klar sehen, was die Obrigkeiten der heutigen Welt mit der Instrumentalisierung dieser Seuche beabsichtigen, wenn sie - bisher nach nur aus Pestzeiten bekannter Angst- und Panik-Mache - die über Jahrhunderte erkämpften bürgerlich-freiheitlichen Gesetze nebenbei aushebeln.

Seuchen der Moderne

Giftige Zeiten

Erin Brokovich (2000, 131 Min.)

Ein Film von Steven Soderbergh ist ein ganz untypischer Film für Julia Roberts. Ohne ihr ansonsten typisches und Erfolg an der Kinokasse garantierendes Lächeln, wurde er ein finanzieller Flop, brachte ihr aber den Oscar als beste Hauptdarstellerin ein. Sie spielt darin eine kämpferische Anwaltsgehilfin, die mit Mut, Energie und Kampfgeist einer verschreckten Schar von Opfern eines von einem Konzern verursachten Umweltskandals zu ihrem Recht verhilft. Nebenbei muss sie noch ihrem Chef Mut machen und der aggressiven Gegenseite in Gestalt des unsäglichen Konzerns die hübsche Stirn bieten. Es ist eine „David gegen Goliath"-Geschichte und auch ein Beispiel für den marsianischen Mut der neuen Frauen.

Deutungsebene 1:
Der idealistische, Hoffnung machende Film trifft auf eine von Konzernen beherrschte und geschundene Moderne. In der siegt ganz im Gegenteil ständig und fast überall und auf der ganzen Linie die Geldgier der Wirtschaft mit ihrem geschickten Lobbyismus über Gesundheit, Fairness und Gerechtigkeit. ***Erin Brokovich*** zeigt, wie eine Einzelne und folglich jede(r) Einzelne einen Unterschied bewirken kann. Trauten wir uns, den Kampf um Gesundheit und das Leben als Ganzes mit Kraft und Überzeugung aufzunehmen, wäre so viel drin.

Deutungsebene 2:
Für den Widerstand gegen CETA, TTIP, NAFTA und wie all diese unsäglichen Abkommen zu noch weiter gehender Förderung der weltweiten Konzern-Tyrannei noch heißen mögen, kann dieser Film Mut machen, sich auf die Hinterfüße der eigenen Beine zu stellen. Obendrein ermutigt er dazu, sich vor Ort zu organisieren, sich von Konzernen und ihren „CEOs" und Lobbyisten in puncto Verletzung von Umwelt und Persönlichkeitsrechten nicht mehr alles oder besser noch, nichts mehr bieten und gefallen zu lassen.

Deutungsebene 3:
US-Wissenschafts- und Bestsellerautor Malcolm Gladwell macht in seinem lesenswerten Buch *David gegen Goliath* deutlich, warum wir, die Davids, durchaus beste Chancen gegen die Konzern-Goliaths haben. Vor allem insofern, als wir den Konzernen diese Macht ja erst verleihen, indem wir auf ihre Propaganda und ihre oft gefährlichen, meist billigen und nicht selten gesundheitsschädlichen Produkte hereinfallen - egal ob es sich um Pharmaka oder Kosmetika mit heruntergespielten Nebenwirkungen, um gepanschte und mit Giften angereicherte Nahrungsmittel oder in betrügerischer Absicht manipulierte Autos handelt. Erin Brokovich könnte uns dabei eine Gallionsfigur sein.

Fragen, die ZuschauerInnen sich stellen könnten:
1. In welchen Bereichen sollte auch ich mich wehren und Widerstand leisten?
2. Wo spüre ich Ungerechtigkeiten am eigenen Leib und vor allem in der Seele, gegen die zu kämpfen sich lohnt?
3. Inwieweit unterstütze ich selbst immer noch die Konzernwelt, indem ich deren Industriemüll in Gestalt von Fertigprodukten weiter esse, deren von willigen und „gesponserten" Medizinern ver*ordnete* Pharmaka schlucke, die mehr in Unordnung als wirklich in Ordnung bringen?

4. Wo könnte ich bei mir ansetzen durch Einstieg in den Um- und Ausstieg?
5. Warum nutze ich meinen Wahlzettel nicht als Denkzettel und meinen Einkaufszettel - der so viel mehr vermag - nicht als Wahlzettel?

Für wen und welches Problem ist dieser Film Therapie?
Für alle, die sich im Mainstream verstecken und verkriechen und auch im Leben längst kriechen. Wer Argumente benutzt wie „als Einzelner kann man sowieso nichts machen“ könnte durch diesen Film Heilung und Mut finden.

Die Corona-Pandemie

Zum Corona-Koma gibt es noch keinen Film, sollte man denken, aber tatsächlich gibt es die fast haargenaue Blaupause in Gestalt des Arte-Films:

Profiteure der Angst (2009)

Mit den Original-Darstellern in ihren typischen Rollen. Angela Merkel als Bundeskanzlerin Angela Merkel, die damals - vor 10 Jahren - anlässlich der Schweinegrippe mit Angst- und Schreckensverbreitung alle Pferde scheu machte. Mit Michael Drosten als Prof. Drosten, der als Alarmist bereits damals von einer entsetzlichen Pandemie mit Millionen Toten schwadronierte und voll daneben lag. Mit Wolfgang Wodarg und Sucharid Bhakdi als Dr. Wodarg und Prof. Bhakdi, die auch damals schon als Warner unter ihren Original-Namen auftraten und recht behielten: die

Schweinegrippe entpuppte sich als eine - von den Zahlen her - ausgesprochen milde Grippe-Variante mit einer deutlichen Untersterblichkeit, d. h. es starben viel weniger Menschen als in der normalen Grippe-Saison.
Die Schweinegrippe-Impfung, die auch dadurch bekannt wurde, dass Politiker sich eine wesentlich weniger gefährliche Version spritzen ließen, musste in den USA wegen der schweren Lähmungserscheinungen im Rahmen des Guillain-Barré-Syndroms abgebrochen werden, in Skandinavien leiden bis heute Hunderte an schweren Narkolepsien, in Deutschland haben ganze Klinik-Belegschaften die Impfung verweigert. Vor dieser Impfung warnte damals Prof. Bhakdi als Impfspezialist und -befürworter dringend, wie jetzt wieder vor den Covid-19-Impfungen. Angela Merkel, die brillant eine immer wieder dieselben Fehler machende deutsche Bundeskanzlerin darstellt, hörte 10 Jahre später wieder auf denselben Viren - besessenen Alarmisten, und die angeblich freie Presse verunglimpft die damals wie heute richtig liegenden wissenschaftlichen Warner an der Seite der öffentlich-(un)rechtlichen, auf Regierungs-Propaganda *beschränkten* Mainstream-Medien.

Deutungsebene 1:

Nach der Arte-Doku und der zweiten Folge als Theaterstück auf der großen Berliner Freilichtbühne mitten im richtigen Leben urauf- und weitergeführt, ist das geneigte Publikum gespannt auf die dritte Folge „Abrechnung mit den Profiteuren der Angst.“ Wir dürfen gespannt sein, welche Rolle dabei die in der zweiten live-Folge komplett versagenden beziehungsweise von jedem Ethos befreiten Journalisten spielen?

Dabei kann die christliche Kultur helfen und mäßigen mit Sätzen wie „die Rache ist des Herrn“. Außerdem ist zu bedenken: mit Wut und Zorn reduzieren wir unsere Abwehrkraft. Also bringen wir unseren Obrigkeiten trotz ihrer maßlosen Maßnahmen Mitgefühl entgegen, das unser Immunsystem eher stärkt.

Deutungsebene 2:
Profiteure der Angst ist ein europäischer Lehrfilm über ein internationales Phänomen, das in der Corona-Pandemie in fast allen Ländern der Erde zu Angst, Schrecken und bis dahin unvorstellbaren Kollateralschäden führte. Wir leben in einer globalisierten Welt und ein Virus macht nicht an Ländergrenzen halt, auch wenn Politiker in solcher Lage gern auf die Kleinstaaterei früherer Zeiten zurückfallen und ihre Länder „vom Bösen" abschotten wollen. Das aber sitzt fest in den Sätteln und auf den bequemen Sesseln der Obrigkeiten.

Wir sind letztlich alle eins - und atmen dieselbe Luft - hängen alle zusammen - die Globalisierungsnachteile haben wir längst. Ob es je sinnvoll war, ihre Vorteile bei jeder Gelegenheit über Bord zu werfen, wird die Geschichte zeigen. Da schaut es aber schon jetzt schlecht aus für die Akteure obigen Films.

Deutungsebene 3:
Mir erscheint *Corona als Weckruf*, wie es auch mein gleichnamiges Buch ausdrückt, und damit auch als große Chance zu einer Um- und Einkehr, einer Besinnung auf unsere eigentlichen Werte und Chancen.

Corona-Viren lösen Entzündungen aus, sind nach der Krankheitsbilder-Deutung von *Krankheit als Symbol* also in den Körper gesunkene Auseinandersetzungen, die Konflikte der Betroffenen verkörpern. Betreffen Konflikte ganze Bevölkerungsgruppen, sprechen wir von Epidemien, wird die ganze Welt davon angesteckt, von Pandemien.

Die Entzündungen betreffen vorrangig die Atemwege und sind damit Konflikte im Austausch- und Kommunikationsbereich. Die beste Antwort läge also darin, die Kommunikations-Konflikte kollektiv als solche zu durchschauen und zu lösen, hinter den geschürten Ängsten in der Tiefe dieselbe Todesangst zu erkennen und statt sich aufeinander hetzen zu lassen, die aufgerissenen Gräben wieder zuzuschütten, sich miteinander zu solidarisieren und unsere Abwehrkraft zu steigern. Vor allem aber geht es darum, sich mit der eigenen und unser aller Endlich- und Sterblichkeit zu versöhnen. Dazu können Filme wie ***Die Bücherdiebin*** (Bd. 1) wunderbar beitragen. Sie helfen, Gevatter Tod wieder als Freund Hein zu erkennen.

Fragen, die ZuschauerInnen sich stellen könnten:

1. Wie sehr vertraue ich weiter öffentlich-(un)rechtlichen und Mainstream-Medien, wenn hochkarätige Wissenschaftler sie der Einseitigkeit überführen?
2. Wie bereitwillig unterstütze ich deren Manipulations-Politik mit den von Vater Staat zwangsweise eingehobenen Gebühren?
3. Wie obrigkeitshörig bin ich? Wie viel eigenes Denken gestatte ich mir noch?
4. Wie viel Angst kann die Obrigkeit jederzeit in mir mobilisieren, um mich gefügig zu machen?
5. Wie stehe ich zu Endlichkeit und Tod? Sind sie für mich Ende oder (Er)Lösung?
6. Wie lässt sich auch noch so berechtigte Wut in Mitgefühl wandeln?

Begegnungen mit Sterben und Tod

Filme wie ***Das Ultimative Geschenk*** und ***Das Glück des Augenblicks*** zeigen, wie der Tod kleiner Kinder das Leben von Erwachsenen retten kann, wie bei Emily, die ihrer Mutter eine wundervolle Beziehung anbahnt und ihrem neuen Vater erst in sein Leben zurückbringt. Aber auch im ***Glück des Augenblicks*** lässt erst der mögliche Tod seines Sohnes den Vater zum eigenen Leben erwachen. Beide Filme zeigen auch die wundervollen Fortschritte, die die Schulmedizin im Hinblick auf kindliche und überhaupt Leukämien gemacht hat.

Der drohende Tod wird aber auch oft Erwachsenen zum Lebensretter wie für Edward Cole in ***Das Beste kommt zum Schluss*** oder für Rob Harlan in ***Ein vollkommener Tag*** (Bd.1).

Die Angst vor dem Sterben eines kleinen Jungen in ***Wer früher stirbt ist länger tot*** (Bd.1) ist ein bayrischer Film über Tod und Schuldgefühle, die wir Kindern leicht ersparen könnten, würden wir ihnen den Tod nicht als Strafe (Gottes) und Drohung nahe bringen.

Die filmisch beste Ver- und Aussöhnung mit Sterben und Tod bietet der wundervolle Film ***Die Bücherdiebin*** (Bd.1), der auch eine ideale Sterbevorbereitung und -begleitung darstellt.

Arthur und Claire (2018, 98 Min.)

Ein deutsch-österreichisch-niederländischer Film von Miguel Alexandre, der auch zusammen mit dem Kabarettisten Josef Hader fürs Drehbuch verantwortlich zeichnet. Hader ist Arthur, Anfang 50 und nach Amsterdam gekommen, um mit ärztlicher Hilfe zu sterben. Im Stil des Schweizerischen Exit hat er mit einem holländischen Arzt einen Deal, um die Todesspritze zu bekommen, weil unheilbar an Kehlkopfkrebs erkrankt. Hannah Hoekstra ist Claire, viel jünger und ebenfalls in Amsterdam, um sich umzubringen, weil sie bei einem Autounfall den Tod ihrer 5-jährigen Tochter verursacht hat. Die beiden können sich von Anfang an nicht ausstehen, geraten auf Anhieb aneinander und gehen sich erheblich auf die Nerven. Aber aus dem Konflikt ihrer so verschiedenen Charaktere wächst bei beiden die Einsicht, dass es sich lohnt, das Leben bis zur Neige auszukosten. Sie therapieren sich gegenseitig und nach einer durchwachten Nacht bricht er sein geplantes Suizid-Unterfangen kurz vor Torschluss ab und fährt mit ihr aufs holländische Land, um noch ein letztes halbes Jahr zu leben und holländisch zu lernen. Sie kehrt aufs flache Land zurück, das sie nie recht mochte, um ihr Leben zu leben.

Deutungsebene 1:
Gleichsam „zufällig" geraten Claire und Arthur in heftigen Streit miteinander am quasi letzten Abdruck oder Abend ihres Lebens. Beide wollen sich das Leben nehmen, aber wären sie wirklich fertig, würden sie sich so aufführen wegen quasi nichts? Sie sind viel eher mit den Nerven als ihrem Leben fertig.

Deutungsebene 2:
Der Film relativiert auch gleich den Begriff „Zufall", denn die beiden laufen sich offensichtlich notwendigerweise in die Arme, sie fallen sich gleichsam gesetzmäßig zu und geraten zwingend aneinander. Zufall ist also vielmehr Schicksal und jedenfalls nicht zu-fällig, sondern notwendig oder anders ausgedrückt, das Pseudonym, das Gott sich gibt, wenn er nicht erkannt werden will.

Deutungsebene 3:
Tatsächlich sind beide dem Schicksal beleidigt und wollen nicht mehr. Deshalb reden sie sich selbst ein, mit dem Leben fertig zu

sein, merken aber an- und miteinander, dass sie es nicht sind und es sich lohnt, bis zum Schluss dabei zu bleiben.

Der Film erzählt, nicht ohne Witz - Josef Hader ist ja auch ein begnadeter Kabarettist - wie aus aussichtsloser Verzweiflung wieder Hoffnung mit Perspektive werden kann. Bei ihm scheint es dafür schon fast zu spät zu sein. Aber eben nur fast. In Wirklichkeit ist es nie zu spät. Claire steht das ganze Leben noch offen, wenn sie es aus der Ecke der Selbstmitleids heraus schafft. Arthur scheint dafür der beste Therapeut zu sein, den ihr das Schicksal dazu schicken kann. Er wird jedenfalls so viel Zeit dafür bekommen wie er braucht, und wenn es sein muss, wohl auch länger als ein halbes Jahr.

Beide werden einander zu Engeln, und die leben bekanntlich jenseits von Raum und Zeit.

Deutungsebene 4:
Dem Patienten Arthur wäre unbedingt der anfangs gedeutete Film ***Der Doktor*** zu empfehlen, wo William Hurt mit derselben Art von Krebs letztlich erfolgreich kämpft. Seine Mediziner wären darauf hinzuweisen, wie unverantwortlich es ist, sich die Rolle der Schicksalsgöttinnen anzumaßen, denen allein es zusteht, Lebenszeit zuzumessen.

Fragen, die ZuschauerInnen sich stellen könnten:

1. Kenne ich das Gefühl, lebensmüde zu sein? Genug zu haben? Nicht mehr zu wollen?
2. In welchen Situationen fühlte ich mich schon überfordert vom Schicksal?
3. Wann war auch ich ihm schon mal richtig beleidigt?
4. Habe ich jemals ernsthaft an vorzeitigen Schluss gedacht?
5. Was hat mich aus dieser Sackgasse gerettet?
6. Wie gut kann ich Oscar Wildes Worte auf mich beziehen: „Am Ende wird alles gut, oder es ist nicht das Ende?“

7. Was sagt mir persönlich diese filmische Begegnung zweier grundverschiedener Menschen im Moment ihres größten Unglücks und ihre tragikomische Berg- und Talfahrt der Gefühle mit gutem Ausgang?
8. Kann ich Organisationen wie Exit akzeptieren, ohne sie benutzen zu müssen?

Leben oder so ähnlich (2002, 103 Min.)

In diesem Film von Stephen Herek ist Lanie Kerrigan (Angelina Jolie) eine sehr glückliche Fernsehreporterin beim Lokalsender in Seattle mit fast perfektem Leben - so jedenfalls ihre Überzeugung. In einem sehr schönen Apartment lebend, mit einem sehr erfolgreichen, gut aussehenden Baseballspieler verlobt, steht sie obendrein kurz vor der Beförderung zu ihrem Traum einer landesweiten Fernseh-Berufung.

Dann aber beschert ihr das Schicksal in Gestalt ihres Senders ein Interview mit einem heruntergekommenen, obdachlosen Propheten von eigenen Gnaden namens Jack. Er prophezeit ihr, nur noch eine Woche zu leben. Das reicht, um ihre glückliche, heile Welt auf den Kopf zu stellen. Lanie verfällt in Panik, versucht, sich gegen die Voraussage zu stemmen, sie zu verdrängen. Aber als sich schon am nächsten Tag zwei andere Voraussagen des Propheten Jack erfüllen, gibt sie diese Versuche auf und glaubt an ihn und ihr nahes Ende.

So versucht sie, ihr angeblich glückliches Leben noch nachhaltig zum Besseren zu verändern. Sie bemüht sich nach Kräften, diese eine Woche zu nutzen, die im bisherigen Leben gemachten Fehler von der privaten bis zur beruflichen Ebene zu korrigieren, offensichtliche Versäumnisse nachzuholen und ihre Prioritäten der neuen, kurzen Wirklichkeit anzupassen.

Erstaunt erlebt sie, wie sowohl ihre Familie als auch ihr Partner sie im Stich lassen. Andererseits bekommt sie völlig unerwartet Unterstützung von ihrem bisherigen Gegner im Sender, dem Kameramann Pete, den ihre bisherige Oberflächlichkeit nervte. Er rät ihr in dieser Situation, das Leben anzunehmen wie es kommt, es sogar zu genießen und in allem das Beste zu sehen.

Ihr großer Traum vom landesweiten Fernsehen rückt in weite Ferne, was bisher undenkbare und unverzeihliche No-gos heraufbeschwört. Spürbar angeheitert geht sie vor die Kamera, beim Bericht über einen Busfahrerstreik stimmt sie den *Rolling Stones-Hit „I Can't Get No Satisfaction"* an und verwandelt die Demo in eine Art Rockkonzert. Nachdem andere Sender darüber berichten, hat sie mit ihrer Karriere schon abgeschlossen und erlebt völlig baff, wie ihr die neue Popularität genau den ersehnten Traumposten beschert.

In neuer, innerer Freiheit entlockt sie schon beim ersten Interview einer bekannten Journalistin eine berührende emotionale Lebensbilanz, bei der diese zugibt, wegen ihrer Karriere ihren Verlobten verlassen zu haben und deshalb allein geblieben zu sein.

Aber statt auf die sich anbahnende und schon deutlich abzeichnende Karriere zu setzen, beschließt Lanie, in die Provinz nach Seattle zurückzukehren.

Am Tag ihres prophezeiten Todes landet sie - von einer verirrten Kugel lebensgefährlich getroffen - im Krankenhaus. Ihr alter „Feind" Pete ist an ihrer Seite und offenbart ihr seine Liebe.

Die neue Lanie überlebt - während die alte erfolgs- und karrierefixierte Lanie tatsächlich sterben musste.

Solchermaßen vom Schicksal geläutert, führt sie in Seattle ein nun wirklich glückliches Leben, das Privates und Beruf in Einklang bringt, arbeitet glücklich und zufrieden beim Lokal-Fernsehen und genießt die Liebe mit Pete und ihr gemeinsames Leben.

Deutungsebene 1:

Diese Form von Lebendigwerden durch Todesprophezeiung mit Datum ist auch eines der Themen im Film ***Das brandneue Testament*** (Bd.1). Tatsächlich haben wir alle ständig dieses Damoklesschwert über uns hängen, nur ohne festes Ablauf-Datum. Wir könnten also gut gleich anfangen, die Weichen in Richtung wirkliches Glück zu stellen. Die hier im Film gezeigte Chance können wir uns also auch ohne solch eine Prophezeiung nehmen.

Deutungsebene 2:

12 Jahre hintereinander haben wir das Seminar „Vom Alten zum Neuen" über Silvester gegeben, mit verschiedenen Orakeln am letzten Abend des alten Jahres. Mein Silvester-Orakel war so einfach wie wirksam. Ich lud die TeilnehmerInnen einzeln in einen winzig kleinen dunklen Raum und teilte ihnen mit, dass ich ihnen jetzt eine absolut wahre und in jeder Hinsicht verlässliche, dabei auch ganz konkrete Zukunft-Prognose für ihr weiteres Leben geben würde und lud sie ein, sich innerlich darauf einzustellen und sich auf das Licht eines Spots zu konzentrieren, der in die Dunkelheit fiel. In dieser hohen Erwartungs-Spannung zog ich das schwarze Tuch weg, das den Totenschädel verdeckte, an dem ich im Studium die Hirnnerven und die Anatomie des Schädels gelernt hatte.

Später habe ich das aufgegeben, weil es von vielen als geschmacklos und das Silvesterfest ruinierend empfunden wurde. Soviel Wahrheit an solch einem besonderen Tag ist offenbar viel zu viel für viele.

Wir können diese einzig wirkliche Sicherheit, die wir im Leben haben, aber auch mutig und positiv nutzen wie in ***Das Beste kommt zum Schluss*** dargestellt und unsere *Liste vor der Kiste* schreiben, bevor es zu spät ist. Diese einfache Übung hat schon so viele Leben in einer sanfteren Art als die Prophezeiung von Jack zum Wesentlicheren und Glücklicheren gewandelt.

Deutungsebene 3:
Der Film macht - gleichsam nebenbei - die Gefährlichkeit beziehungsweise Ambivalenz von Prophezeiungen deutlich. Die Gabe, in die Zukunft zu sehen, ist wirklich eine enorme Verantwortung und wir können froh sein, sie nicht zu haben. Ich hatte eine Patientin, die die alte germanische Tradition geerbt hatte, den Totenvogel auf der Augenbraue zu sehen bei denjenigen, die bald abberufen würden. Besonders bei jungen Betroffenen konnte sie dieser Verantwortung kaum entsprechen und litt sehr unter ihrer Fähigkeit. Warnend einzugreifen oder es nicht zu tun, war für sie gleichermaßen herausfordernd. Das als Warnung an alle selbsternannten Propheten.

Hier als Warnung für alle, die auf Propheten und ihre Prophezeiungen stehen: Manche, und ich muss fürchten, die meisten, liegen völlig daneben und folgen mehr einem krankhaften und -machenden Egotrip als echten Eingebungen.

Deutungsebene 4:
Aber einige Propheten und ihre Prophezeiungen treffen auch, doch oft ganz anders als wir sie verstehen. Dazu ein persönliches Erlebnis: Von einer Freundin zu einer „unglaublich guten" Wahrsagerin geschleppt, durfte jede(r) Teilnehmer(In) dem Medium einen persönlichen Gegenstand geben und dann eine Frage stellen. Ich fragte sie sicherheitshalber nach dem Namen meines augenblicklichen Homöopathie-Lehrers und war doch sehr erstaunt, als sie mit ihrem englischen Akzent den deutschen Namen richtig sagte.

Eine andere Teilnehmerin war aber nicht so vorsichtig und fragte nach der Aussicht auf eine künftige Beziehung mit einem Mann, in den sie verliebt war, der sich aber nur schwer von seiner Ehefrau trennen konnte und immer wieder zu ihr zurückkehrte. Das Medium erhielt einen Schlüssel von ihr, rieb daran und sagte in Englisch: ich sehe Blut, alles voll Blut. Daraufhin beendete die

Fragende diese Beziehung. Das aber machte den ebenfalls verliebten Mann so an, dass er sich nun tatsächlich von seiner Frau trennte und zu ihr kam. Da die Liebe groß war, gab sie ihr nach, aber voller Angst wegen des vorausgesagten Blutbades und befürchtete Rache der verlassenen Frau. Als ihr Partner viele Jahre später erkrankte und dabei viel Blut spuckte und morgens das Bett alle Anzeichen eines Blutbades zeigte, war sie bestürzt, aber zugleich auch erleichtert, dass sich die Blutbad-Prophezeiung so wenigstens auflöste, selbst als der Partner ihr erlag.

Deutungsebene 5:
Tatsächlich hat der Prophet Jack auch Recht behalten, und vielleicht sogar Lanies Leben gerettet, denn die alte Lanie musste offenbar sterben und die übergriffige Voraussage hat erst die neue Lanie aufleben lassen.

Ein an sich schrecklicher Übergriff wie der von Jack kann also das Leben retten und eine verirrte Kugel zum wunderwirkenden Werkzeug oder neudeutsch tool des Schicksals werden.

Deutungsebene 6:
Lanie erlebt auf eindrucksvolle und gut nachvollziehbare Weise: wer nichts mehr zu verlieren hat, kann alles gewinnen. Das ist nicht nur die große Chance am Ende des Lebens wie in *Das Alter als Geschenk* beschrieben, sondern jederzeit um- und einsetzbar. Als sie sich keinen Kopf mehr um ihre Karriere macht und wenn auch nur aus Angst, kommt der Karrieresprung besser als erwartet ganz von selbst. Das folgt der spirituellen Weisheit: Es geschieht, was Du Dir wünschst oder etwas Besseres. Aber es gilt natürlich auch die Umkehrung, bedenke, was Du Dir wünschst, es könnte Dir erfüllt werden. Denn wenn sie es auf den angestrebten Weg der perfekten Anpassung an fremde Vorstellungen geschafft hätte und sie war kurz davor, wäre es mit dem wirklichen Glück nichts geworden.

Deutungsebene 7:
Peter ist Lanies Feind im Sender. Er hilft ihr, den zweiten, entscheidenden christlichen Meta-Satz über*deut*lich zu verwirklichen: Liebet Eure Feinde. Lanie schafft das und erlebt, wie sie in Peter all das abgelehnt hat, was sie brauchte, um selbst glücklich zu werden mit Peter da draußen und da drinnen.

Der Untertitel: „*Destiny is what you make of it - Schicksal ist, was man daraus macht*“ verrät viel Lebens-Weisheit. Wir können tatsächlich unsere Feinde lieben für das, was sie uns lehren und auf ihre Art nahe- und beibringen.

Moderner und psychologischer formuliert hieße es: Nehmt Eure Projektionen zurück. Sie gehören zu Euch, ihr könnt daran am besten wachsen.

Fragen, die ZuschauerInnen sich stellen könnten:

1. Wie gehe ich mit dem Wissen über meine Endlich- und Sterblichkeit um?
2. Ist mein Leben überhaupt lebendig oder fehlt ihm gerade diese Erfahrung?
3. Habe ich eine *Liste vor der Kiste*? Pflege ich sie - Silvester oder am Geburtstag und streiche Erreichtes ab und lasse das noch Ausstehende wirken?
4. Wann habe auch ich schon einmal von persönlichem Unglück profitiert?
5. Konnte ich bei mir selbst schon erleben, dass es das Schicksal besser für mich wusste als ich selbst?
6. Kenne ich den Untertitel „*Schicksal ist, was man daraus macht*“ aus eigener (Lebens-)Erfahrung?
7. Wie gehe ich mit Prophezeiungen um? Vermeide oder suche ich sie?
8. Wie beeinflussen sie mich gegebenenfalls?
9. Was durfte ich schon von meinen Feinden lernen und denen, die ich einfach nicht ausstehen konnte?

10. Was kann ich noch immer von ihnen lernen?
11. Wie klar ist mir, welche großen Schätze im Schatten liegen?
12. Was hilft mir das Wissen, dass sich der Schatten am deutlichsten in Feinden, Problemen und Krankheitsbildern ausdrückt?

Im Film ***Begegnungen*** mit Richard Gere, Sharon Stone und Lolita Davidovich hat der schwer verunfallte Hauptdarsteller medizinisch gesehen alle Chancen, stirbt aber, weil er - tief in seiner Midlifecrisis - kein wirklich neues Leben hinbekommt, sondern nur das alte wiederholen will. Das ist zugleich ein wundervoller Film für einen zukünftigen dritten Band: *Filme zur Bewältigung von Lebenskrisen.*

Wunder(volles)

Wunder (2017, 114 Min.)

Ein Film mit Julia Roberts von US-Regisseur Stephen Chbosky nach dem gleichnamigen Roman-Bestseller von Raquel J. Palacio.

Der zehnjährige August „Auggie" Pullman ist ein Fünftklässler und Star-Wars-Fan aus Manhattan. Mit einer seltenen Gesichtsdeformation geboren, dem Treacher-Collins-Syndrom, hat er schon viele Gesichtsoperationen hinter sich. Um ihm Hänseleien zu ersparen, hat ihn seine Mutter Isabel (Julia Roberts) zu Hause unterrichtet. Zusammen mit Auggies Vater Nate beschließt sie, ihn nun in eine Privatschule zu schicken. Anfangs von allen wegen seines Aussehens geschnitten, findet er jedoch bald in Jack Will einen Freund.

Jedoch wird Auggie - an Halloween verkleidet - Zeuge, wie Jack ihn gegenüber einem Klassenkameraden verrät und seine Freundschaft nur für gespielt erklärt. Enttäuscht will Auggie die Schule verlassen und lieber wieder zum homeschooling bei seiner Mutter in häuslicher Geborgenheit zurück. Aber seine ihn sehr liebende Schwester verhindert das. Jack merkt, wie verschlossen Auggie geworden ist. Als er hinter den Grund kommt, ist er betroffen, entschuldigt sich bei Auggie und bittet ihn, wieder sein Freund zu sein, worauf Auggie eingeht.

Während des restlichen Schuljahres wird Auggie wiederholt von Julian und seiner Gruppe gemobbt. Sie hinterlassen verletzende Notizen auf seinem Schreibtisch und kleben sein Klassenfoto, auf dem er digital herausgeschnittenen wurde und somit auf dem Foto fehlt, an sein Schließfach. Als Mr. Tushman später Julian und seine Eltern damit konfrontiert und alle Notizen und das bearbeitete Bild als Beweismaterial vorlegt, gibt Julians

Mutter Sarah zu, dass sie Auggie aus dem Foto herausgeschnitten hätte, um es vor ihren Freunden zu Hause besser aussehen zu lassen. Außerdem fordert sie, die Schule solle nicht inklusiv sein und Auggie gehöre dort nicht hin. Trotz ihrer Drohungen, ihre Finanzierung zurückzuziehen und Julian von der Schule zu nehmen, suspendiert Tushman Julian für zwei Tage, worauf der Reue bezüglich seiner Aktionen gegen Auggie zeigt. Allmählich und nach vielen Anfechtungen wird Auggie in die Klassengemeinschaft aufgenommen und gewinnt mit seinem stillen, freundlichen Wesen selbst anfängliche Gegner. Für seine Mutter Isabel ist er ein „Wunder".

Deutungsebene 1:
Der Film entlarvt, was Mobbing tatsächlich bedeutet: Mobber, ob Kinder oder Erwachsene, verdrängen ihre Gefühle und leben ihre dunkle Schattenseite aus. Um Überlegenheit und Macht zu fühlen, setzen sie andere herab, reden sie klein. Statt selbst besser zu werden, was anstrengend wäre, reden sie andere schlecht, was ihnen viel leichter fällt.

Deutungsebene 2:
Seine Lehre ist, das Äußere eines Menschen weniger wichtig zu nehmen, als seine Seelen-Qualität und was er tut oder bewirkt.

Der wunderbare Mr. Rogers (2019, 109 Min.) von Marielle Heller mit Tom Hanks als Fred Rogers und Matthew Rhys als Lloyd Vogel.

Der zynische, für seine harte, kritische Haltung bekannte Esquire-Journalist Lloyd Vogel wird von seiner Redaktion verdonnert, einen 400-Worte-Artikel über den für seine Liebenswürdigkeit bekannten Fred Rogers zu schreiben. Gegen seinen Willen und anfangs im vollen Widerstand wird er von diesem gleichsam von den Wunden seiner Kindheit und Jugend geheilt und verliert dabei auch seinen Zynismus. Schließlich schreibt er einen 10.000-Worte-Artikel, der zum Ausgangspunkt dieses Films über Heilung durch Freundlichkeit wird. Er vermittelt die Herzlichkeit von Fred Rogers, die unserer Gesellschaft heute so sehr fehlt.

Himmelskind (2015, 109 Min.)

Ein Film mit Jennifer Garne, Kylie Rogers and Martin Henderson.

Anna ist eine der Töchter der Beams, einer fest im christlichen Glauben verankerten Bilderbuchfamilie auf einer Bilderbuchranch in Texas, wo der Vater Tierarzt ist. Von einem Moment zu anderen bekommt Anna eine lebensbedrohliche Darmkrankheit mit völligem Versagen der Darmaktivität. Sie kann nichts mehr verdauen, hat ständig Schmerzen und einen geschwollenen Bauch. Nach einer Odyssee von Arzt zu Arzt findet ein Kinderarzt die Lösung, die aber eine schreckliche Diagnose beinhaltet. Es gibt keine Behandlung und nur einen Spezialisten in Boston. Aber selbst dort, obwohl jetzt in besten Händen, schlagen die Behandlungen nicht an.

In hoffnungsloser Situation wird sie nach Hause entlassen. Ihre ältere Schwester verleitet sie zu einer Kletterpartie auf einen Baum wie in alten Zeiten, Anna stürzt in den hohlen Stamm und ist dort für lange allein und ohne Hilfe. Sie erlebt eine Nahtoderfahrung und vertraut ihrer Mutter später an, Gott habe ihr verraten, alles werde gut. Tatsächlich erlebt sie eine Wunderheilung und die Nachricht davon verbreitet sich und ruft die Medien auf den Plan, die alles über das sogenannte Himmelskind wissen wollen.

Der Film folgt dem Buch *Miracles From Heaven: A Little Girl,*

Her Journey to Heaven, and Her Amazing Story of Healing. Die in Texas lebende Mutter Christy Beam schrieb das Buch als Erfahrungsbericht über die Heilung ihrer eigenen Tochter Annabel Beam, die zwar nicht in einen hohlen Baum, sondern von einer hohen Pappel stürzte, aber diese Wunderheilung erlebte.

Deutungsebene 1:
Was - auf den ersten Blick - als Katastrophe erscheint, der Sturz in die Tiefe, entpuppt sich als wundersame Rettung - tatsächlich wie aus dem Himmel. Nach in ihrer langen Bewusstlosigkeit im Inneren des hohlen Baumes berichtet Anna von einer tiefgehende Seelenreise der besonderen Art in die Seelen-Bilder-Welt. Eingetaucht in eine Welt aus Licht, begegnet sie Christus und erlebt ihre Heilung bezüglich ihres Darmproblems aber auch insgesamt. Alle sind fassungslos und die an ihrem christlichen Glauben schon verzweifelte Mutter findet reumütig zum Glauben zurück.

Deutungsebene 2:
Solche Spontanremissionen gibt es immer wieder oder volkstümlich gesagt: *Wunder sind möglich.* Nur werden sie von der ihnen gegenüber hilflosen Schulmedizin gar nicht gern gesehen, und so hat eine systemkonforme Kritik den Film wegen Kitsch und christlichen Anklängen heftig verrissen.

Nahtod-Erlebnisse, wie Anna sie erlebte, sind inzwischen gut dokumentiert - sie können alles verändern, wie wir von vielen PatientInnen wissen, die von der Schwelle des Todes zurückgekehrt und uns von ihren berührenden Erfahrungen und ihren Veränderungen berichten - etwa von völliger Angstfreiheit.

Deutungsebene 3:
Die Regisseurin Patricia Riggen hat wohl sehr bewusst tief auf die Gefühlsebene zurückgegriffen und das ländliche Idyll der Familie

besonders lieblich gezeichnet, um den Einbruch des Schicksals umso deutlicher zu machen. Immerhin ist da, neben dem sterbenden Kind, auch der drohende Bankrott an den hohen Kosten einer Medizin, die - auch in diesem Fall - nicht einmal helfen konnte. Die realistisch dargestellte Hilflosigkeit der Schulmedizin dürfte ein weiterer Anlass für die Verrisse der Kritik gewesen sein.

Deutungsebene 4:
Die funktionierende Gemeinde mit einfühlsamem Pfarrer und einer Kirche, die noch Zentrum ist, auch das Kreuz mit dem Kettchen, das Anna in schwerster Zeit, als sie nur noch sterben will, ihrer ebenso todkranken Freundin schenkt, alles Christliche wird von der Kritik als Kitsch kritisiert.

Die eigene Kultur bis in ihre magisch-mystischen Möglichkeiten zu negieren, halten wir für extrem ungeschickt, sie so runterzumachen jedenfalls für kontraproduktiv im Hinblick auf Heilung und Wunder, die sich gar nicht so selten ereignen und besonders häufig in religiös-spirituellem Umfeld.

Auch all die Beispiele, wo die Beams in der Not Hilfe erhalten von Menschen, die ihnen Gutes tun wollen, sind der Kritik Anlass zu herablassenden und -setzenden Kommentaren. „Gutmensch“ wird inzwischen bei uns als eine Art Schimpfwort gebraucht. Dabei fühlt sich jeder gut, der anderen bewusst Gutes tut, und wer Gutes erfährt ebenso. Wir haben heute eine Fülle wissenschaftlicher Belege, wie heilsam sich sogenannte gute Taten auf die Gesundheit auswirken. Der Film könnte auch dafür die Augen öffnen. In *Corona als Weckruf* habe ich diese bei uns üblich gewordene, gegen alles Gute gerichtete Politik seit ihren Anfängen dargestellt und Auswege in eine bessere Zukunft aufgezeigt.

Deutungsebene 5:
Gleichgültig wie wir zu unserer eigenen oder anderen Religionen stehen, es wäre immerhin fair, zur Kenntnis zu nehmen, wie viele Wunder bis heute im christlichen Lourdes geschehen, obwohl eine Kommission aus Priestern und Medizinern darüber wacht, ja nicht zu viele und nur die, wo es unvermeidlich, weil wissenschaftlich gut abgesichert ist, anzuerkennen.

Wenn wir in unseren Fasten-Seminaren ein christliches Morgenritual versuchen, steigt mindestens ein Viertel der Teilnehmer(innen) nicht ein, bei einem indianischen, buddhistischen oder hinduistischen sind alle dabei. Darüber wäre nachzudenken, denn wir nehmen uns dadurch viele (Heilungs-) Chancen und die Aussicht auf Wunder. Diese zu boykottieren und möglichst zu verhindern, ist ein weiterer Schatten der Schulmedizin. Den gilt es zu durchschauen und zu meiden für alle, die Heilung - egal wodurch - für möglich halten und erfahren wollen. Auch wir beide durften Zeugen von mehr Wundern werden, als uns statistisch gesehen zustanden. Das lag wohl daran, dass wir sie - dem Neuen Testament der Bibel folgend - für wahr, wirklich und möglich halten.

Fragen, die ZuschauerInnen sich stellen könnten:

1. Wie stehe ich zu Wundern?
2. Habe ich und wann zuletzt eines erlebt?
3. Wie stehe ich zu unerklärlichen Heilungen? Würde ich mir eine gönnen oder meinem Kind?
4. Wie stehe ich zur eigenen Kultur? Traue ich ihr überhaupt noch etwas *Wunder*volles zu?
5. Wie bewusst bin ich mir, dass jederzeit das Schicksal oder wie immer wir diese Instanz nennen, eingreifen kann, um uns Demut und Staunen zu lehren?
6. Wie sicher fühle ich mich in meiner Haut und woran liegt das?

Filmverzeichnis alphabetisch

S

T

V

W

Z

Register nach Krankheitsbildern

Veröffentlichungen von Ruediger Dahlke

Mein Weg-Weiser

Herzlich lade ich zu diesem gratis E-Book ein mit der Erklärung, wie es zu viel-und-siebzig Büchern kam, den Schattenseiten der Fülle - und warum ich noch gern weiterschreibe. Außerdem Tipps und Bilder von meinem Weg (www.dahlke.at).

Neuerscheinungen:

2022: Gesund und glücklich älter werden (Goldmann-Arkana) • **Mindfood** (Scorpio)

2021: Corona als Weckruf - wie wir doch noch zu retten sind • Peacefood- Healing-Kochbuch für die ganze Familie (alle GU) • Glücklich mit mir selbst, (Terzium) • Heilsame Tugenden (GU)

2020: Mein Individualgewicht - Wege zur Wohlfühl-Figur (Goldmann-Arkana) • Schutz vor Infektionen - Immunkraft steigern • Gesundheits-Tipps 2.0 (beide Terzium) • Immunbooster vegan (Knaur) • Menschliche Medizin (Crotona)

2019: Das große Peacefood-Buch (GU) • Krebs - Wachstum auf Abwegen • Körper - Geist - Seelen - Detox (beide Goldmann) • Jetzt einfach atmen (ZS)

2018: Die Hollywood-Therapie - was Filme über uns verraten (mit Margit Dahlke, Edition Einblick (www.heilkundeinstitut.at) • Die Peacefood - Keto - Kur (GU) • Das Alter als Geschenk (Goldmann Arkana) • Jetzt einfach meditieren (ZS) • Kurzzeit-Fasten (Südwest)

Grundlagenwerke

Die Schicksalsgesetze: Spielregeln fürs Leben, 2009 • Das Schattenprinzip: Die Aussöhnung mit unserer verborgenen Seite, 2010 • Die Lebensprinzipien: Wege zu Selbsterkenntnis, Vorbeugung und Heilung (mit Margit Dahlke), 2011 (alle Goldmann Arkana)

Krankheitsdeutung und Heilung

Krankheit als Symbol (Bertelsmann), 2014 • Krankheit als Sprache der Seele, 2008 • Krankheit als Weg (mit T. Dethlefsen), 2000 • Frauen-Heil-Kunde (mit Margit Dahlke und V. Zahn) • Wenn wir gegen uns selbst kämpfen, 2015 • Schattenreise ins Licht: Depressionen überwinden, 2014 • Krankheit als Sprache der Kinderseele, 2010 • Herz(ens)probleme, 2011 • Das Raucherbuch, 2011 (alle Goldmann Arkana) • Verdauungsprobleme (Knaur), 2001 • Seeleninfarkt: Zwischen Burn-out und Bore-out (Scorpio), 2013

Gesundheit und Ernährung:

Peacefood, 2011 • Peacefood-Ketokur, 2018 • Peace Food – das vegane Kochbuch, 2011 • Vegan für Einsteiger, 2014 • Peace Food - vegan einfach schnell, 2015 (alle GU) • Geheimnis der Lebensenergie, 2015 • Das Lebensenergie-Kochbuch: Vegan und glutenfrei (beide Goldmann Arkana) • Notfallapotheke für die Seele (Goldmann), 2020 • Störfelder und Kraftplätze (Crotona), 2013 • Vegan schlank (www.heilkundeinstitut.at), 2015

Fasten:

Das große Buch vom Fasten (Goldmann-Arkana), 2019 • Jetzt einfach Fasten (ZS), 2017 • Fasten-Wandern (Knaur), 2017 • Bewusst Fasten (Urania), 2016 • Ganzheitliche Wege zu ansteckender Gesundheit, 2011 • Das kleine Buch vom Fasten, 2011 (beide www.heilkundeinstitut.at)

Weitere Deutungsbücher

Der Körper als Spiegel der Seele (www.heilkundeinstitut.at), 2009 • Die Spuren der Seele (GU), 2010 • Hör auf gegen die Wand zu laufen, 2017 • Die Psychologie des Geldes, 2011 • Tiere als Spiegel der menschlichen Seele (mit I. Baumgartner) (alle Goldmann)

Krisenbewältigung:

Die Liste vor der Kiste (Terzium), 2014 • Von der großen Verwandlung (Crotona), 2011 • Lebenskrisen als Entwicklungschancen • Wenn Sex und Liebe sich wieder finden (beide Arkana)

Mandalas und Aphorismen:

Mandalas der Welt (Goldmann), 2012 • Worte der Weisheit (www.heilkundcinstitut.at) • Weisheitsworte der Seele, 2012 • Die Kraft der vier Elemente (mit Bruno Blum)(beide Crotona)

Roman:

Habakuck und Hibbelig - das Märchen von der Welt (Allegria)

Audios von R. Dahlke

Krankheitsbilder, Geführte Meditationen, allgemeine Themen Grundlagen und Hörbücher
(CDs: www.heilkundeinstitut.at - **Downloads:** Arkana Audio)

Adressen:

Seminar- und Gesundheits-Zentrum TamanGa:
Labitschberg 4
A-8462 Gamlitz (25 Min. <-> Airport Graz)
Tel.: 0043 34 53 33 600
Internet: www.tamanga.at
E-Mail: office@tamanga.at

Seminar-Wochen mit Ruediger Dahlke und anderen
TamanGa-Natur-Kur:
Regenerations-Ferien für Gruppen und Einzelgäste
Internet: www.dahlke.at
E-Mail: info@dahlke.at

Psychotherapie:
Heil-Kunde-Zentrum
Schornbach 22
D-84381 Johanniskirchen
Tel.: 0049 85 64-819
Fax: 0049 85 64-1429
Internet: www.dahlke-heilkundezentrum.de
E-Mail: info@dahlke-heilkundezentrum.de

Internet-Community: www.lebenswandelschule.com

Webshop
Von Ruediger Dahlke empfohlene Bücher, Filme, CDs und Gesundheits-Produkte: www.heilkundeinstitut.at

Buchempfehlung: Die Hollywood Therapie

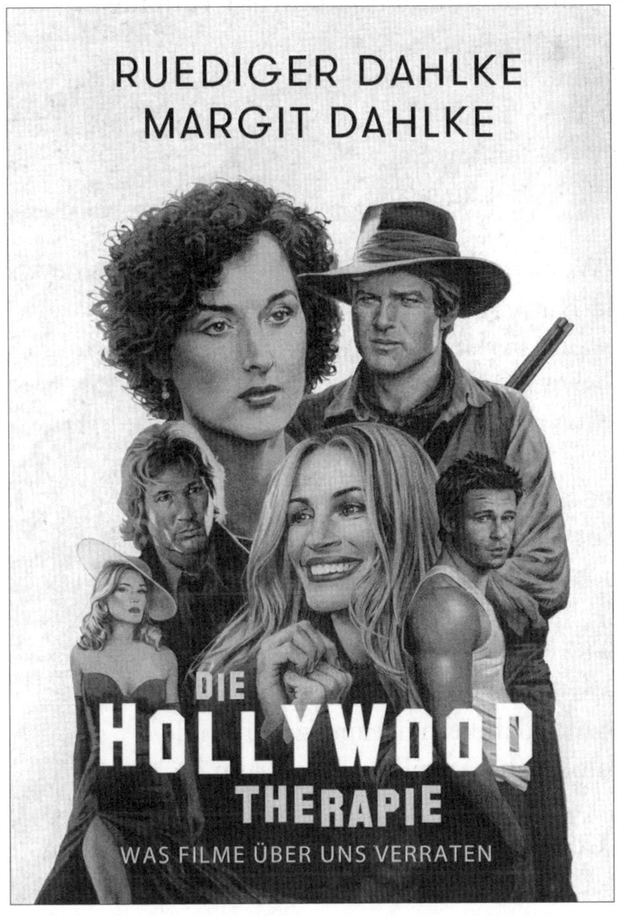

Der Bestseller voller seelenerhebender Filme und Deutungen geordnet nach den 12 Lebensprinzipien

Erhältlich in unserem Shop: *www.heilkundeinstitut.at*

ISBN: 978-3-200-05593-3